全民防治高血压丛书

总主编 余振球

# 乡村与社区高血压
# 防治规范

主 编 余振球

科 学 出 版 社

北 京

## 内 容 简 介

本书明确提出乡村与社区医疗机构是高血压防治骨干的地位，介绍乡村与社区高血压防治现状，提出防治实施与考核办法；详细介绍乡村与社区高血压防治基本技能，尤其对高血压诊断与处理，结合实际，具体实用，可操作性强；同时介绍心血管疾病危险因素的综合控制，特别是对心血管疾病早期、急症发作和恢复期的处理进行了介绍。

本书内容具体、实用性强、使用方便，不仅适合乡村与社区医务人员使用，同时适合其他各层医疗人员使用，还适合相关领域的研究人员即初、中等医学院校师生阅读。

**图书在版编目（CIP）数据**

乡村与社区高血压防治规范 / 余振球主编 . —北京：科学出版社，2016. 5
（全民防治高血压丛书）

ISBN 978-7-03-048086-6

Ⅰ. 乡… Ⅱ. 余… Ⅲ. 高血压–防治 Ⅳ. R544. 1

中国版本图书馆 CIP 数据核字（2016）第 085641 号

责任编辑：车宜平 沈红芬 / 责任校对：郑金红
责任印制：赵 博 / 封面设计：黄华斌

**科学出版社** 出版
北京东黄城根北街 16 号
邮政编码：100717
http://www.sciencep.com
**文林印务有限公司** 印刷
科学出版社发行 各地新华书店经销

\*

2016 年 5 月第 一 版 开本：720×1000 1/16
2016 年 5 月第一次印刷 印张：18 1/2
字数：380 000

**定价：46. 00 元**
（如有印装质量问题，我社负责调换）

# 《乡村与社区高血压防治规范》
# 编写人员

主　编　余振球
副主编　周　绮　屈丰雪　容春莉
编　者　(按编写章节先后排序)
　　　　余振球　首都医科大学附属北京安贞医院高血压科
　　　　王聪水　南华大学第二附属医院 (研究生)
　　　　刘桂新　首都医科大学附属北京安贞医院高血压科
　　　　李小平　湖南省临澧县人民医院心内科
　　　　景国际　北京市平谷区中医医院心血管病科
　　　　刘　君　北京市平谷区中医医院心血管病科
　　　　赵文娟　河南省平顶山市第一人民医院心内三科
　　　　吴长珍　杭州市江干区中医院全科
　　　　　　　　杭州市江干区四季青街道社区卫生服务中心
　　　　周　绮　首都医科大学附属北京安贞医院高血压科
　　　　王　强　河北省石家庄市中医院高血压科
　　　　宋　硕　山东省淄博市周村区人民医院心内科
　　　　李德英　北京市门头沟区门城地区社区卫生服务中心
　　　　沈　敏　杭州市江干区人民医院笕桥院区心内科
　　　　屈丰雪　首都医科大学附属北京安贞医院高血压科
　　　　曾　荣　首都医科大学附属北京安贞医院高血压科
　　　　穆以璠　首都医科大学附属北京安贞医院高血压科
　　　　容春莉　河北省人民医院心脏中心
　　　　曹东平　河北省人民医院心脏中心

# 《全民防治高血压丛书》前言

高血压是由不同原因和疾病引起的，而高血压又是导致患者心脑肾损害和心血管疾病的原因，其诊断、治疗涉及医学各领域。高血压作为一门独立的学科，所包括的疾病范围广泛，并与其他疾病存在密切的内在联系。近年来，随着其学科理论的不断丰富和完善，我们意识到：要做好高血压的诊断、治疗与预防工作，既需要大中型医院和基层医疗机构共同担当，又需要联合医院各科携手协作。高血压学科理论体系的完善和临床实践的发展，进一步印证了高血压学科是一个特色鲜明的大学科，大高血压学科概念的提出也是时之所需、势之所趋。大高血压学科理论的建立和实践的推进将为高血压事业的发展奠定更加坚实的理论基础，也能更好地指导与高血压有关的各种疾病的临床实践，从而真正把保护人民健康落到实处。

我国高血压患病率一直在上升。1959 年、1979～1980 年、1991 年、2002～2003 年和 2012 年全国五次大规模流行病学调查数据显示高血压患病率分别是 5.11%、7.73%、13.58%、18.8% 和 25.2%。高血压知晓率、治疗率、控制率虽然也在增长，但其增长幅度和速度远不及患病率。1991 年、2002 年和 2012 年的大规模流行病学调查显示高血压患者知晓率分别是 26.3%、30.2% 和 46.5%，治疗率分别是 12.1%、24.7% 和 41.1%，控制率分别是 2.8%、6.1% 和 13.8%，治疗控制率分别是 23.1%、24.7% 和 33.6%。由此可见，提高治疗人群的高血压控制率是提高我国高血压总的控制率的关键，这对保护人民健康具有非常重要的意义。

我国一直对防治高血压非常重视，并将高血压管理纳入社区卫生服务基本内容。2015 年，国务院办公厅明确要求将高血压、糖尿病、脑卒中和冠心病等慢性病纳入分级诊疗制度中，并规定"到 2017 年，试点地区城市高血压、糖尿病患者规范化诊疗和管理率达到 40% 以上"的分级诊疗试点工作标准。这为全国 2.7 亿高血压患者都能得到及时、合理、有效的防治提供了制度保障，也为今后我国高血压防治工作指明了方向。作为从事高血压防治工作的专家，我一直心系我国高血压防治事业，并且为此开展了许多工作，积极研究适合我国高血压防控实际情况的策略和具体方法，希望能够将此推广和普及，以惠及更多的人。

当前我国高血压患病率高达 25.2%，每四个成人中就有一个人患高血压，大多数家庭都有高血压患者，高血压患者人群数量庞大，分布范围也非常广泛。我国高血压患者的特点是：心血管疾病危险因素多；心血管疾病病情严重；顽固、复杂患者多；人群基数大，合并其他疾病的人群数量也很大。因此，只有患者、家属和医院各科共同努力才能做好高血压的防治工作。

家庭是高血压防治的基本力量。家庭应担当起患者管理与保健的重任。管理高血压患者有三项基本内容：①敦促患者测量血压并进入诊疗程序，查明高血压病因，接受合理有效的治疗，这是提高知晓率和治疗率的基本环节。②将健康教育转化成耐心劝解，让患者和家庭成员都坚持健康的生活方式，这是高血压预防的根本、治疗的保障。③家属要有耐心，以认真、科学的态度劝导患者坚持定期随诊，这是使患者血压得到理想控制、心血管疾病危险因素得到干预、心脑肾得到保护的关键。

乡村与社区的医疗机构是高血压防治的骨干，其一直担当着高血压患者的管理与防控任务。村卫生室和社区卫生服务站的高血压防治工作主要为：发现高血压患者并对其进行初步筛查；对单纯原发性高血压患者进行诊断与治疗；对疑似继发性高血压和怀疑心血管疾病者向上级医疗机构转诊；对急症患者现场处理，同时与上级医疗机构联系转诊等。乡镇卫生院和社区卫生服务中心既要接受县医院的指导和培训，又要指导和检查下级医疗机构的工作，完成相对复杂高血压患者的诊治，包括典型常见继发性高血压的筛查、心血管疾病的后续治疗等。

县医院是高血压防治的主力，是高血压诊断与治疗的"主战场"。针对来县医院就诊高血压患者重症多、病因及疾病复杂、不配合诊疗的特点，县医院医生必须"扮演"两个角色，既要当医生，又要做教育工作者。因此，提高县医院医生的诊治技术水平和医疗素养非常重要。按照国务院对高血压等常见慢性病在县域内就诊率提高到90%和基本实现大病不出县的要求，县医院要担当起组织和指导各乡村、社区等医疗机构高血压防治工作的重任。

医院各科是高血压协同防治的新力量。高血压涉及的临床专业多，高血压患者也会发生全身各系统、各器官的多种疾病，因此，高血压患者在出现某一症状或身体不适到医院各科诊治时，医院各科要能发现高血压，并对其及时处理。这既有益于某一专科疾病的诊治，也可防止因忽视高血压造成的不可控危险，从而保护患者的生命安全。医院各科在诊治自身专科疾病患者时重视高血压的识别、诊断和处理，营造高血压防治的氛围，也能提高人们防治高血压的意识。

高血压是可防可控的疾病，只要合理治疗，高血压及心血管疾病的危险因素都能得到理想控制。这不仅有利于保护患者的心脑肾，还能预防患者认知功能减退，减少焦虑与抑郁。把防治高血压的根扎在家庭的土壤中，任务落实在乡村与社区医疗机构，责任交给县医院，防治方向和诊疗规范由高血压专科掌握，动员医院各科积极参与、配合，保证高血压防治无死角，使患者的防治观念不断加强，并变成自觉行动，我国高血压的控制率就会大大提高。

基于上述情况，我们组织首都医科大学附属北京安贞医院（以下简称安贞医院）高血压科全体同仁、实习学生和来高血压科进修、学习过的各地医生共同撰写《全民防治高血压丛书》，希望能为我国的高血压防治工作起到积极的促进作用，也希望基层、家庭和医院各科能从本丛书中获益，了解、掌握高血压防治知识与技能。参加丛书撰写的专家来自各医科大学、科研机构，各地区县和乡村社区医疗机构，代表高血压防治的各个岗位。丛书内容结合工作实际，可操作性强，具体有以下几个特点：①在具体高血压与心血管疾病诊疗方面，反映了国内外最新成果，吸收了最新的高血压防治指南的观点，总结了专家的实践经验和对有关文献资料的评价。②每一项治疗原则与方法都经过大规模临床试验验证和临床专家实践经验证明。③按医疗机构编写，与工作结合密切，简单地说，就是他们在做什么就写什么。如通过走访发现，村卫生室已在诊治高血压患者，但他们需要更专业的高血压知识，因此我们编写了乡村与社区高血压防治规范。④丛书在编写过程中注重实用性，条理清楚，通俗易懂，方便使用。

由于时间和精力有限，书中难免有疏漏之处：①某些内容有重复，具体到各分册的各章节中，要求不同，掌握深度不一。例如，继发性高血压诊断流程对家庭和村卫生室、社区卫生服务站而言，只要求发现有关继发性高血压原发疾病的特点，及时送往乡卫生院和社区卫生服务中心筛查，之后转送到县医院进行确诊和处理。②学术界有争论的观点，不是我们能判明的，避免争论不是本丛书的重点，本丛书主要是结合我国实际情况，撰写适合我国高血压防治的规范和指南。③医务人员在处理高血压时的工作重点有区别，如过去认为，乡村与社区的高血压工作重点是防、管，根据我国的实际情况，我们认为乡村与社区的工作重点应放在诊断与治疗上，把管理下放到家庭。工作重点的不同，是经我们实践和调查而得来的结论，不应作为学术争论点等。

研究探讨各级医疗机构如何防治高血压，既要全面理解和掌握国家医疗卫生政策精神，还要深入实际工作，借鉴国际经验和成果，并广泛征求国内同行的意见，笔者在这些方面做得还不够，书中不足之处请大家批评指正，以便再版时修正完善。

　　《全民防治高血压丛书》的出版，正值安贞医院高血压科建科 12 周年，本丛书是我科医生多年来从事高血压诊疗工作实践经验的总结，凝聚了多位高血压专业医生的心血。希望本丛书能为高血压学科今后的发展起到促进作用。

　　感谢安贞医院魏永祥院长对高血压科工作的大力支持，使我们高血压科的医护人员能在良好的环境中热心工作，不断学习，提高诊治技术和学术水平。感谢中国农村卫生协会会长对高血压防治工作的重视，为全民防治高血压建立平台。感谢全国兄弟医疗机构对高血压防治工作的重视，选派了优秀医生来安贞医院交流学习，为高血压诊疗储备了大量医疗人才。感谢安贞医院高血压科同志们的努力，在完成本职工作的同时，完成本丛书的撰写工作。

首都医科大学附属北京安贞医院高血压科主任
中国农村卫生协会副会长
中国农村卫生协会高血压专业分会会长

余振球

2016 年 3 月于北京安贞医院

# 序　言

目前，高血压已成为我国最常见的慢性病，由高血压导致的心血管疾病患病率处于持续上升阶段。《中国心血管病报告 2014》数据资料显示，全国脑卒中患者约有 700 万，心肌梗死患者约有 250 万，心力衰竭患者约有 450 万。2013 年心血管疾病占居民疾病死亡构成比在农村为 44.8%，在城市为 41.9%，居各种疾病之首。然而，由于各种原因，高血压知晓率仅 46.5%，治疗率仅 41.1%，控制率仅 13.8%。可见，高血压的防治已迫在眉睫，只有系统认真地诊治和控制高血压，才能预防心血管疾病的发生发展，减少我国心血管疾病的死亡人数。

从调查的数据可以看出，在知晓高血压的患者中，有 88% 的高血压患者接受了治疗，说明只要患者知道了高血压，就有了接受治疗的机会。但高血压的治疗控制率仅为 34%，不容乐观，在治疗的人群中，患者血压没有得到应有的控制。统计表明，10% 的高血压等常见病患者在大中城市就医，而 90% 的高血压患者在基层医疗机构诊治，其中 70% 的患者在乡村与社区医疗机构诊治。高血压患者治疗控制率比较低，一方面反映了乡村与社区医疗机构的诊治水平和高血压健康宣传教育有待提高，另一方面说明乡村与社区居民对高血压认识不够、就医意识淡薄等。总之，当前的主要问题是如何让高血压患者进入诊疗途径、如何提高治疗患者的血压控制率。从实际工作来看，确定乡村与社区医疗机构为高血压防治的骨干力量，必然会对控制高血压起到决定性的作用。乡村与社区医疗机构通过基本的工作，在广大人群中发现高血压患者，宣传高血压的危害，把高血压防治工作做到前面，落到实处，做到细处，预防高血压的发生发展，从而使心脑肾早期得到保护，这是真正肩负起高血压防治的重任、积极发挥高血压防治骨干作用的基础。

提高广大乡村与社区医疗机构诊治水平是提高我国治疗人群高血压控制率的关键。2015 年 9 月 11 日，《国务院办公厅关于推进分级诊疗制度建设的指导意见》提出"基层首诊，坚持群众自愿、政策引导，鼓励并逐步规范常见病、多发病患者首先到基层医疗卫生机构就诊，对于超出基层医疗卫生机构功能定位和服务能力的疾病，由基层医疗卫生机构为患者提供转诊服务"的任务。要实现基层首诊的目标任务，既需要健全布局合理、规模适当的保障机制，也要培养具有一定业务能力的乡村与社区医疗人力资源。作为接触和发现高血压患者最多的乡村与社区医疗机构，要充分利用党和政府提供的良好条件，完善高血压医疗服务措施，提高高血压诊疗技术水平。

首都医科大学附属北京安贞医院高血压科余振球教授面对乡村与社区高血压疾病诊治的现状，积极响应国家号召，结合多年临床工作经验和基层调研资料，研究适合我国高血压防控实际情况的策略和具体方法，完成了《乡村与社区高血压防治规范》。该书首先确定了乡村与社区医疗机构是高血压防治骨干的地位，阐明了乡村与社区高血压防治现状，提出防治的实施与考核办法。详细阐述了乡村与社区高血压防治基本知识与技能，尤其是高血压诊断与处理方面的内容具体、实用，可操作性强，特别是针对村卫生室、乡镇卫生院、社区卫生服务站和社区卫生服务中心的高血压诊疗进行了规范。另外，该书还对农村育龄期女性等各个人群的血压管理提出了具体措施，提醒乡村与社区医疗机构注意心血管疾病危险因素的控制，最终实现对心脑肾的保护。这些内容对开展乡村与社区高血压防治有实际的指导和规范作用。

乡村与社区医务人员只要认真阅读和理解该书的内容，就基本能解决乡村与社区高血压防治问题，把基层首诊的任务落到实处，真正发挥乡村与社区医疗机构高血压防治的骨干作用。该书内容通俗易懂，深入浅出，密切结合实际，实用性强，容易被乡村与社区医务人员接受和掌握。

中国农村卫生协会的宗旨的最终落脚点就是为农村居民的健康服务，为实现人人享有基本医疗卫生服务的目标作贡献。该书与中国农村卫生协会的宗旨相一致，紧密结合乡村与社区高血压防治实际，为乡村与社区医务人员如何防治高血压提出了具体的措施和方法，为保护农民健康提供了专业医疗知识。作为中国农村卫生协会的会长，我对该书的出版表示祝贺，为有这样一批关心乡村居民健康、热爱高血压防治事业并为此努力的医务工作者表示感谢。

在此，我希望广大乡村与社区医疗机构发挥好高血压防治的骨干作用，广大医务人员要不断学习进步，不断提高自己的业务能力和诊疗技术，让乡村与社区居民从你们提供的医疗服务中真正受益。

中国农村卫生协会会长

朱宝铎

2016 年 4 月 6 日

# 前　言

针对我国不断出现的高血压患者防治问题，医学专家们一直在开展流行病学调查，实施人群防治研究具体的防治措施、诊疗原则和方案。我们应该明确认识到：①只要测量血压就知道是否有高血压，而测量血压成本低，容易实现。②只要知道自己有高血压，80%以上的患者就会接受诊治，所以患者进入诊疗的途径也很容易。③患者接受治疗，并不意味着血压就能得到控制。我国大规模流行病学调查结果表明，高血压患者的治疗控制率仅1/4～1/3。因此，只有提高我国高血压治疗控制率，才能全面提高高血压总的控制率。治疗控制率的意义非常重大，但提高治疗控制率难度也大。

发现高血压、让患者进入诊疗途径、提高患者治疗控制率和乡村与社区医疗机构密切相关。首先，测量血压，让患者进入诊疗途径，很大程度上只能依靠他们。其次，从村卫生室到乡镇卫生院、从社区卫生服务站到中心都已参与高血压的诊断与治疗工作，高达70%的高血压患者都在这些医疗机构诊治。再次，广大居民长期以来总把高血压当作简单疾病而不加以重视，甚至有人认为测量血压、开降压药就完成了高血压诊疗任务等，这是目前高血压治疗控制率低的主要因素之一。当然，这和乡村与社区医疗机构的设备条件、诊疗水平、诊疗理念及患者的健康教育有一定的关系。

近些年来政府加大投入，给乡村与社区医疗机构添置医疗设备、改善就医环境、加强基层医疗人才培养。一系列利于基层慢性病防治工作政策的出台，为今后乡村与社区高血压防治工作顺利开展提供了政策支持。特别是2015年9月11日《国务院办公厅关于推进分级诊疗制度建设的指导意见》，明确提出基层首诊的要求，高血压分级诊疗的任务势在必行。因此，及时为乡村与社区医疗机构编写具体的防治规范有着极其重要的意义。

乡村与社区医疗机构目前可以从以下几方面入手来完成高血压防治工作：①发现高血压患者。②动员患者进入诊疗途径。③做好患者管理工作。④指导家庭成员重视高血压防治，并督促、检查治疗效果。⑤做好心血管疾病发作现场的处理。⑥对高血压患者进行初步诊断，对单纯高血压患者进行治疗。⑦做好转诊工作，包括复杂、重症高血压患者转上级医疗机构诊治和接受从上级医疗机构转回来的患者的连续治疗工作。这些工作都是为了使高血压患者的血压及时得到控制，心脑肾得到保护。为做好这些工作，乡村与社区医疗机构必须具备一定的高血压防治水平，有能力承担高血压防治的职责。《乡村与社区高血压防治规范》符合乡村与社区医疗机构高血压防治工作的实际，能让乡村与社区医疗机构的医生充分利用现有的技术、条件和人力顺利开展高血压防治工作。

本规范明确提出乡村与社区医疗机构是高血压防治骨干的地位，介绍乡村与社区高血压防治现状，提出防治实施与考核办法；详细介绍乡村与社区高血压防治基本技能，尤其是高血压诊断与处理方面，结合实际、具体、实用、可操作性强；同时就心血管疾病危险因素的综合控制，特别是对心血管疾病早期、急症发作和恢复期的处理进行了介绍。

为了写好本规范，我们做了以下工作：首先，阅读分析文献资料，尤其是国家政策性文件，充分了解分级诊疗的任务和要求。其次，通过实地调查了解乡村与社区医疗机构的工作现状、实际诊疗情况、工作内容、工作流程、患者管理等情况，并采访就诊患者了解得病后在各级医疗机构诊疗的经过等。再次，查阅国内外相关研究成果包括专著和高血压防治指南后组织专家编写，特地邀请了乡村与社区、县医院的医务人员参与编写工作，总结基层高血压防治经验和成果，编写出适合我国国情的乡村与社区高血压防治规范。

本规范的特点是：①内容具体。细化到村卫生室、乡镇卫生院、社区卫生服务站（中心），这些医疗机构的工作人员都能从书中找到符合自己实际的、规范化的高血压诊疗知识。②实用性强。例如，指导医务人员要重视诊断技术、提出基层继发性高血压筛查的建议、强调把妊娠期高血压管理放在基层等。③方便使用。虽然乡村与社区医疗机构因条件或技术限制，不能具体诊疗明确的心血管疾病，但对心血管疾病发作时要能现场处理或经县医院诊疗后能继续治疗等提出了要求，并说明了如何对这些疾病进行规范化操作。④综合防控。不仅阐述了乡村与社区医疗机构如何发现、处理高血压患者，还叙述了如何全面控制心血管疾病的危险因素。⑤要求明确。对乡村与社区医疗机构的医疗水平、技术要求、工作范围、工作重点等有明确的要求。

由于我们查阅和学习到的有关基层医疗单位诊疗规范的文献有限，时间和精力不够，书中难免有不足甚至错误，还请读者批评指正，以便再版时修改、完善。

随着国家对高血压防治力度的加强和高血压学科理论的进一步发展，乡村与社区医疗机构高血压防治能力和水平会提高，工作范围会扩大，责任也会更重大。因此，本书有些内容会随之修改和补充，我们会做好再版工作。

　　非常感谢中国农村卫生协会朱宝铎会长热情为本书作序，对本书给予高度评价，这是对全体作者的鼓励，也表达了对人民健康的关心和对乡村高血压防治事业的巨大支持。

首都医科大学附属北京安贞医院高血压科主任

中国农村卫生协会副会长

中国农村卫生协会高血压分会会长

余振球

2016 年 4 月 5 日

# 目　　录

## 第一篇　总　　论

## 第二篇　乡村与社区高血压防治基本知识与技能

## 第三篇　高血压诊断与处理

## 第四篇　心血管疾病危险因素控制

# 第一篇

## 总　论

# 第一章　乡村与社区医疗机构是
# 高血压防治的骨干

流行病学调查显示，高血压是心血管疾病的危险因素，随着高血压患者血压水平的上升，脑卒中、冠心病、心力衰竭和肾功衰竭等心血管疾病发生的概率也在增加。大规模抗高血压临床试验表明，控制血压是预防心血管疾病发生发展的根本。我国高血压知晓率和控制率很低，2002 年和 2012 年的全国大规模流行病学调查结果中知晓率分别是 30.2% 和 46.5%，治疗率分别是 24.7% 和 41.1%，控制率分别是 6.1% 和 13.8%，特别是治疗患者的控制率分别是 25% 和 34%。目前的主要问题是如何让高血压患者进入诊疗途径、让治疗的患者血压控制率提高。确定高血压防治的骨干力量和高血压防治的基地，必然对控制高血压起到决定性的作用。乡村与社区医疗机构通过基本的工作，在广大人群中发现高血压患者，宣传高血压的危害；在高血压治疗过程中把防治工作做到实处，做到细处，让血压得到保护，心脑肾得到保护。这就是真正肩负起高血压防治的重任，积极发挥了高血压防治的骨干作用。

## 一、知晓高血压是防治高血压的关键

### （一）首次知晓高血压的作用

**1. 让患者进入诊疗途径**

2002 年和 2012 年的全国大规模流行病学调查结果显示，高血压知晓的人群中治疗率分别占 80% 和 88%，即患者知道自己患了高血压后，80% 以上的人会找医生诊治。由于国家对高血压防治的重视和老一辈医学家做的大量研究和总结，人们已认识到了高血压的危害，也有助于防治高血压。因此，只要提高人群对自身血压水平的知晓率，确定高血压的危险程度，患者就能主动接受诊治，高血压的控制率会进一步提高。

患者只要测量血压就能知道自己的血压情况，这是简便易行的方法。发现每一位高血压患者是乡村与社区医务人员工作的重中之重。患者一旦发现高血压，就应到乡村与社区医疗单位接受高血压防治教育、生活指导、疾病诊治甚至到医院高血压专科接受诊治。

**2. 提高患者的健康意识**

乡村与社区的医务人员发现高血压患者后，要积极动员患者接受诊疗，并给予健康生活方式指导。绝大部分患者知道自己患有高血压后也会主动找医生诊疗、改变自己的生活方式。这对不接受诊疗的患者起到警示作用，也提醒自己患有高血压，再不改变生活方式，血压水平就会升高甚至无法控制。

另外，知晓高血压后，医生随之会对患者进行健康教育，家人的关心和管理会接踵而至，这对提高高血压患者的健康意识起到积极作用。

**3. 高血压患者得到规范化的管理**

乡村与社区医疗机构对高血压管理比较到位，患者一旦明确高血压诊断后，就会被纳入当地社区高血压人群管理中。作为乡村与社区医疗工作的一部分，这些人会经常得到关注，免费测量血压。乡村与社区医生对他们的血压变化情况有一定的了解后，进一步督促他们做基本的健康体检，以多种方式对他们进行健康教育。乡村与社区医疗机构通过各种措施，使高血压患者得到规范化管理，以期使这类人群的血压得到理想控制。

既然患者首次发现高血压有如此重大意义，所以如何发现高血压成为关键问题。通常人们可通过以下途径发现是否患有高血压：参加健康体检；患者有症状就诊；发生心血管疾病或高血压急症就诊。由于发现高血压的时间不同，患者的预后和生活质量也截然不同。

但对于乡村和社区普通居民，到医院健康体检还没成为常规工作，因症状就诊发现高血压大多数是已患病一段时间，因心血管疾病特别是急症就诊时才发现高血压已是疾病中晚期。这些都是不可取的。因此，乡村与社区医疗机构是发现高血压患者的主要场所，这是因为：乡村与社区医疗机构覆盖面广而且全；乡村与社区医生定期给辖区居民进行体检，有机会发现高血压患者；乡村与社区医疗机构是国家、省、市、县级卫生管理部门文件传达和任务落实的执行单位，会定期与所管辖的居民接触，有更多机会给居民测量血压。

（二）治疗者知晓自己血压的作用

治疗高血压不像治疗感冒发热或普通腹泻那样，只要吃药，患者的症状就会消失或治愈，与药物的种类和剂量关系不大。高血压个体特异性很强，同样的诊疗方案、同样剂量的药物对不同的个体产生的效应大不一样。因此，必须对正在接受治疗的高血压患者测量血压，观察诊疗效果。另外，血压还受情绪、天气、工作、饮食、作息变化而变化。因此，不观察血压情况，盲目用药是非常危险的行为，不仅无用，达不到效果，还会产生无法估量的后果。这方面的教训很多。如果积极给患者测量血压，让患者了解自己的真实情况，让患者配合医生调整治疗方案，坚持健康的生活方式，血压就可以得到有效控制。

还有的患者治疗一段时间后，血压正常了，或者症状消失了，便误认为高血压治愈了，便自行停药。此时，监测血压数据便能督促患者恢复治疗。

高血压患者发生高血压急症和心血管疾病发作时，及时测量血压就能指导患者及时就地抢救，避免恶性事件发生。

每一个接受诊疗的高血压患者都要经常测量血压，但全国各地高血压患者数量庞大，地域分布广，这些患者全都到大中城市医院找专家测量血压和诊治是不现实的。而且，大中医院的医生不仅完不成这样海量的工作任务，万一患者所患的是高血压急症，就不能及时发现、就医，贻误病情，甚至造成不可挽回的损失。这些患者即使到所在地县医院诊治也不太可能，最经济有效的看病方式就是就近到乡村与社区医疗机构进行诊治，以解决基本的高血压诊断。患者就近就地就医，不仅保护了患者的根本利益，也利于医疗资源的充分利用。

## 二、控制高血压是保护心脑肾的根本

控制高血压，保护心脑肾是高血压防治工作的根本。及时、系统地发现心血管疾病的危险因素并予以清除是保护心脑肾的重要环节，乡村与社区医生要努力做好这些工作。发现早期心血管疾病患者，乡村与社区医生千万别"头痛医头，脚痛医脚"、看高血压只管测量血压、取降压药，而是一定要诊治"高血压患者"，对可疑者及时转到县医院进行治疗。

（一）乡村与社区医生是控制血压的骨干

### 1. 降压治疗减少心血管疾病的发生

自 20 世纪 50 年代开始进行的流行病学研究表明高血压是心血管疾病的危险因素后，70 年代开始了大规模临床治疗高血压的研究，得到的结果是：中重度高血压患者的血压得到有效控制，就能减少心血管疾病的发生和死亡。这之后涉及的临床研究方法很多，内容很广，归纳的结果是：对轻度高血压患者的血压进行有效控制也能预防心血管疾病的发生；对有心血管病的正常高值血压者，采取降压药物治疗也能预防心血管疾病的发作和死亡；对于血压控制达标的患者，再加一种降压药物，还能减少心血管事件的发生；在同水平降压作用下，不同的降压药物对预后改善有某些区别等。

国内外社区高血压防治的经验表明，开展社区防治能减少全社区人群心血管疾病的发生。1972 年芬兰开始实施社区人群心血管疾病教育，针对高血压、高胆固醇血症、吸烟及不良生活方式进行干预。到 1995 年干预社区的心血管疾病死亡率下降了 73%。

目前我国高血压控制率很低，还在 15% 以内。特别是治疗的人群，控制率仅 25%~34%。由于 90% 的高血压患者在基层被发现和治疗，治疗率、控制率低，与乡村与社区医疗机构的高血压诊治水平密切相关。

防治高血压很简单，只要血压得到控制就能减少心血管疾病的发生；也很复杂，这是因为部分高血压患者根本不接受治疗，还有部分高血压患者不能坚持治疗，也有部分高血压确实难以控制。

发现高血压后却不能有效控制的原因很多，有时是因为医生对患者宣传高血压的危害不够，有时是因为患者麻痹大意，所以发现高血压，只是万里长征走完第一步。动员患者接受治疗、控制血压、保护好患者心脑肾才是最根本的。为了鼓励、动员患者前来就诊、接受治疗，开展积极的健康教育、创造良好的诊疗条件很重要。

**2. 随诊管理**

"全国高血压社区规范化管理"项目中涉及的 50 万例社区高血压患者，仅一年患者的血压控制率就达到 70%。把高血压防控的任务交给社区是非常正确的，这个任务只有乡村与社区医疗机构能完成。广大高血压患者依靠乡村与社区医疗机构，利用地理优势和人员优势，可以随时免费测量血压，一旦血压有变化就可以得到及时诊治。而且大多数乡村与社区医生是本地人，社会交往中也能对患者的血压情况随时进行监测，随时对患者开展健康生活方式指导。对高血压患者本人不接受治疗的，通过对患者的家庭成员、亲属、邻里宣传高血压的危害和防治高血压的积极作用，让患者周围的这些人对其进行说服教育并改变其生活方式等，达到防治高血压的目的。

**3. 健康生活方式是治疗的保障**

高血压的治疗必须包括药物配合运动，低盐低脂饮食、戒烟限酒、避免精神紧张等的生活方式干预，家庭测量血压和自我管理等。要让患者落实和坚持治疗，必须要有医务人员大量的付出和辛勤的劳动。乡村与社区医生作为高血压患者的教育者和指导者，他们所能完成的任务和达到的效果是三甲医院和县医院的医生做不到的。

(二) 乡村与社区医疗机构努力的方面

2015 年 9 月 11 日，国务院办公厅发布的《关于推进分级诊疗制度建设的指导意见》中明确指出，对于常见病、多发病患者首先到基层医疗卫生机构就诊，基层医疗卫生机构为诊断明确、病情稳定的慢性病患者提供治疗。要完成这方面的任务，乡村与社区医疗机构必须做出以下努力。

### 1. 树立正规的高血压诊疗理念

乡村与社区医生要有全有心全意为患者服务的思想意识，患者的利益放在前，要有敢于吃苦、自我牺牲的精神和勇于担当重任的高尚风格。

乡村与社区医生作为临床医务人员，是高血压患者的发现者和管理者，要诊治好高血压，就要有明确的目标和正规的诊疗理念。发现患者时可依靠患者家属，诊疗时可依靠县医院专家的指导。乡村与社区医生对待高血压诊疗工作要摒弃诊治高血压就是测量血压、开降压药的思想，而是要树立正规的诊疗理念，系统询问患者的病史，对患者进行身体检查，收集患者的病情资料，分析、判断后再决定药物和治疗方案。

根据诊治高血压患者的要求，查明患者罹患高血压的原因、发现心血管疾病危险因素、查清楚靶器官损害和是否有心血管疾病等。乡村与社区医生对待每一位高血压患者要按照高血压诊断思路进行诊治，既不能把高血压当成简单疾病进行治疗，也不能不作分析判断就将患者盲目转往县医院甚至三级医院就诊。既要认识到高血压的复杂性和特殊性，也要明确高血压是有规律、可防可治的疾病。

另外，乡卫生院和社区卫生服务中心如果要把患者收治住院进行观察、诊治，必须要让患者住在医院，不能挂床回家。对每一位高血压患者，乡村与社区医生要对其病史、病情、用药情况、诊疗方案等记录在案，为今后的诊疗和患者的管理提供方便。

### 2. 努力提高诊疗水平

由于高血压特殊性和复杂性，对其诊治要求具备有一定专业知识和能力。县卫生管理部门要加强所辖地区乡村与社区医疗机构医生的培训，可以采取多种方式提高乡村与社区医生的专业知识和诊疗水平，如发放教材、开展高血压防治学习班、鼓励医生看书学习等。选送乡卫生院或社区卫生服务中心的业务骨干到县医院进修学习，县医院医生指导地方的高血压诊疗工作、帮助解决高血压诊疗技术难题等。乡卫生院和社区卫生服务中心诊疗水平的提高，有助于指导村卫生室和社区卫生服务站高血压诊疗工作。这样乡村与社区医疗机构就能积极参与、配合县域内医疗机构高血压诊治工作。

### 3. 重视设施建设

经过国家的大力扶植，广大乡村与社区医疗机构增添了很多医疗设备和设施，它们已经具备了开展高血压防治工作的初步条件。由于高血压诊治的复杂性，有些检查需要更精密的仪器设备和更安全卫生的环境，这类设备设施可以根据乡村与社区的地域、人群、环境特点，有重点地加强建设。

### 4. 积极参与、配合县域内的转诊工作

明确分级诊疗的目标和任务后，乡村与社区医疗机构要积极参与、配合双向转诊工作，把患有高血压等慢性病的90%患者在县域内诊治的目标落到实处，实现初诊、一般疾病就地就医，疑难复杂疾病转上级医院诊治的目标。这就要求双向转诊的规范化、科学化、条理化，转变过去患者自动乱投医的现象，而是由接诊的医生根据患者病情的轻重缓急来安排是否转诊，转向何处。这不仅要求医务人员要具备极强的责任心，也促使他们提高专业素养，想患者之所想，急患者之所急，更好地为患者服务，保护患者的利益。

（余振球）

# 第二章 乡村高血压防治现状

高血压已成为影响全球人类健康的最主要的公共问题之一，血压越高，脑卒中、心肌梗死、肾衰竭和外周动脉疾病等心血管疾病的发生率就越高，很大部分人对高血压的认识和相关危害知识知之甚少。农村地区高血压还处于一个三低状态，知晓率低、控制率低、治疗率更低。因为我国处于社会经济高速发展的时期，大部分的农村地区存在着一个很尴尬的局面，一方面是生活迅速富裕起来了，生活方式逐渐向城市化接近；另一方面却是农村的卫生条件、医疗健康意识跟不上时代的步伐，因此了解农村高血压现状具有重大意义。

## 一、与高血压有关的危险因素现状

高血压分为原发性高血压和继发性高血压，原发性高血压占高血压总数的90%以上。引起原发性高血压的危险因素有多种，这些危险因素包括高盐、酗酒、肥胖、吸烟等。但是这些危险因素在我国农村控制得相当不理想。

（一）高盐饮食

高钠、低钾饮食是导致高血压发病的主要危险因素之一。2010年我国居民每人每天食盐摄入量平均为10.6g，农村居民为11.5g，高于城市居民的9.1g。相比2002年，农村地区食盐量还有所增加，见表2-1。北方农村喜食咸菜，酸菜之类口味偏重食物，在冬季新鲜蔬菜缺乏、出行不便时食盐摄入量更高，高血压人群平均每日摄入食盐量高达16.88g。

表 2-1 2002 和 2010 年居民食盐量对比

| 年份 | 每人每天食盐摄入量（g） | | |
| --- | --- | --- | --- |
| | 平均摄入量 | 农村居民 | 城市居民 |
| 2002 | 10.7 | 11.1 | 9.7 |
| 2010 | 10.6 | 11.5 | 9.1 |

高钠饮食和高血压密切相关，是高血压发病的独立危险因素，高血压人群中盐敏感者占28%~74%，限制钠盐可以有效降低盐敏感性高血压患者的血压。目前认为高盐与高血压发病的机制有以下几个方面：①血钠浓度的升高引起血管平

滑肌中血管紧张素Ⅱ和去甲肾上腺素的活性增加，导致外周血管阻力增高，使血压升高。②钠潴留导致循环血量增加，心排量增加，血压升高。③还有认为长期的高钠饮食会损害内皮功能，特别是导致一氧化氮（NO）的合成和分泌明显减少，使舒血管活性降低，产生高血压。降低钠盐摄入应该成为高血压治疗的重要组成部分。

（二）酗酒

我国 15 岁以上居民男性饮酒率为 39.6%，女性为 4.5%。城乡居民饮酒率分别为 20.9% 和 21.1%，农村饮酒率略高于城市。男性过量饮酒率为 8.4%，女性为 0.8%。城乡居民过量饮酒率分别为 4.1% 和 4.9%。长期大量的酗酒不仅直接导致酒精性肝炎、终末期肝硬化和增加肝癌的发生率，还可以影响肝脏的代谢功能，引起高血压、糖尿病、血脂异常等代谢综合征，加重高血压的患病率和难控制率，各种代谢综合征更会加剧靶器官的损害。

（三）肥胖

随着生活条件的改善，饮食结构更加精细化，高脂、高蛋白食物摄入增加，劳动强度和时间的大幅度减少，我国人群超重、肥胖患病率处于持续上升趋势。超重和肥胖人群发生率见表2-2。

肥胖的主要特征是脂肪组织的大量蓄积，目前的观点认为脂肪组织不仅是能量储存器官，还是一个内分泌器官。它可以通过分泌多种脂肪因子如脂联素、瘦素、抵抗素、肿瘤坏死因子、白介素–6 等参与代谢综合征的病理生理过程。还有一系列的内分泌因子参加高血压的发生过程。此外，肥胖相关的阻塞性睡眠呼吸暂停低通气综合征也是高血压发生的重要机制。

**表2-2　全国不同年份超重和肥胖人群发生率比较**

| 年份 | 超重率（%） | 肥胖率（%） |
|------|-----------|-----------|
| 2002 | 17.6 | 5.6 |
| 2009 | 30.0 | 8.7 |
| 2010 | 30.6 | 12.0 |

（四）吸烟

2010 年全球成人烟草调查（GATS）中国项目报告中中国 15 岁及以上居民吸烟率达 28.1%，男性吸烟率为 52.9%，农村男性吸烟率更高，达 56.1%，与 2002 及 2009 年调查相比，中国居民的吸烟率有所上升，见表2-3。吸烟可导致心血管疾病、呼吸系统疾病和癌症等，是人体健康的重大威胁。烟草中的尼古丁及一氧化碳可使血黏度增高及动脉硬化，烟碱可促使心跳加快，心脏耗氧量增加，血管痉挛，血压上升；吸烟产生的一氧化碳还可以先于氧气与血红蛋白结合，使红细胞的携氧能力下降，机体细胞处于缺氧的状态，加重内分泌代谢的改变。综上所述，吸烟与血液流变学关系密切，可影响高血压的防治过程。农村吸烟率高于全国吸烟率，大力宣传吸烟的危害、开展戒烟活动迫在眉睫。

**表 2-3　不同年份全国吸烟行为对比**

| 年份 | 吸烟率（%） | | | | |
|------|------|------|------|------|------|
| | 总计 | 男性 | 女性 | 农村男性 | 农村女性 |
| 2002 | 23.6 | 50.2 | 2.8 | 59.7 | 1.7 |
| 2009 | 27.65 | 54.25 | 3.44 | 55.74 | 3.6 |
| 2010 | 28.1 | 52.9 | 2.4 | 56.1 | 2.2 |

（五）缺乏体育锻炼

2010 年进行的中国慢性病监测项目表明，成年人经常参加体育锻炼率仅为 11.9%，且中国健康与营养调查结果显示，18～49 岁居民体力活动量呈明显下降趋势，与 1997 年相比，2009 年男、女总体力活动量分别下降了 29.0% 和 38.0%。目前农村地区农耕机械化越来越普遍，农作物的产量也有可观的提高，农民群众在收入不变甚至升高的情况下，农活量明显减少，而他们对体育锻炼的概念模糊或缺失，在农闲时围桌打牌的现象较普遍，由此可见农村地区的体育锻炼是极度缺乏。

缺乏体育运动会增加人群的超重肥胖率，导致血压升高，而体育运动有降血压的作用。1989 年 WHO 和国际高血压学会首次推荐了运动作为非药物降压方法之一。JNC7 中提出有氧代谢运动、减轻体重、减少饮酒、进食富含钾和钙的食物等生活方式可有效降低血压，将运动疗法作为高血压的基础治疗，并强调药物疗法只有在此基础上进行才能取得更佳效果。运动训练可以通过调节大脑皮质及皮质下运动中枢、调节自主神经功能降低交感神经兴奋性，改善血液循环，控制体重，降低血脂，促进机体代谢，提高机体应激处理能力，改善不良情绪等降低血压。有规律的低中强度有氧运动可降低原发性高血压，循环抗阻训练也对抗高血压有积极作用。

（六）焦虑抑郁

1982 年在我国 12 个地区内开展精神障碍的流行病学调查，结果发现抑郁症的患病率为 0.311%，农村（0.412%）高于城市（0.209%），21 世纪多个省市流行病学调查显示精神障碍时点患病率为 2.16%～8.09%，终身患病率为

2.54% ~15.27%。各个调查同时期和不同时期的患病率差异较大，可能与诊断标准差异、文化影响等有关，也可能由于生活节奏的加快，精神障碍的患者有增加的趋势。北京市9所医院的心血管内科门诊量表调查高血压患者总体焦虑发生率38.5%，抑郁发生率5.7%，发现女性、独身、病程时间长、低收入及合并有冠心病是焦虑和抑郁的共同危险因素；此外，低龄、高教育程度、体力劳动者容易发生焦虑。高龄、低教育程度亦是抑郁的危险因素。

Jonas 等随访观察2992例初始无高血压人群7到16年，结果显示焦虑和抑郁是预测高血压发生的独立预测因子。焦虑抑郁等情绪障碍可引起自主神经系统功能和下丘脑–垂体–肾上腺素轴功能调节紊乱，严重的甚至可引起猝死或脑血管意外。由于长期持续紧张和焦虑，血管紧张性增加，阻力加大，血压升高，同时交感神经长期兴奋使肾小球动脉持续收缩，久之形成高血压。

原发性高血压由多种相关危险因素引起。我国农村生活方式逐渐城市化，劳作时间比以往降低，在经济条件的好转和吸烟、饮酒、高盐等不良生活习惯等因素的共同作用下，农村高血压患者数量逐渐呈现上升的势头。高血压危险因素既是高血压的发病因素，同时也是导致高血压难以控制的危险因素，要认识到多种因素的中度增高比一种因素高度增高对患者的影响更大。加强对这些危险因素的综合控制和预防是农村高血压控制和预防的重要步骤。

## 二、高血压的现状

### （一）高血压的患病率

目前，我国居民的健康意识有了很大的提高，但是高血压现状仍然不容乐观。2002年全国大范围的调查显示18岁及以上人群高血压患病率为18.8%。不到十年，2010年中国慢性病及其危险因素监测报告数据显示，2010年我国18岁及以上居民高血压患病率为33.5%，位居主要慢性病患病率之首。高血压患者群正在以很快的速度增长，威胁着国民的身体健康。青壮年是农村劳动力的主体，高血压是这群劳动人口最常见的慢性病，劳动人口高血压的患病率也在逐年上升，见表2-4。高血压患者心脑肾的损害将会加重农村家庭的贫困程度，甚至导致劳动能力的丧失，增加人口的死亡率。这将严重影响我国劳动人口的健康水平和社会生产效率，造成巨大的家庭负担和社会负担。因此，农村社区高血压需要社会各界的关注，尤其是医生特别是乡镇地区医生的重视。

表 2-4　2002 和 2010 年劳动人口高血压患病率比较（%）

| 年份 | 男性 | | 女性 | | 总计 | |
|------|--------|--------|--------|--------|--------|--------|
| | 18～44 岁 | 45～59 岁 | 18～44 岁 | 45～59 岁 | 18～44 岁 | 45～59 岁 |
| 2002 | 12.7 | 28.6 | 6.7 | 30.0 | 9.1 | 29.3 |
| 2010 | 22.2 | 45.9 | 14.4 | 46.1 | 18.4 | 46.0 |
| 增幅 | 9.5 | 17.3 | 7.7 | 16.1 | 9.3 | 16.7 |

（二）高血压的知晓率、治疗率、控制率

我国高血压现状处于三低状态，知晓率低，治疗率低，控制率更低。由于大部分高血压患者早期的临床症状不明显，农村大部分地区的健康意识低，很多高血压患者不知道自己患有高血压而耽误就医，知道自己患有高血压后因为高血压危险意识缺乏而不去就医。所以，提高高血压知晓率是提高高血压治疗率和控制率的关键。2002 年中国居民的营养与健康调查显示，高血压知晓率、治疗率、治疗者控制率分别为 30.2%、24.7%、6.1%，农村高血压分别仅为 22.5%、17.4%、3.5%，治疗人群中只有 1/4 的患者得到控制。2010 年全国性调查显示，全国高血压标化知晓率为 53.61%。在政府及企事业单位职工中，高血压患者治疗率可达 51.7%，控制率可达 25.7%。在规范管理的社区和三甲医院门诊，高血压控制率可达到 65% 左右。而 2013 年广西壮族自治区壮族村落高血压知晓率只达到了 36.3%，治疗率为 22.8%，控制率为 11.0%。农村的高血压知晓率和治疗率普遍偏低，控制率更低。虽然国民对高血压的了解有了很大的提高，但是由于我国人口基数大，实际对高血压不了解的人群还是很大，能得到良好治疗和控制的人群更少。

（三）高血压靶器官损害发生情况

血压控制越差，靶器官的损害就越严重，发生得越早。长期的高血压灌注，使动脉发生硬化，内皮细胞受损和动脉斑块形成，导致动脉弹性降低，血管调节能力大大下降，血压的波动对供区血流的影响增加。动脉管腔缩小或闭塞以及局部血栓的形成，最终导致心血管疾病的发生率增加。高血压是心肌梗死、脑卒中、慢性肾脏病等疾病的主要危险因素。

2013 年调查显示，心血管疾病在城市居民主要疾病死因构成中占 41.9%，在农村占 44.8%，为各类疾病之首。而全国 35 岁及以上人群脑卒中标化患病率为 1111.5/10 万，男性为 1258.9/10 万，高于女性（959.3/10 万）；城市居民脑卒中标化患病率为 1544.8/10 万，明显高于农村（758.1/10 万）。高血压不仅引起脑动脉的硬化，也可引起四肢动脉硬化。中国目前外周动脉疾病（PAD）患病率为 3.08%，标化患病率为 3.04%；男性 PAD 患病率为 2.52%，标化患病率为 1.84%；女性 PAD 患病率为 3.66%，标化患病率为 4.31%。

20 世纪末，李小鹰等在 259 例高血压病患者尸检报告中发现，高血压患者心脏事件（心血管病导致的心博骤停，心肌梗死及充血性心力衰竭）总发生率为 40.2%，左室肥厚发生率达 98.5%，冠状动脉粥样硬化发生率达 83.8%。高血压导致左室肥厚有两个方面的因素：一是机械性因素，高血压使外周阻力增加，心脏需要更强的收缩来泵出血液，久而久之，左心室发生代偿性肥厚；二是高血压引起内分泌代谢的改变直接引起心肌细胞的增生，比如肾素–血管紧张素–醛固酮系统（RASS）的激活等。

血液对肾脏的高灌注使肾小管内皮细胞损伤，导致肾功能受损。目前，慢性肾脏病（CKD）发病率、患病率明显上升，据北京、广州和浙江三个省市的调查，患病率分别为 11.3%、10.1% 和 13.5%，据此推算我国 CKD 患者人数为 1.41 亿。如果高血压未能得到有效的控制，肾小管内皮继续损害和硬化，就会出现尿微量蛋白，甚至是大量的蛋白尿。而肾小管的硬化会使肾血管阻力增加、水钠潴留，加重高血压，高血压和肾功能受损相互影响，加速对方的恶化，导致恶性循环。慢性肾脏病一旦发展为肾衰竭，患者依靠透析来维持生命将会是很大的花费，特别是农村地区。所以控制高血压，早期发现肾功能损害，及时阻止肾功能的进一步恶化，对保证高血压患者正常的生活很重要。

### 三、高血压的防控

随着生活节奏的加快，高血压群体还在不断增加，高血压患病率增加不仅加重了居民的医疗费用，更加重了国家的负担。需要有效的措施预防高血压的发生和控制高血压的发展。目前高血压的预防主要是三级预防，即病因预防、三早预防和临床预防。病因预防面向全人群，通过健康教育，提倡健康生活方式，防止高血压危险因素的产生，从而避免高血压的发生；三早预防为通过对高血压高危人群实施定期的血压测量，达到高血压早发现、早诊断、早治疗；临床预防主要针对高血压患者，通过患者本人、患者家属、医务人员等各方面努力，改善高血压患者的生活方式，规范其药物治疗，使血压达到目标值，减少心血管疾病事件的发生。

我国农村人口众多，大部分农村人口特别是老年人口健康保健意识较低，而这部分人群是高血压高发人群。20 世纪 80 年代 Stanler 等对 201 名血压为正常高值的高危人群进行随机对照试验，用限盐、限酒、适当运动、减重等健康生活方式进行为期 5 年的高血压一期预防，发现高血压的累积发生率较对照组减少

55%，且高血压发病较对照组延迟。因此，通过加强对农村和社区居民生活方式的指导，大力开展卫生宣传和健康教育活动，提高健康人群预防高血压的自觉性，对从源头遏制高血压的发生具有非常重要的意义。

对高血压患者来说，培养健康的生活方式、改变不良生活习惯、控制血压、防止靶器官损害和提高远期的生活质量至关重要。一项为期 40 年的美国农村低收入地区的心血管疾病预防研究显示，在控制血压、糖尿病、总胆固醇，及对吸烟、饮食、运动等行为进行干预后，该地区住院率和死亡率明显地降低。

我国特别是农村地区的高血压防治不甚理想，需要各个方面的努力，高血压防治任重而道远。

（王聪水　余振球）

# 第三章　社区高血压防治现状

目前高血压的防治已成为全球各国共同面临的重大公共卫生问题之一。自1959年以来，我国开展了多项有关高血压的调查，结果表明随着我国居民生活水平的提高及生活方式的改变，高血压的患病率不断增加，是我国疾病总死亡的主要因素之一，其造成的疾病负担对我国有限的卫生资源构成了严峻挑战。

## 一、影响血压控制的因素与后果

### （一）影响血压控制的因素

目前我国多项针对社区高血压人群特点的调查研究表明，影响我国高血压人群控制情况的主要危险因素包含以下5点。

#### 1. 吸烟

社区高血压患者吸烟率为17.0%～19.0%，不吸烟患者的血压控制率要明显高于吸烟患者。有吸烟习惯的高血压患者，对降压药物的敏感性减低，抗高血压治疗不容易得到明显治疗效果，同时吸烟对脂质代谢有影响，可以使低密度脂蛋白胆固醇升高，高密度脂蛋白胆固醇下降，从而促进了动脉粥样硬化的形成。我国多省市心血管危险因素队列研究对30 000名35～64岁人群随访10年，结果表明，吸烟是急性冠脉事件、急性缺血性脑卒中的独立危险因素之一。19.9%的急性冠脉事件和11.0%的急性缺血性脑卒中归因于吸烟。

#### 2. 膳食偏咸

我国社区高血压人群的膳食偏咸的比例为20.1%～30.1%。存在明显的地域差异。南方高血压患者食盐摄入量比北方高血压患者少，北方患者每天摄盐量为12～18g，最高可达20g。美国成人营养与健康调查发现收缩压与钠的摄入量有明显的相关性：钠盐的摄入量每增加1g/d，收缩压平均上升1.04mmHg，限制钠盐的摄入量可以使血压降低。我国有研究表明，不同地区的食盐消耗量与该地区的平均血压和高血压的患病率呈正相关，膳食偏咸会显著影响血压控制率。在我国，约有60%高血压患者为盐敏感性高血压，限制食盐的摄入量对我国高血压患者的血压控制尤为重要。

**3. 肥胖**

2010 年中国慢性病监测项目表明，中国成人超重率、肥胖率和中心性肥胖率分别为 11.6%、12.0% 和 40.7%。我国人群容易出现腹部脂肪堆积，即使在体质指数（BMI）正常的人群中也有 14% 为中心性肥胖。腹部脂肪堆积更易造成高血压、血脂异常和糖尿病的发生。我国城市人群中心性肥胖的比例为 44.6%。根据我国几次大型流行病学调查，高血压、糖尿病和血脂异常的患病率在不断增加，与肥胖的快速上升趋势一致。有文献报道至少有 75% 高血压的发生与肥胖相关。多个省市的社区调查研究表明 BMI 和腰围是影响血压控制率的主要危险因素。

**4. 缺乏体育锻炼**

2010 年中国慢性病监测报告显示成年人经常参加体育锻炼率仅为 11.9%，中青年人群参加体育锻炼的比例低于其他年龄组。我国不同社区报道的经常参加体育锻炼的人群比例为 46.2% ~ 50.2%。参加体育锻炼后，循环系统的血管阻力、血浆肾上腺素和肾素活性降低是血压下降的主要原因。结合既往几次我国健康与营养调查结果，多个省市社区的资料显示，经常参加体育锻炼的高血压患者的血压控制率要明显高于缺乏体育锻炼的人群。

**5. 经常饮酒**

我国一项涵盖了九个省市的调查研究报道，男性和女性成年居民的饮酒率分别为 58.3% 和 8.1%，男性和女性高血压患病率分别为 26.3% 和 22.1%。男性居民饮酒者和不饮酒者高血压患病率无明显差异（分别为 27.1% 和 25.0%），女性居民饮酒者高血压患病率低于不饮酒者（分别为 17.7% 和 22.5%）。饮酒可以通过使交感神经系统活性增强、压力感受器反射性调节失灵、血管反应性和通透性改变等多个机制促使血压升高。目前有统计的社区经常饮酒的高血压患者比例为 14% ~ 16%，无论男性和女性，高饮酒频率者高血压患病率要高于低饮酒频率者，血压控制率低于低饮酒频率者。

（二）高血压与心血管疾病患病情况

目前我国社区居民对于高血压危险因素的控制并不理想，高血压患病率不断升高。近几年尚无全国性调查资料。2007 年河北省武安县调查 18 岁以上的居民 20 194 人，高血压的患病率为 30.8%。2007 ~ 2009 年杭州调查 20 岁以上市民 42 998 人，高血压患病率为 27.5%。2008 年徐州调查城市居民 17 500 人，高血压患病率为 20.9%。2010 年，中国慢性病监测在国家疾病监测点系统所涵盖的 161 个监测区（县）以及新疆建设兵团某部，采用多阶段分层整群随机方法抽取了 18 岁以上常住居民 98 712 名，其中城市人群为 38 862 例，平均血压水平为（130.3±20.7）/（80.6±11.6）mmHg，高血压患病率为 34.7%，其中 1 级高血压患者占 62.6%，2 级高血压患者占 26.2%，3 级高血压患者占 11.2%。即使是在血压正常的人群中也有 35.5% 为正常高值，这部分人群的管理也不容忽视，与正常血压人群相比，正常高值血压人群脑卒中发病危险增加 56%，冠心病危险增加 44%，总心血管病危险增加 52%。总的来看，这些省（市）社区成人高血压患病率多在 25% ~ 35%。

《中国慢性病防治工作规划（2012 ~ 2015 年)》明确提出：到 2015 年我国高血压病例规范管理率要达到 40%，血压控制率要达到 60%。距离这个目标还有很长的一段路要走。蔡骏等汇总了 178 项研究，30 个省近 300 万人的高血压流行病学资料数据发现，过去十几年，我国高血压患者的治疗率有所提高，但是控制率却未有相应的提高，仍处在较低水平。当前我国高血压总的治疗率和控制率分别为 35.3% 和 13.4%，城镇的治疗率为 35.5%，男性和女性患者的控制率分别为 12.8% 和 16.0%。

## 二、高血压的防控

我国社区居民高血压的低治疗率和低血压控制率直接导致我国心血管疾病的患病率增高。广州市 2007 ~ 2009 年接受管理的 30 261 例高血压患者中，有 82.1% 合并心血管疾病。一项涵盖了北京、河北、甘肃、江苏、浙江、广东六个省（市）社区的调查研究，对 2005 ~ 2010 年接受管理的高血压患者共 242 182 例进行统计分析发现，81.5% 合并心血管疾病。

大部分高血压患者应在社区卫生服务机构就诊，社区医生是高血压防治的骨干力量，积极开展基于社区的高血压防治工作是改善高血压控制状况的有效措施。在美国，除了坚持在人群中筛检和随访高血压患者的方案外，又开展了多中心的高血压综合防治研究，并提出原发性高血压的综合防治应该是药物与非药物干预并举、一级预防与二级预防共存。1993 年美国高血压检出、评价和治疗委员会就此提出了社区高血压综合防治的报告。在日本，为预防脑卒中而实施的社区高血压控制规划，在项目进行了 30 年后即 1995 年得出了有力的结论：系统的血压筛查、高血压患者的治疗、高血压高危人群的干预和一般人群的高血压预防工作在控制脑卒中方面是有效的。控制血压水平 3 ~ 4 年后即可出现脑卒中发病率和死亡率的下降。我国的高血压社区防治工作开始较晚，2005 年原卫生部疾病预防控制局发起了社区高血压规范化管理项目，委托原卫生部心血管病防治研究中心实施，通过高血压防治技术的推广和普及，开展高血压规范化管理，改善社区高血压的控制状况。这个项目包含了全国 22 个省、市、自治区的 2500 家社区卫生服务中心（站），培训了 2.5 万个社区医生，规范化管理高血压患者 50 万人，部分管理满 1 年的 1～2 级高血压患者血压控制率由基线的 22% 提高到 70%。

在强调高血压患者的社区规范化管理的同时，还应加强高血压患者的早发现。具体措施主要包括四个方面。①关注高危人群：定期测量血压，每年 4～6 次。②注意早期的轻微症状：对到社区卫生服务机构以头晕、头痛、耳鸣、失眠、心慌、胸闷、无力、视物模糊、颈项剧痛、头皮麻木、尿少、水肿等症状前来就诊者，不论年龄多大，都要及时检查血压，以确定上述症状是否因血压升高而引起。③坚持每诊测量血压：对 35 岁以上者首诊测量血压，而且应当尽可能地做到无论年龄、无论初诊还是复诊都"每诊测量血压"。④定期对所管辖的社区人群进行血压普查，同时通过健康教育，强调家庭自测血压的重要性。

（刘桂新）

# 第四章　乡村高血压防治实施与考核

乡村高血压防治的最低目标是通过村卫生室、乡镇卫生院最基层的防治来控制高血压达标，最终目标是降低高血压患者心血管疾病的病残率及死亡率，最大限度地延长寿命。

## 一、乡村高血压患者的特点与干预的理念

### （一）高血压患者特点

当今我国农村卫生服务保健所面临的问题已经出结核、肝炎等慢性传染病转为高血压、糖尿病等慢性非传染性疾病。目前我国高血压患病率为25.2%，估计我国高血压患者已超过2.7亿。其中农村人员占2/3，保守估计农村高血压患者有2亿多。具体到农村人群中又有如下特点。

**1. 高盐饮食居多**

广大农村居民普遍认为"吃盐才有劲"，日均食盐摄入量普遍达到10g以上，有些山区甚至达到30g。经研究表明，盐的摄入与高血压成正比，即人体摄取盐量越多血压水平就越高。

**2. 肥胖人数越来越多**

目前经济发展良好，农村人群吃不饱肚子的日子早就已经成为过去。高血压和肥胖是"好兄弟"，形影不离——高血压患者中有一半左右是胖子，而肥胖人群中有一半是高血压。体重减1kg，血压下降1mmHg。

**3. 过度饮酒比例大**

农村各种喜庆聚会大多不受限制，饮酒机会比过去明显增多。饮酒不节制，大量饮酒能使血压升高，如果一次饮酒超过1065ml啤酒，或148ml白酒，或44ml 80度的蒸馏酒精，可能一过性升高血压，但反复大量饮酒就能导致长期高血压状态。另外，酒精含有很多的热量，能增加体重，酒精还能明显降低许多降压药物的疗效以及增加降压药物的不良反应。

### 4. 吸烟比例大

农村人群对烟草的危害知晓不够，绝大多数人认为吸烟只会导致肺部疾病，不会导致高血压、冠心病。其实吸烟可以导致患者晨间血压上升速度加快，更快到达血压峰值，使得降压药物来不及发挥作用，从而增加心血管急性事件发生的风险。清晨历来是心血管疾病的高发时段，人身体内的交感神经兴奋开始加强，刺激肾上腺分泌大量的儿茶酚胺，导致血管收缩痉挛等一系列血压升高的病理、生理变化，血压从相对较低的水平迅速上升至较高水平，这一现象称之为"血压晨峰"。血压晨峰过高是导致心血管疾病发病的独立危险因素。晨起吸烟则成为诱发高血压患者发病的"助推器"，在吞云吐雾的过程中，香烟中尼古丁与大脑中的尼古丁乙酰胆碱受体结合，释放出大量的多巴胺，促使心率加快、血压上升，使患者血压更快达到峰值，大大增加了脑出血、脑血栓形成、心绞痛、冠状动脉痉挛、心源性猝死等心血管疾病发生的风险，直接威胁高血压患者的生命。

### （二）干预的理念

以上均是高血压的重要发病因素。要想在全国范围内进行高血压干预，这不仅仅是医疗问题，更是公共政策问题，需要运用公共管理的理念，对高血压患者进行科学的研究和管理。建立和完善高血压防控机制，充分发挥各级卫生部门的主观能动性。坚持"预防为主"的卫生工作方针在过去传染病肆虐的年代和科学技术发展至精确医疗的今日仍将相当适用。预防第一，防患未然不仅适用于医疗卫生保健工作，同样贯彻人类社会工作的方方面面。

### 1. 建立防治区，确定防治网

乡村高血压防治的组织形式是由当地政府（县、乡）领导，卫生行政主管部门领导负责和专业医护人员组成的县、乡、村三级防治网络。县成立高血压防治中心，以县医院和疾控机构人员组成，归县卫生计生局的公共卫生办公室管理，乡镇医院建立公共卫生科，村卫生室负责防病治病的基本医疗。把乡村防治计划融入到当地常规卫生工作中去，使全辖区的高血压患者都能准确及时参与到防治中去，实行计算机网络化管理，建立分级管理系统，建立健全所有医疗资源与资料互通机制。

### 2. 防治队伍建设

必须强化乡村医生的职责，突出乡村医生作为农村高血压防治的首诊发现者和最终督促者的作用。乡村医生的任务重点是发现高血压患者，以患者为中心，家庭为单位，建立完善的高血压档案，准确记录高血压患者的一般情况、生活习惯、家族史、心脑肾等靶器官损害情况。乡镇公共卫生科按照防治要求，对乡村医务人员定期进行相关业务知识的培训，提高防治专业知识、技术水平和管理水平，例如，防治工作开始前必要的业务学习和训练、血压的标准测量、有关疾病综合防治的指南更新等。同时乡村医生自身应该主动加强慢病防控知识的学习，通过慢病防控网及时了解辖区患者流动及增减情况，及时主动向上级业务指导部门反馈情况，据指导意见，实时督促患者调整治疗方案。

## 二、乡村高血压防治的实施方案与考核内容

### （一）制订工作计划，落实防治方案

**1. 建立完善的健康档案**

包括辖区内人口花名册，人口数、人口动态、性别、年龄构成、居住分布情况和联系方式（非常重要）。对档案内容随时更新、补充。定期对人群实施卫生知识教育，建立人群死亡登记。及时将相关信息录入电脑网络系统，并及时电话报告上一级监控部门，最好能与县医院高血压防控相关专业的医务人员无缝衔接，使辖区内高血压患者随时能得到专业指导，并由乡村医生具体贯彻实施。

**2. 高血压前期人群管理**

对存有高血压危险因素如家族史，肥胖，睡觉打鼾，不良生活习惯如吸烟、酗酒、高盐饮食、少运动的个体，应列为严格监控对象，将其各项指标如实记录，并每3个月随诊一次，给予生活方式干预治疗，如戒烟、戒酒、减重、增加体育锻炼等。

**3. 对确诊高血压患者的管理**

乡村医生应督促患者到有条件医疗机构完善相关检查，妥善保存所有纸质检查资料，并建立录入高血压相关档案。每个患者档案应包含身高、体重、腰围、血压、心率、血脂、血糖（包括空腹及餐后2h）、肌酐、尿酸、肝功能、同型半胱氨酸、电解质（尤其是钾离子）、心电图、尿蛋白、心脏彩超、颈动脉彩超和四肢血压等情况。同时准确记录确诊高血压时间，既往服药及正在服用药物的剂量及时间，以及调整更换药物的原因。并依据高血压的水平及靶器官受损等情况进行分级管理。

（二）高血压的分级管理实施细则

**1. 高血压前期患者的管理**

定期随访，至少半年一次，随访内容包括血压、血脂、血糖、肾功能、体重和腰围等，并与以前对照比较，如危险因素下降，应积极坚持；如危险因素增多，则严格给出指导意见，必要时开始药物治疗。

**2. 低中危险度高血压患者**

若正在服药患者高血压危险因素少或无心脑肾损害，督促其每月至少来卫生室测血压一次，对经济条件及文化水平允许患者，嘱其尽可能开展家庭自测血压并每月将血压数值反馈至乡村医生处，由乡村医生将血压汇总登记，以便上级高血压控制中心专业人员了解患者血压情况，指导继续治疗方案。需提醒患者，若有条件尽可能每半年或一年到医院评价心脏结构（室间隔厚度、房室大小、射血分数）、肾功能、血脂、血糖、尿蛋白和颈动脉彩色超声，据具体变化情况调整管理等级。

**3. 高危和极高危高血压患者**

对合并多种危险因素和（或）心脑肾受损的高血压患者进行管理，是降低高血压患者死亡率最后的环节。现就高血压合并靶器官损害或心血管疾病患者的管理分述如下：

（1）高血压合并脑卒中管理：一般管理同前，需特殊注意是否合并同型半胱氨酸升高。降压药物的选择：首选钙拮抗剂，其次根据患者具体情况选择具体药物。尽量选择平稳长效降压药物，并应向患者解释清楚药物的具体药理作用及常见不良反应。患者如有突发头痛、失语、偏瘫情况，应立即就近医院就诊，切勿在家卧床休息，以免延误最佳抢救时间。

（2）高血压合并冠心病管理：一般管理同前，需特别注意心率和血脂（尤其低密度脂蛋白）水平。降压药物的选择：在肾功能允许范围内，首选血管紧张素转换酶抑制剂（ACEI）或血管紧张素Ⅱ受体拮抗剂（ARB）药物。在管理血压同时注意监督冠心病二级预防规范措施的应用：戒烟运动，血糖控制，阿司匹林肠溶片、他汀类调脂药物和β受体阻滞剂等药物的应用及抗缺血处理。特别提醒患者随身携带硝酸甘油、救心丸等药物，若出现胸痛、胸闷发作，立即含服此类药物后呼叫急救车往有条件的医院就诊。乡村网络监控员需定期电话随访此类患者，叮嘱其服药的规范性，以上管理及处理方法可最大限度降低冠心病、心肌梗死的发生率及死亡率。

（3）高血压合并肾脏病的管理：肾衰竭患者最常见的死亡原因为心脏和脑血管疾病，积极合理控制血压是降低患者死亡率的最有效手段。乡村医生需准确了解辖区内患者肾功能受损的开始时间及用药情况，告知患者肾功能受损的危害性及后期治疗的棘手性，及时有效地控制高血压是降低慢性肾功能不全进展的主要方法之一。患者血压、血糖、尿蛋白定量、血肌酐上升幅度、GFR 下降幅度等指标，都应当控制在理想范围。

乡村医生应严格制订患者血压监测标准，降压药物以 ACEI 和 ARB 为主，此类药物有其独特的减轻高滤过，减轻蛋白尿的作用，主要通过扩张出球小动脉来实现，同时也有抗氧化，减轻肾小球基底膜损害的作用。患者用药不规范时应及时提醒指出，转诊至县医院调整药物，并动态监测血肌酐情况，血肌酐值>3mg/dl（265μmol/L）时禁用 ACEI/ARB 药物，此点应牢记在心。

（4）高血压合并糖尿病的管理：高血压、糖尿病是我国目前慢病防控的主要疾病，近五分之一慢病患者两种疾病合并存在。两种疾病的并存加速动脉粥样硬化性疾病及肾功能受损的发生。合并糖尿病患者血压控制难度加大，在降压药物选择时应个体化，乡村医生应准确记录血糖血压控制情况，了解降糖、降压药物的相互作用，注意降糖药物的肝肾不良反应，监控中患者出现血压、血糖大幅度波动的立即嘱其转诊至上级医院检查诊治。乡村医生应备有快速血糖检测仪，有助于即刻排查低血糖和高渗性昏迷。乡村医生应了解鉴别糖尿病急性致命并发症（糖尿病酮症酸中毒，糖尿病高渗性昏迷，低血糖昏迷，糖尿病乳酸中毒）的基本知识。

（5）顽固性高血压的管理：若部分高血压患者在严格监管过程中，口服多种降压药物，血压仍难达标，应想到顽固性高血压的可能。首先明确难治性高血压的定义：经改善生活方式、规范药物治疗 3 个月后，3 种降压药（包含利尿剂）不能控制血压，或者需要 4 种降压药才能控制血压，诊断为顽固性高血压。常见顽固性高血压的原因：合并心脑肾损害，高盐，酗酒，肥胖，缺乏体力运动，睡眠呼吸暂停低通气综合征，口服非甾体类止痛药物（广大农村腰腿关节痛人群多），口服避孕药物，口服中草药（在中国农村多见，如甘草、麻黄等），血压测量不准确，胰岛素抵抗，继发性高血压等。若网络管理中发现此类患者，应及时转诊至县医院高血压诊治中心行鉴别诊断，确定调整方案。

（6）继发性高血压的管理：高血压病中有 5%～10% 为继发性高血压，患者年青时期头痛，起病即夜尿多，颜面水肿，腿软乏力，发热，四肢血压不对称，血压波动极大，初诊者即发现大量蛋白尿、满月脸，有产后大出血病史，这有助于继发性高血压的诊断。如在监控人群中出现高血压后发现上述情况，乡村医生应转诊患者至县医院高血压中心系统检查，明确是否为继发性高血压，部分继发性高血压祛除病因可治愈。

（7）高血压合并睡眠呼吸暂停低通气综合征的管理：睡眠呼吸暂停低通气综合征（SAHS）是指各种原因导致睡眠状态下反复发现呼吸暂停和（或）低通气，引起低氧血症，高碳酸血症，从而使机体发生一过性病理改变的临床综合征。病情逐渐发展可出现肺动脉高压、肺心病、呼吸衰竭、高血压、心律失常和脑血管意外等严重并发症，SAHS 即可以合并高血压存在，又可成为高血压发生发展过程中的重要原因，还可是高血压难以控制的原因。故对辖区内"打鼾"患者应督促其尽早行多导睡眠呼吸监测，必要时耳鼻喉科手术或器械治疗纠正。

（三）开展综合干预，开展健康教育

综合干预是健康促进和及时医治的基本手段，以控制各种危险因素为基本途径，从单一危险因素控制，逐步过渡到环境干预为主，加强心理调整，坚持贯彻"预防为主，防治结合"的方针。综合干预模式为确诊并治疗高血压患者和全人群一级预防相结合的综合预防。

"健康教育"覆盖面广、效益高、投入成本低，是高血压防治中最基础、最有效的形式，可有直面讲座、电视讲座、网络多媒体宣教、义诊等。其中讲座形式最适用于广大农村患者，此法易于被接受。同时，当面讲座可为广大患者提供更好的健康知识咨询和疑问解答，通过当面给患者讲解介绍药物的适应证及药理作用、不良反应，可以打消患者对药物"毒副作用"的恐惧，对高血压患者提高药物治疗的依从性有很大的促进作用。

乡村高血压治疗与治疗中的教育：乡村医生是农村高血压患者发现和诊断的第一人，早发现、早诊断、早治疗就必须从乡村医生的卫生室开始。高血压的药物治疗是高血压防治的核心问题：从小剂量开始，减少不良反应，依血压控制情况适当增量，若单药治疗效果欠佳，切忌大剂量给药，应联合用药，逐渐增加种类，应用不同作用机制的降压药物同时抵消不同药物的不良反应，强调长效平稳降压。在整个治疗过程中，患者始终是治疗的主体，患者的依从性是降压是否成功的关键。为提高患者的依从性应做好如下几点：①要让患者充分了解高血压的危害及高血压预防的重要性，使其从被动服药到主动接受治疗。②目前国民经济有了较大的发展，但在广大农村尤其是中西部山区，生于区域经济及医疗发展的不平衡、医疗保障体制的不完善，为患者选择低廉有效的药物也是广大乡村医生必须考虑的问题。③个体化治疗原则，高血压患者必须根据健康档案中的检查结果，合并靶器官的损害情况，适时调整血压控制中的药物。④根据血压波动的节律调整，患者用药随季节及时调整，由暖转凉应告知患者加强监测后增减降压药物，以免血压波动过大而导致各种症状及心血管疾病的发生。⑤血压的控制从娃娃抓起，目前国民经济发展，食不果腹的日子已成为过去，儿童期营养过剩、超重、肥胖逐年上升，高血压也呈现年轻化，对有早发高血压家族史的儿童、青少年，争取与学校日常体检实行无缝对接服务，做好儿童早期高血压筛查，使儿童期高血压患者控制在"萌芽"状态。

（四）乡村高血压防治考核

高血压的农村防治是一个体系庞大，时间冗长的工程，在实施过程中要逐步建立健全完善的考核评价机制。通过对村卫生室的绩效考核，对所控区域内的高血压患者防治的整体性进行综合评分，最终评价要看心血管疾病的发生率和死亡率。总结前人的丰富经验，据血压控制率和人群死亡率，对村卫生室公共卫生服务的费用进行核算，建立完善机制，奖惩到位，充分发挥农村医务人员的主观能动性。通过对乡镇卫生院的考核落实责任，建立分工明确、密切协作的工作机制。加强对基本公共卫生服务项目补助资金的监督管理，确保补助资金真正用于项目工作，提高项目资金使用效率。最终使广大农村的慢病发生率及死亡率最大范围内降低。对县直业务部门考核，主要是考察其对下级部门的指导及监督是否及时合理到位。考核和项目经费应密切挂钩。

对乡村高血压防治的考核基本与社区高血压防治的考核相同，可通过走访、问卷、座谈等方式进行，主要有以下内容：①对健康宣教及高血压相关知识的普及率进行考核。②对高血压患者及高危人群不良生活方式改善情况考核，了解村民低盐膳食、戒烟、限酒、减重、进行体育锻炼的实际情况。③对高血压患者血压控制程度进行考核，这也是高血压防治考核的重点，应考核村民高血压的下降程度及控制达标率，同时也应对降压治疗方案的合理性、规范性、有效性进行评估，对于重点或高危高血压患者还应评价靶器官的保护情况及心血管疾病的发生发展情况。

（李小平）

# 第五章　社区高血压防治实施与考核

高血压对健康的危害是一个严重的社会问题。高血压健康管理的基地在社区，社区医生是我国高血压等慢性病管理的"守门人"。目前我国已开展了以社区为基础的高血压人群防治研究，并努力实施高血压防治由医院向社区为中心的转变。2015 年 9 月，国务院办公厅印发《关于推进分级诊疗制度建设的指导意见》，部署加快推进分级诊疗制度建设，合理配置医疗资源，逐步形成基层首诊、双向转诊、急慢分治、上下联动的分级诊疗模式。因此社区医务人员更应积极努力，使高血压在社区的防治工作更加规范化，做好心血管疾病的一级预防。

## 一、全人群预防策略及考核

高血压患者以不同的年龄、性别、职业和不同的经济文化水平与社会地位广泛分散于人群中，随着工作压力的加大及不良生活方式的养成，高血压的人群日益增多，系统、规范和科学的预防，是控制高血压的重点与关键。应将高血压人群、高危人群及血压正常人群统一纳入规范管理的范畴，即采取全人群策略开展高血压预防工作的实施。

### （一）血压正常人群

血压正常且无高血压高危因素的人群为血压正常人群。

### 1. 预防措施

采取一级预防，即病因预防。主要是危险因素的预防，如高血压家族史，超重、肥胖、吸烟、酗酒、高热量、高脂肪、高盐饮食，长期精神紧张，生活不规律、工作过劳等。通过进行健康教育，提倡健康生活方式，避免高血压危险因素的产生，预防高血压的发生。通过普及防病知识、宣传高血压的危害，对社区居民进行高血压预防教育，促使人们自觉采取有益健康的生活方式。通过一级预防，可将疾病控制在早期阶段，防止疾病的发生，也就是常说的无病防病。一级预防的具体措施包括：

（1）健康教育：目前我国高血压患者人数众多，许多高血压患者及高血压发生的高风险人群缺乏对高血压相关知识的了解。健康教育不仅能提高患者对高血压疾病的认识，改善高血压病患者的生活习惯，还可以改善患者治疗的依从性，减少心血管疾病的发生。

（2）改善膳食结构：膳食结构可影响血压，不合理的膳食是引起血压水平升高甚至发生高血压的重要危险因素，因此，改善膳食结构是防止血压水平升高、降低心血管疾病发生风险的有效措施。包括减少钠盐摄入量（每人每天少于6g）、减少脂肪摄入量、补充钾摄入量、多吃水果和蔬菜、限制饮酒等方面。

（3）控制体重：超重和肥胖均是明确的高血压发病危险因素。在调整其他因素后，随着体质指数（BMI）和腰围的增加，高血压发病风险增加，因此，控制体重可有效减少脂肪堆积，降低血压水平。

（4）增加体力活动：缺乏体力活动可导致超重、肥胖、血脂异常、高血压、血糖升高，并增加心血管疾病的发病危险，增加体力活动可在一定程度上降低血压水平。进行体力活动前应先了解自己的身体状况，根据个人身体状况选择适合的运动种类、持续时间、运动频度和强度。

（5）减轻精神压力：精神压力大、精神紧张、睡眠障碍等心理失衡而使血压升高。保持心理平衡、心情舒畅、生活规律、劳逸结合，确保足够的睡眠时间，避免紧张、过累、激动和忧虑等，可防止血压升高或使升高的血压下降。

**2. 考核指标**

（1）健康教育知识的掌握情况：通过对随机抽查的居民进行问卷调查，了解通过健康教育制度的落实，社区居民对高血压一级预防的了解情况。

（2）健康教育的形式和方法：对于用语言进行的健康教育，评估沟通的有效性；对于宣传手册或视频教育者，评估宣传手册的发放份数，手册或视频内容是否通俗易懂等。

（3）患者到会率：即开展讲座时到会人数占社区总人数的比例。到会率越高，高血压的相关知识普及面越广，知道的人越多，才能更好地延缓高血压的进程。

（4）健康生活方式的改变情况：即患者通过学习健康教育知识后，是否改变了以往不良生活方式，是否低盐低脂饮食，是否戒烟限酒，是否加强运动、控制体重，能否做到心情舒畅等。

（二）高危人群

高血压高危人群界定标准：具有以下≥1项危险因素。①收缩压介于130～139mmHg和（或）舒张压介于85～89mmHg。②血脂异常。具有以下≥2项危险因素。①男性≥45 岁，女性≥55 岁。②超重（BMI 为 24～27.9kg/m²）或肥胖（BMI≥28 kg/m²）。③早发心血管病家族史（一级亲属，男性<55 岁，女性<65 岁）。④长期过量饮酒（每日饮酒≥100ml，且每周饮酒在 4 次以上）。⑤吸烟（每日吸烟≥15 支，且连续吸烟在 10 年以上）。⑥腰围：男≥90cm，女≥85cm。⑦长期膳食高盐。

### 1. 预防措施

主要采取二级预防，即临床前期预防，对高危人群通过定期测量血压及多种检查手段，做到早发现、早诊断、早治疗，以促进身体机能的完全康复，有较好的预后效果。在此阶段如果及时采取有效措施，可防止病情进展或使病情逆转，提高患者的生活质量，也就是常说的有病早治。二级预防中除包含一级预防的内容外，还有如下内容。

（1）定期测量血压：正常成人应规律测量血压（1 次/2 年）。35 岁以上者不论何原因就诊，均应进行血压测量。高危人群应每半年测量 1 次血压，以便及早发现高血压，提高高血压的知晓率。

（2）及早治疗高血压：美国高血压监测和随访研究对 10 940 例高血压患者随机接受积极治疗和常规治疗，结果表明，无论患者有无靶器官损害，积极治疗组的病死率均低于常规治疗组。因此，对高血压患者应及早进行干预治疗，提高高血压的治疗率。

### 2. 考核指标

同血压正常人群的考核指标外，还包括血压的定期监测情况，患者能否做到按医生的要求定期去诊室或在家中测量血压，有无做到高血压的早期治疗。

## （三）高血压患者

在未用抗高血压药情况下，非同日 3 次测量，收缩压≥140mmHg 和（或）舒张压≥90mmHg，可诊断为高血压。收缩压≥140mmHg 和舒张压<90mmHg 单列为单纯性收缩期高血压。患者既往有高血压史，目前正在用抗高血压药，血压虽然低于 140/90mmHg，仍诊断为高血压。

### 1. 预防措施

主要采取三级预防，即临床期预防，通过对高血压患者进行综合干预，结合长期、规范化的非药物和药物治疗，使血压下降并达标，从而有效减缓脑卒中、冠心病等疾病的发生，降低致残率、死亡率，也就是常说的治病防残。

（1）规范管理高血压患者：按患者发生心血管疾病的危险程度分为低危、中危和高危。对于低危风险患者，待血压稳定后每3个月随访1次；对于中危风险患者，待血压稳定后每两个月随访1次；对于高危风险患者，待血压稳定后每1个月随访1次。每次随访应询问症状和血压水平，必要时完善动态血压，调整降压方案。

（2）规范治疗高血压患者：高血压治疗包括非药物疗法和药物疗法。非药物疗法包括限盐、戒烟限酒、适量运动、平衡膳食和心理平衡，针对患者的主要问题，采取相应的措施进行改善。规范化药物治疗是控制高血压患者血压达标的关键。大多数高血压患者需要终身服药，根据病情和患者的具体情况选择适合的降压药。需要注意的是，降压治疗一定要达标，以提高高血压控制率，减少心血管疾病的发生危险。

（3）倡导高血压患者进行自我管理：促进高血压患者自我管理知识、技能和信念的提高；为患者提供高血压自我管理的基本技术和管理工具，改善高血压患者治疗的主动性和依从性。

**2. 考核指标**

（1）管理率：指某年龄段已管理的高血压患者人数占辖区该年龄段高血压患者总人数的比例。管理率体现了已确诊高血压患者的比例。

（2）规范管理率：指按规范要求（进行药物及非药物治疗并定期随访）实施规范管理的高血压人数占登记管理的高血压总人数的比例。只有接受了规范管理和治疗，才能最大限度地预防并发症，做好冠心病的一级预防。

（3）管理人群血压控制率：指接受管理的高血压患者中血压控制达标的人数占登记管理高血压总人数的比例。血压控制良好是高级目标，只有积极有效地做好前期工作，才能最大限度地控制好血压。

（4）高血压知晓率：指辖区某年龄段居民诊断为高血压的患者中在调查时才知晓自己患高血压者的比例。知晓率的提高有助于治疗及规范管理的进行。

（5）高血压治疗率：指高血压患者中近2周在服药的人数占整个辖区高血压患者总人数的比例。需要社区医生做好高血压的二级预防，指导患者进行正确的服药及规律随访。

（6）高血压控制率：指血压控制达标的高血压患者人数占整个辖区高血压患者总人数的比例。

（7）余同高危患者考核指标。

# 二、高血压患者治疗方案

## （一）社区综合干预

### 1. 建立健康档案

由社区医生为患者建立统一的健康档案是进行社区干预的第一步，由此医生与患者建立固定的、持久的联系，以便于对患者进行定期检查、定期随访和个体化指导，通过药物治疗和非药物治疗并举，努力使血压达标，减缓靶器官损伤，降低心血管疾病的发病率。经过对社区居民生活和健康情况的调查，对血压保持在（130～139）/（85～89）mmHg、超重或肥胖、长期高盐饮食、过量饮酒等高危人群进行重点干预，积极控制相关危险因素，预防高血压的发生。

### 2. 开展健康教育

对高血压患者及高危人群进行健康教育是社区综合干预工作的重要手段，健康教育的形式多种多样，可利用多种渠道、根据不同场所、针对不同人群开展健康教育，如通过网络、电视、报纸等媒体或举办讲座、宣传画廊、社区板报、播放健康教育录像、张贴和发放宣传画页或小册子、在家访过程中进行"一对一"的健康指导等。健康教育的内容可以针对高血压危险因素的控制、高血压的病因及临床表现、高血压的用药监测、合理的生活方式对健康的影响等。

### 3. 进行行为干预和心理干预

通过改变患者不良的生活方式及心理状态，实现对高血压危险因素的控制，以减少心血管事件的风险，比如帮助患者建立合理膳食结构，注意限制烟酒，适当参加体育锻炼和体力劳动，控制体重，增强体质；在心理干预方面，针对高血压患者不同的心理症状，采用关怀、启发、鼓励等方式，或请心理医生给患者专业心理指导，使患者减轻精神压力，保持乐观情绪，积极配合治疗等。

总之，通过上述综合干预可达到控制高血压及减少心血管疾病的发生危险。据有关资料显示，综合干预有明确的降压效果，如肥胖者体重减轻10kg，收缩压可下降5～25mmHg，膳食限盐，食盐低于6g/d，收缩压可下降2～8mmHg，规律运动和限制饮酒、戒烟都可使血压下降，对高血压患者及高危人群要持之以恒地进行生活方式的干预。

## （二）药物治疗

理想的降压药物应具备既能够平稳控制血压，不良反应又小，既能维持重要器官的血液供应，又能减轻因高血压所导致的心脑肾的损害、缩短病程和减少心血管疾病的发生率和死亡率等。

### 1. 治疗原则

（1）小剂量开始：采用较小的有效剂量以获得疗效而使不良反应最小，逐渐增加剂量或联合用药。对 2、3 级高血压患者，起始可以用常规剂量。

（2）尽量用长效药：为了有效地防止靶器官损害，要求每天 24h 血压稳定于目标范围内，积极推荐使用一天给药一次而药效能持续 24h 的长效药物。若使用中效降压药物，每天须用药 2 次。

（3）联合用药：为使降压效果增大而不增加不良反应，可以采用两种或多种不同作用机制的降压药联合治疗。实际治疗过程中 2、3 级高血压或高危患者要达到目标血压，常需要降压药联合治疗。

（4）个体化治疗：根据患者的具体情况选用更适合该患者的降压药。

### 2. 血压控制目标

普通高血压患者血压降至 140/90mmHg 以下，老人（≥65 岁）高血压患者的血压降至 150/90mmHg 以下，年轻人或者合并糖尿病、脑血管疾病、稳定型冠心病、慢性肾病患者血压降至 130/80mmHg 以下，以期最大限度地降低心血管疾病发生及死亡的危险。

### 3. 常用降压药的种类

药物治疗是目前控制高血压的最主要方法，并且治疗得越早，高血压所带来的危害就越小。目前常用的降压药物主要有以下六类：①利尿药（噻嗪类）。②钙拮抗剂。③血管紧张素转换酶抑制剂（ACEI）。④血管紧张素 II 受体拮抗剂（ARB）。⑤β 受体阻滞剂。⑥α 受体阻滞剂。前五大类药物均可以作为降压的一线药物使用，α 受体阻滞剂在某些特定的人群中可以使用，如顽固性高血压患者、前列腺肥大的高血压患者等，应用中要时刻注意观察血压，防止直立性低血压发生。由于各类降压药物作用机制不同，应用时要因人而异。

高血压社区防治内容包括测量血压、健康教育、登记建档、治疗、随访、转诊和周期性健康体检，其相对应的考核指标为 35 岁以上首诊测压率、登记率、建档率、知识知晓率，高血压知晓率、治疗率、控制率、随访率和健康教育情况。通过对高血压社区管理绩效考核指标的选择及分值配比情况进行分析，结果显示，绩效考核指标的选择比例从高到低依次为登记建档、测量血压、随访、健康教育、周期性健康体检、有效治疗、转诊。绩效分值最高为测量血压，最低是转诊。根据 2010 年《中国高血压防治指南》要求，医生应根据不同血压水平予以相应频次的随访，随访制度的落实是对高血压患者动态管理的主要手段，医务人员可通过随访管理督导患者改变不良生活方式，及时调整用药品种和剂量，提高规范化服药率，从而提高控制率。在临床工作中，应根据患者健康方式的改变情况、高血压的治疗率、高血压的控制率等方面对患者防治效果进行考核，通过对健康教育制度落实情况、健康教育形式和方法、健康教育实效性、患者到会率对基层社区医生工作开展情况进行考核。考核指标同高血压患者预防的考核。

## 三、高血压患者的管理与三级防治网络

### （一）非医务人员多模式同步管理

要使高血压的患病率、致死率、致残率得到控制，早期社区防治显得尤为重要，要动员全社会居民积极参与高血压防治工作。

#### 1. 家庭教育

高血压病病程长，病情相对稳定的患者大多数时间是在家中治疗，因此，社区医护人员应加强对家属的健康宣传教育，给予患者更多的关怀和有效的心理支持及经济援助。建立家庭支持系统，能有效地缓解老年高血压患者的焦虑、抑郁、悲观的心理压力。社区医生在宣传教育中指导患者及家属观察病情及自救，如出现心前区疼痛、夜间憋闷、头晕、剧烈头胀痛、呕吐、视物模糊、肢体活动不灵活、言语不清楚，应立即测量血压，如发现血压急剧升高，除立即服用降压药外，同时还应立即卧床休息，抬高床头，避免突然倒地发生意外，同时，立即拨打急救电话 120 或 999 求救，最大程度地避免各种急、慢性并发症的发生。

同时，不良生活方式、饮食习惯是影响高血压病发生发展的重要因素，长期共同生活的家人常常有很多相同的饮食和行为方式，如果通过家庭成员共同参与管理，患者更容易接受健康、防病知识，教育效果更好，也能使更多的人尽快参与到高血压的防治中。

**2. 同伴教育**

同伴教育是近年来进行健康教育的一种重要模式,是指具有相同背景、共同经历或由于某些原因使其具有共同语言的人在一起分享信息、观念或行为技能,以实现教育目标的一种教育形式。即利用同伴之间的共性和相似性,通过同伴教育者的榜样示范带头作用,使同伴更好地接受信息、交流观念、学习行为技能。可以将高血压患者进行分组,小组中同伴教育者是生活在同一个居委会的居民,在有医护人员现场咨询和监督的前提下定期开展教育活动,使其对同组同伴进行宣传教育,定期进行考核,结果显示,同伴教育大大提高了相关知识知晓得分、血压控制率。同伴教育能够促进患者对高血压相关知识的掌握,有助于其形成健康的生活方式,主动实施健康行为,提高血压控制效果,从而提高社区高血压患者的健康水平。

**3. 健康专员参与管理**

健康管理专员即家庭中或本人有慢性病,具有初中文化程度以上,自愿并有能力担任本人或家人的健康指导、疾病预防与控制,并通过健康管理专员的培训与考核的人员。健康管理专员负责家庭健康教育、服药指导、健康生活指导、测量血压及医患互动联络等多方面的职责。健康管理专员的培训内容包括戒烟戒酒、合理膳食、心理平衡、适当运动、控制体重等高血压、糖尿病慢性病的防治知识及应该具备的操作技能,应掌握自救互救知识。可以在社区责任团队原有的高血压分层管理模式的基础上增加健康专员参与管理。

调查发现,文化程度、月收入水平、是否规律服药和体育锻炼是血压控制的影响因素。其中月收入水平高和教育程度高的患者血压控制情况更好。目前,我国的高血压控制率仍处于较低水平,社区医生可将低收入、低文化程度人群列为重点防治对象,尤其是单身、离异及丧偶患者。可通过积极开展社区健康教育,针对具体患者采取个体化指导等有效干预手段。倡导健康的生活方式和行为习惯,是提高社区高血压控制率的最有效办法。

(二) 医务人员专人管理

信息化是现代社区疾病管理的基本保障手段,创建社区高血压防治网络平台有助于高血压防治工作的实施。在这一平台上,服务医生和防治对象都在信息化的支持下实行标准化流程服务。社区医生是接触高血压患者最早、最多、最广泛的医生群体,所以早期宣传、合理用药、规律生活、健康饮食等因素进行早期干预是预防和治疗高血压病的有效措施。以往的模式都是由公共管理人员进行,目前倡导由医务人员进行统一管理。在社区人群进行信息采集后，计算机自动将进行人群分类、高血压分级及危险分层，社区医生根据患者的病情进行分类分级管理，对不同的人群采用不同的干预手段，以达到个体化的防治效果，从而规范运作社区高血压的检出、评估、预防和控制工作，大大提高社区高血压人群管理率。同时也是社区医生与人群互动的交流平台，实现更有效地防治、救治及转诊措施，在信息化的支持下，不断提升社区高血压的防治水平。

（三）高血压三级防治网络

高血压三级防治网络是由政府支持、三级医院联手的高血压防治形式。即在政府卫生部门领导支持下，由县医院高血压医生牵头，三甲医院专家做指导，各社区卫生服务站为基础，社区卫生服务中心为骨干，形成三级联手、中西医结合、覆盖整个区域的高血压防治网络，见图5-1。这种形式在全国各区县高血压防控中能够推广与普及，必将提高我国高血压治疗率和控制率。

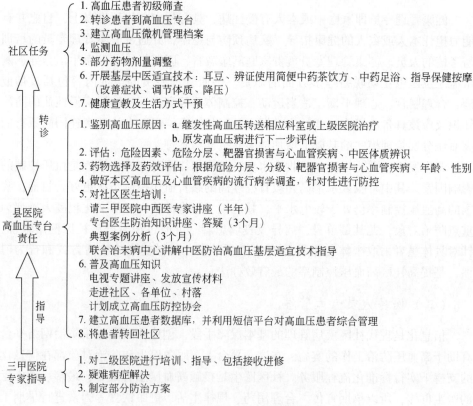

图 5-1　高血压三级防治网络路线图

　　遵循高血压防治指南基层版、中医理论、卫计委十年百项基层适宜技术，最终形成社区为基础、县医院为中坚力量、三级医院为指导的三级联手、中西医结合的高血压防治网络。各社区在高血压的患者健康教育方面做好一定的工作，日常门诊工作中发现患者，提醒去上级医院诊治；同时承担患者用药后的血压监测，部分药物调整，日常宣教，并及时与上级医院取得联系。上级医院负责高血压患者的诊治，定期组织社区医生进行高血压防控知识及相关进展的培训，解决技术难题，使社区高血压健康管理工作更加规范；定期聘请三级甲等中医医院中西医专家进行指导。

　　在当前社会模式下，社区卫生服务机构与上级医院之间建立通畅、有效的双向转诊机制尤为重要。这种双向转诊不仅仅是社区把高血压初诊患者及合并各种疑难危重症的患者转向上级医院，更重要的是上级医院待血压稳定地控制在达标范围后转入社区卫生服务机构进行规范化管理和长期随访。这样既降低医疗费用，又能最大限度地合理利用社区资源。

　　社区高血压健康管理是一项长期而系统的工作，只有坚持以政府部门为主导、三级医院间合作、全员共同参与的原则，实行有效地双向转诊机制，建立全科医疗团队，加强全科人才培养，积极开展社区健康教育，提高患者自我监测能力，强化监督管理，实行考核评价等多项举措，才能有效推进社区高血压规范化管理，造福广大人民群众。

（景国际　刘　君）

# 第二篇

## 乡村与社区高血压防治基本知识与技能

# 第六章 指导全民测血压并使患者进入诊疗途径

从发现高血压到对患者的诊断、治疗与随访，主要依据是血压值，而血压值是通过测量血压得来的。面对众多的人群要进行血压测量来发现高血压、在高血压治疗中观察效果，测量血压的任务很繁重。乡村与社区的医务人员不仅要承担此项任务，还要指导广大高血压患者和家属自测血压。因此，掌握正确的血压测量方法、了解自测血压的结果和意义、推广自测血压的方法有重要意义。

## 一、正确的血压测量

### （一）测量血压的要求

正确地测量血压是取得标准血压读数的唯一途径，必须按照正确的步骤进行。这里强调以下几个问题。

**1. 部位选择**

一般所说的动脉血压是指主动脉压。目前临床上测量肱动脉压就能代表主动脉压。

**2. 对测压者的要求**

应请专科医生指导，建议高血压患者及其家属携带自己的血压计在就诊或健康咨询时，请医生指导测量血压的方法。

**3. 对患者的要求**

患者应在安静的环境下休息 5～10min 后测量，被测的上臂应裸露。为了防止衣袖上卷压迫动脉血管影响血压值的准确性，最好脱掉一个袖子。被测者可采取坐位或仰卧位，手掌向上，前臂平伸，与心脏、血压计在同一水平线上。一些生理活动会对血压有影响，最好测压前半小时内不进食、不做剧烈活动。

对初诊者需要同时、同体位测量左、右臂和双下肢血压，并予以记录。如出现两上肢血压相差较明显时，应该取血压读数较高的一侧。每次测血压需连续测量 2 次血压值，以两次最接近平均值作为一次记录。至少有 3 次不同日的偶测血压超过正常者方可定位高血压或正常高限高血压。

（二）测量血压的标准步骤与注意事项

**1. 测量血压的标准步骤**

袖带应平整紧贴缠绕于上臂，松紧合适，气囊中间部分正好压住肱动脉，气囊下缘应在肘弯上 1cm，听诊器胸件与袖带下缘相邻并放在肱动脉表面，轻按使胸件和皮肤接触。

快速充气，待触知桡动脉搏动消失后再加压 30mmHg。

中速稳定的放气，以每秒 2～3mmHg 速度放气，特别是接近血压读数时稍慢，对于心动过缓或心律失常患者放气应更慢，以防血压测量有误差。

每次测量血压都应记住水银柱刻度从"0"开始。

收缩压应是清晰听到第一次心搏时的压力读数。测量舒张压对成人应取声音消失时的数。注意声音消失后还应听诊 10～20mmHg，以肯定声音消失，然后完全放空气囊。

记录表示，收缩压/舒张压，并同时记录测量时间、体位、部位。

**2. 测量血压时的注意事项**

袖带和气囊的长度与宽度对准确测量血压极为重要，一定要选用合适的袖带。

水银柱式血压计的水银必须足量，刻度管内的水银凸面应正好在刻度"0"处。使用时标尺垂直。

有的被测者在出现第一脉搏声后，随着气囊压力下降中间出现一个无音区，再继续放气又出现脉搏声，这个无音区叫听诊间隙，此处的变化不能代表血压。为防止出现听诊间隙，测血压是应在声音消失后继续听诊 10～20mmHg。

血压值的高低决定高血压的诊断，所以测量时应严格按血压测量规范进行，血压计应选用符合标准的水银柱式血压计或符合国际标准的中国高血压联盟认证的上臂式电子血压计进行测量，一般不提倡使用腕式或手指式血压计。

## 二、自测血压的结果和意义

乡村与社区医务人员应该指导患者及其家属学会测量血压的方法，自测血压不仅对高血压诊断治疗带来实际的效果，而且对提高全社会开展高血压防治有极其重要的作用。因为每个人知道自己的血压以后会主动找医生诊疗。

（一）自测血压的结果

医生在诊室所测血压（简称诊室血压）与患者及其家属在自己家里所测血

压（简称自测血压）值相比，两者既可相同又可不同。

相同包括两个方面：一是在医生诊室或在家里测量血压都高于正常，大多数高血压患者属于这种情况；二是在医生诊室或家里测量血压均正常，这见于血压正常者。

不同也包括两个方面：一是在诊室测量血压高，在家测量血压正常；二是在诊室测量血压正常，而回家后测量血压高。在家自测血压值低于诊室血压值，而与 24h 动态血压监测记录的白昼平均血压值接近，见于白大衣高血压。在家自测血压值高于诊室血压值，见于某些早期高血压患者，一是在家里能反映出运动或情绪激动时的血压；二是患者在血压波动高峰时间（即清晨 6:00～8:00 或下午 5:00～8:00）测量血压。

（二）自测血压的意义

（1）是医生在检查诊断高血压患者中的一个重要部分。有助于早期高血压患者的及时确诊和处理，使高血压及时得到控制。

（2）及时发现白大衣高血压，按照白大衣高血压处理。

（3）对确诊的高血压患者，自测血压可监测治疗的效果。

（4）患者及其家属的积极参与，提高了接受治疗的依从性，比单纯被动治疗更能收到理想效果。

（5）指导高血压患者急诊自救。

因此，应该大力开展自测血压，以便及早发现高血压患者，并指导和评价高血压治疗。

为了准确记录患者自己的血压，需要向患者及其家属强调以下注意事项：

（1）使用标准的水银柱式或气压表式血压计。

（2）强调血压计袖带、听诊器胸件的位置；同时强调手臂、心脏、血压计应在同一平面。

（3）患者对自己血压应重视，而不是紧张。人们每天血压波动范围在 30～50mmHg，而且血压是时刻波动变化的。对血压的变化要理解，对于比较紧张而血压较高的患者，最好由家属测量血压并暂时"保密"。

不论诊断高血压或是指导治疗，每隔一定时间后应在某一天内多次测量血压。

总之，强调自测血压应在医生指导下进行，血压计应经常校正。

（三）自测血压推广的方法

**1. 创造条件促使患者进行自测血压**

发现高血压患者是乡村与社区医务人员工作的重中之重，只要高血压患者一被发现就有到乡村与社区医疗单位接受高血压防治教育、生活指导、血压控制甚至到县医院内科接受诊治的机会，否则就成为空话。做好这些工作说容易也容易，说难也难。有文化、行动方便的、家属积极配合的人群容易接受指导并落实自测血压从而发现高血压患者。而自己不重视、行动不便、家属又不愿配合的人群则难以发现高血压。青年中年人中自己注意健康或早期有症状者易发现高血压；平时工作忙、又无症状者难以早期发现高血压。许多青年中年患者由于工作压力大，长期带病工作，直至发生心血管急症时才知道原来是高血压引起的。

一般来说，人们可通过以下四种条件和时间发现高血压：①健康体检，即使无症状也能发现高血压。②患者有症状就诊时。③已有心血管疾病时。④高血压急症就诊时。但自测血压是让所有人及时知晓高血压的最有效方法。由于发现高血压的时间不同，患者的预后和生活质量也截然不同。这就要求乡村与社区医务人员做好宣教工作，把自测血压工作做到实处，做到细处。

**2. 自己测量频率**

（1）新发现的高血压患者在家自测血压频率：新发现的高血压患者如果条件允许，可让其在家自测血压。建议家庭自测血压连续3天，每天早晚各1次，每次测量3遍，计算3天血压平均值作为患者的血压值以作诊断参考。

（2）接受治疗的高血压患者测血压频率：①刚开始治疗者，服药前再次测一次血压，药物起效后及时测一次；刚开始服药这一段时间（约1个月）患者应适当增加测压频率，以便了解药物治疗疗效。②稳定治疗者，建议每周测一次血压。③有症状者，当患者出现头晕、头痛等不适症状时，应立即测量血压，并及时去社区服务站就诊。④无症状者，每月测一次血压，并及时去乡村与社区医疗机构就诊。寒冷季节血压容易升高，应半个月测一次。

（余振球）

# 第七章　病情分析与诊断

目前，有些医生看高血压时不问诊或者只简单问几句就给患者开降压药，也不给患者作记录。这种现象在乡村和社区医疗机构是时有发生的。这样，一些典型的继发性高血压患者判断不出来，已发生心血管疾病患者得不到保护，只简单的开几种降压药的现象时有发生。问诊、查体和简单分析记录是没有成本易于实现的，乡村和社区医疗机构的每一位医生一定要养成看病分析和记录的好习惯。

## 一、诊断依据要收集

诊断任何一种疾病都要有诊断依据。而诊断依据包括临床资料、试验室检查结果等。高血压往往涉及多种疾病，因此收集的资料很多，一定要求要有系统性和重点突出。

（一）临床资料收集必须严格认真

### 1. 症状

高血压患者的症状包括：血压升高导致的不适，继发性高血压各原发疾病的症状，靶器官损害和心血管疾病的症状，心血管疾病危险因素簇的症状和合并其他疾病的症状。

（1）血压升高的症状：血压升高可产生各种症状，包括头晕、头痛、耳鸣、记忆力下降、失眠、多梦、易醒、胸闷、心悸、气短、恶心、呕吐、腰酸腿软、乏力、活动能力下降和工作效率不高等等。对于不同的患者，这些表现不一，大致分为以下三种类型：①绝大多数患者以身体的某一组症状为主。②少数患者上述症状几乎全有。③极少数患者尽管血压很高但却无任何不适，直到出现靶器官损害或发生急性脑血管病、心力衰竭、冠心病等疾病后，因这些疾病就诊时才发现有血压高。

因为有上述各种情况，为了尽早发现高血压患者，所以要求乡村与社区医生为所有患者诊治或给人们体检时均测量一次血压，以便及时发现高血压。

此外，临床上还遇到部分高血压患者不少症状是伴随的，与血压升高无关，还有一些患者在服用降压药物中可出现一些症状，这也不属于高血压本身的症状。

（2）继发性高血压各原发病的症状：继发性高血压包括很多原发疾病，这些疾病本身特有的症状，如原发性醛固酮增多症患者有头痛、夜尿增多及低血钾的症状；急性肾小球肾炎有发热、水肿、尿少等。乡村与社区医生在给高血压患者问诊时，要将高血压患者某些特殊症状问清楚，以帮助筛查继发性高血压的各原发疾病。

（3）靶器官损害和心血管疾病的症状：高血压患者发生靶器官损害或心血管疾病时，就会表现相应的症状，如发生高血压左心衰竭时，就会发生呼吸困难（早期劳累性呼吸困难，逐渐发展到休息时也有呼吸困难，甚至夜间阵发性呼吸困难）、气短胸闷、口唇发绀等。发生脑血管疾病时就会出现头晕、头痛、恶心、呕吐、四肢活动障碍等。发生肾功能不全时，早期夜尿增多、颜面水肿等。

上述（1）、（2）、（3）三大症状是直接提示做好高血压患者诊断与鉴别的依据。

（4）心血管疾病危险因素簇的症状：糖尿病、高血压、血脂异常、吸烟已被确定为心血管疾病危险因素，而且这些因素越多，心血管疾病发生越严重。近来研究发现，糖尿病是使其他危险因素加倍的危险因素，如伴有糖尿病的同一水平的高血压患者心血管疾病发生率比单纯高血压患者要高一倍。因此，对每一位高血压患者合理抗高血压治疗的同时，一定要清楚所有的心血管疾病危险因素，这样才能真正地保护心、脑、肾。

（5）合并疾病的症状：高血压患者也可患有其他疾病。伴青光眼时有眼胀、头痛、胸闷、恶心、呕吐等。伴前列腺肥大者可有尿流变细、尿频或充盈性尿失禁等。当向患者问完高血压前四大类症状后，还要询问有无其他疾病。因为发现其他疾病时在选用降压药物要兼顾到其他疾病的治疗，如伴有青光眼的高血压患者适合选用利尿降压药，在用利尿药和眼部局部用药的情况下根据血压可适当加用小剂量钙拮抗剂，但避免使用血管扩张剂。对前列腺肥大患者，宜用α受体阻滞剂而避免中强效利尿剂的应用，以避免加重排尿困难。对于有慢性阻塞性肺疾病的患者，最好选用钙拮抗剂、血管紧张素转换酶抑制剂，而应避免非选择性的β受体阻滞剂。由此看出，全面了解高血压患者特别是老年患者所患疾病的情况不仅对高血压治疗有益，而且将会影响到其他疾病的处理及预后。

上述（4）、（5）两大症状对患者的治疗有重要意义。

## 2. 体征

世界卫生组织指出，对高血压患者全面的体格检查非常重要，除了仔细的血压测量外，还包括其他重要内容：①测量身高和体重，计算体质指数，测量腰围及臀围。②心血管系统检查，特别是心脏浊音界大小、颈动脉、肾动脉、周围动脉及主动脉病变的证据、心力衰竭的证据。③肺部检查，啰音和支气管痉挛证据。④腹部检查，血管杂音、肾脏增大和其他肿块的证据。⑤观察内分泌系统，有无满月脸、甲状腺肿大、向心性肥胖等特征。⑥神经系统和眼底检查证实是否有脑血管损害。

注意，对初诊患者要求其在同一位置（仰卧位）同时测量四肢血压；选择同一个上肢测量卧位、坐位和立位三个不同体位的血压。因为这些检查能发现很多的线索，例如，主动脉缩窄患者可出现两上肢血压高于两下肢血压。

（二）基本的实验室检查

由于问诊一个高血压患者会发现很多相关疾病，因此实验室检查很必要。另外，糖尿病、血脂异常、高同型半胱氨酸血症往往无症状，只能依靠实验室检查才能发现。这些实验室检查重点是明确高血压的病因、发现心血管疾病危险因素，发现心血管疾病的评价、治疗效果和对药物不良反应的观察。检查分为两大系列，即所有患者的常规检查和针对常规检查发现的问题，或者针对特殊患者进行的进一步检查。表7-1列出了每位高血压患者要进行的常规检查项目。为了做好这些检查，可以细分为系统检查、补充检查、确定检查，以及进一步检查和复查等几个方面。

表7-1　高血压科患者常规检查项目及意义

| 检查项目 | 鉴别诊断 | 确定<br>心血管疾病危险因素 | 评价<br>心脑肾 | 用药<br>前后观查 |
| --- | --- | --- | --- | --- |
| 尿常规 | √ | | √ | |
| 血常规 | √ | | √ | |
| 血钾钠氯 | √ | | | √ |
| 血肌酐 | √ | | √ | √ |
| 血尿酸 | | | √ | √ |
| 血脂四项 | | √ | √ | √ |
| 空腹和餐后血糖 | √ | √ | √ | |
| 血同型半胱氨酸 | | √ | | |
| 基础 RAAS | √ | | | |
| 甲功五项 | √ | | | |
| 肝功与肌酸激酶 | | | | √ |
| 心电图 | | | √ | |
| 超声心动图 | | | √ | √ |
| 肢体动脉功能 | √ | | √ | |
| 动态血压 | √ | | √ | √ |
| 腹部 B 超 | √ | | √ | |
| 肾动脉 B 超 | √ | | √ | |
| 颈动脉 B 超 | | | √ | |

注：RAAS，肾素-血管紧张素-醛固酮系统。

（1）系统检查：指初诊且没有做过检查的患者要完成的常规检查。

（2）补充检查：指患者已在其他医疗机构做过部分检查或者在体检中已做过的检查，但按高血压患者的要求还有欠缺的部分检查。这里特别强调体检检查和看病检查是有明确区别的，体检检查是收经费约束的规定检查项目，只针对患者的需求，关键只是表明它的有关器官是否正常，只能发现问题。而看病是根据患者的主诉而决定的检查项目，明确诊疗，达到恢复健康的目的。因此当患者拿出一些体检检查结果拒绝检查时，一定要和患者解释清楚。

（3）确定检查：对过去检查有异常或者与临床结果不符时要进行的检查。

（4）进一步检查：发现异常，需要进一步明确疾病的检查。如患者有心血管疾病危险因素多，又有心血管疾病症状以及心电图发现心肌缺血证据者，当然要做冠状动脉CTA或者冠状动脉造影检查。再如，患者有头痛、夜尿增多、乏力的典型症状而且发现血钾低、普遍卧位肾素水平低，就要进一步进行低盐卧立位肾素水平的测定。如果仍低的话就要进一步进行肾上腺CT扫描。

（5）复查：对服药后观察药物的效果和不良反应，或者病情变化时候的检查，具体这些检查将在第八章中介绍。

## 二、诊断思路要清晰

高血压涉及的病症很多，病史也很长且复杂，涉及的检查自然也很多，因此需要一个清晰的思路才能容易确定诊断这些患者的疾病。这个思路就是临床资料要系统收集并认真分析，查体必须仔细，实验室检查必须会自己阅读判断。如主动脉缩窄患者仅通过四肢血压测量就能够很容易判断。肾上腺腺瘤的患者只要测定血钾就会让人们警惕。

### （一）分析临床资料为诊断的"信号灯"

采集到的高血压患者血压升高的症状、继发性高血压各原发病的症状、靶器官损害和心血管疾病的症状都可直接影响诊断和鉴别诊断。而这些症状均无特异性，如头晕、头痛，既可是高血压本身症状，又可为与继发性高血压有关原发疾病的症状，还可为心血管疾病的症状。所以要结合患者情况具体分析，以明确鉴别诊断。

**1. 症状出现时间不同考虑诊断不一**

如伴随高血压发生早期出现的症状，要考虑继发性高血压的症状为主，少考虑靶器官损害和心血管疾病的症状；长期高血压患者仅近期出现的新症状，要多考虑心血管疾病的发生。如患者早期夜尿增多，要考虑原发性醛固酮增多症；如患者近期夜尿增多，则考虑为肾功能受损。

**2. 不同症状群考虑不同结果**

很多种疾病会有很多症状，但有几个症状组合是一个特异症状群。如头痛、夜尿多、四肢乏力三个症状中的头痛被考虑为原发性醛固酮增多症继发性高血压的症状群之一；而头痛、恶心、偏瘫中的头痛系急性脑血管病发作症状群之一。

**3. 看症状的诱因及对治疗的反应进行诊断**

饱餐和运动均可引起乏力，冠心病、心绞痛、心力衰竭患者均可在这两种诱因下出现症状。然而，高血压患者在饱餐后出现四肢发软明显，而活动中无明显不适时要想到低血钾的可能，这是由于患者平时血钾正常偏低，在进食后随着葡萄糖进入细胞内使细胞外血钾降低而出现症状。这一部分患者平时活动不一定乏力。高血压伴胸闷、气短、乏力时有可能发生心功能衰竭或冠心病，如果随着血压的控制，前者症状很快消失，活动量增加；而冠心病患者症状改善就不明显了。因此，在给高血压患者治疗的时候，应根据结果随时分析患者的病情。

另外，还可根据症状的性质、程度、特点的分析考虑病因诊断和心血管疾病等。

（二）诊断方法确立

每位高血压患者到乡村与社区医疗机构就诊时，医生都要详细地采集患者病史、让患者全面查体、仔细阅读此次就诊前患者所有的辅助检查资料，并加以分析。对患者提出改善生活方式方面的建议，控制所有心血管疾病危险因素。对患者进行初步分层，决定是否开始药物治疗。对心血管急症、高血压急症要给予及时处理。

同时进一步完善相关检查。完善检查的目的是：①确定患者的病因，判断是否为继发性高血压，找出原发疾病；对原发性高血压患者了解其可能存在的主要发病因素，如高盐、肥胖、饮酒、精神紧张等，以便指导患者改善生活方式。②查明高血压之外的心血管疾病危险因素，特别是糖尿病和血脂异常，既决定了高血压危险程度的估计，又对这些危险因素及时纠正，以便更好地保护心脑肾。③了解靶器官损害和心血管疾病的情况。其中基本实验室检查包括尿常规、血钾、肌酐、尿素氮、血脂、空腹及餐后 2h 血糖化验、心电图、超声心动图、B型超声检查、动态血压监测等。根据可疑症状，为排除继发性高血压并明确原因做进一步检查，确诊后尽可能给予针对性治疗。

## 三、发现心血管疾病的新途径

如果不接受降压药物治疗，或治疗者血压没有得到有效控制，高血压患者或早或迟、或轻或重都会发生靶器官损害和心血管疾病。因此，乡村与社区医生要及时对就诊患者的靶器官损害和各种心血管疾病作出诊断，实现防治高血压的根本目的，保护心脑肾，保护人民健康。心内科、神经内科和肾脏内科医生除了依据传统诊断方法，即患者因症状就诊，考虑相应的心血管疾病后进行辅助检查来诊断，还要强调早期心血管疾病、无症状心血管疾病、以血压变化为特征的心血管疾病的发现。

### （一）早期心血管疾病的发现

早期心血管疾病是针对高血压合并多种心血管疾病危险因素和（或）合并靶器官损害而无明显症状的高风险心血管疾病患者群提出的概念。它的意义在于提高人们正确的健康意识和预防观念，在致命性临床心血管事件发生前，应该尽早干预和治疗。因此，具有多危险因素的高血压患者在没有典型心血管疾病临床表现或者没有找到客观心血管疾病证据时，命名为"早期心血管疾病"（阶段）。这是医生对有发生致命性心血管临床事件的高危人群的重视，以采取早期干预措施。

#### 1. 高血压与早期心血管疾病的关系

高血压是动脉粥样硬化的原因，动脉粥样硬化又是心血管疾病最常见原因。研究发现高血压在动脉粥样硬化的发病机制中扮演着重要角色，包括增加血管内皮的通透性、延长脂蛋白与血管壁的接触时间、使内皮依赖的血管舒张性降低等。当高血压合并血脂异常、高血糖、吸烟和肥胖等心血管疾病危险因素时，会加速动脉粥样硬化的发生和发展。高血压是脑卒中高发的重要独立危险因素。因此对高血压患者预防心血管疾病意义重大。

高血压是心血管疾病发作的诱因。研究证明，在斑块破裂或斑块糜烂基础上形成的叠层血栓往往导致致命性临床心血管事件发生（如急性冠脉综合征、脑卒中等）。当血压过高特别是清晨血压升高时斑块容易破裂所以出现心血管病的晨峰时间。

#### 2. 诊断

一般来说，早期心血管疾病不是属于目前公认的（经典的）心血管疾病，更不是急性心肌梗死、脑卒中等急症。因此临床中患者往往没有特殊症状或体征，需明确上述提及的合并的危险因素、靶器官受损情况来诊断。在此以冠状动脉病变和心绞痛的关系为例阐述早期心血管疾病的诊断。正常情况下冠状动脉储备非常充足，只有当冠状动脉管腔狭窄至70%以上才会影响心肌供血，此时患者才会表现出典型心绞痛症状，而当这种狭窄至100%时就出现心肌梗死。若管腔狭窄至50%～70%也会出现与活动量相关的不适感觉。而临床中管腔狭窄<50%的冠状动脉粥样硬化患者，平时不会表现出任何不适。但由于基础病变——动脉粥样硬化的存在，当出现斑块破裂、新的血栓形成可阻塞冠状动脉致急性心肌梗死发作。

对早期心血管病的诊断实际上是分析危险因素，高血压患者危险因素越多，心血管疾病风险越高。临床中，患者在没有典型症状出现前，应该结合危险因素进行分析。而心血管疾病危险因素中以吸烟影响最为严重，其次高血压合并糖尿病患者应该予以重视。

（二）无症状心血管疾病

临床工作中，经常出现以下情况：做头颅CT时发现陈旧性脑梗死；做心电图时有心肌梗死特征的患者，明确为陈旧性心肌梗死；高血压病史不长的肾功能不全患者被诊断为原发性肾脏疾病。属于这些情况的患者病程中没有这些心血管疾病的病史，也没有诊疗经过。因此，在给高血压患者诊断时，要及时发现并确诊这些无症状的心血管疾病。

（三）血压变化为特征的心血管疾病

当心血管疾病发作时，稳定的血压会出现不稳定，这是由于心血管疾病发作致心血管活性物质活性改变导致血压波动变化，并往往先于传统的临床症状。如有的短暂性脑缺血发作（TIA）先有血压波动变化，后有神经系统体征。当心血管疾病发作时，血压还表现为难于控制，如肾动脉狭窄时激活肾素血管紧张素系统，血压难以控制。

因此，控制血压可预防心血管疾病发生，关注血压变化就能及时发现心血管疾病的重要线索。

## 四、继发性高血压筛查新思路

原发性醛固酮增多症继发性高血压患者的首次发现是由于患者有头痛、夜尿增多、腿软乏力伴高血压，在肾上腺发现腺瘤而成立。大动脉炎继发性高血压的发现也是我国黄宛、刘力生教授注意到高血压患者中有一组较为特殊病例。其高血压与一般的高血压明显不同，特点是：①年龄较轻（多在20岁左右）。②女性患者较男性患者多。③多数表现为重度、急进性或恶性高血压，一般药物治疗很难奏效。④不少患者并有不同程度的炎症表现（如低热、血沉快等）。对这组患者，他们认为有其特殊的原因，与所谓的高血压病必然不同。

综上所述，早期继发性高血压诊断需要依靠典型症状，特异性体征才能考虑到某一种疾病，然后再接受一般的实验室检查即继发性高血压的筛查，然后进行特异的定性、定因到定位确诊检查形成继发性高血压诊断思路。这一思路指导了临床工作几十年，以至于各高血压防治指南都极力推崇。但现在由于体检的开展，能够发现一些临床线索，如血钾低、腹部 CT 检查发现肾上腺占位，提醒临床医生对患者进行继发性高血压的考虑，也有的高血压患者在进行常规四肢血压测量中发现上肢血压升高而下肢血压降低或一侧肢体无脉，就很容易想到相应继发性高血压，但患者很少有典型临床症状，这就使得诊断继发性高血压相应思路要发生变化。继发性高血压诊断强调两个方面：一是筛查方法，二是确诊程序。

对于乡村与社区医生来说，就是在众多的高血压患者中发现一些线索，如高血压前有发烧、感染病史，早期高血压出现夜尿增多，体检发现血钾低或腹部 CT 时发现占位病变，直接让患者到县医院接受继发性高血压筛查和确诊。

（余振球）

# 第八章 阅读和分析各种检查报告单

乡村与社区医生在给高血压患者进行问诊、查体后，给高血压患者进行实验室检查或送县医院进行一些常规检查，并分析这些结果，才能对患者做出以下评估：①明确原发性高血压发病因素，发现继发性高血压可疑线索。②确定其他心血管疾病危险因素。③初步明确靶器官损害和心血管疾病的存在。④对于治疗的患者可以判断治疗的效果和药物的不良反应等。因此，乡村与社区医生一定要了解实验室检查的结果的临床意义。

## 一、化验检查

（一）尿常规、血常规检查

### 1. 尿常规

尿常规检查是医院中最常用的检验项目，是反映身体健康状况的基本指标之一。目前尿常规检查在乡卫生院和社区医疗机构实验室中都可以开展，并且是最简单易行、无痛苦、迅速的检查手段。

常规要求每一位高血压患者做尿常规检查，并且要求患者经常复查尿常规，其目的是了解肾脏本身的情况和改变，长期血压升高对肾脏功能有无影响，药物治疗对肾脏有无影响，观察治疗效果等。因此尿常规检查是需要经常观察的一项指标。

（1）尿常规正常参考值：pH5～7；比重（SG）1.015～1.025；蛋白质（PRO）阴性；葡萄糖（GLU）阴性；酮体（KET）阴性；胆红素（BIL）阴性；亚硝酸盐（NIT）阴性；白细胞（LEU）阴性；红细胞（RBC）阴性；维生素C 20～100mg/L。

（2）尿红细胞：正常人尿中无红细胞，只有少数情况下如发热、体力活动可偶见红细胞，离心沉淀后每高倍镜视野不超过3个。若尿中出现多量红细胞，则可能是肾脏出血、尿路出血、肾充血等原因所致。剧烈运动及血液循环障碍等，也可导致肾小球通透性增加，而在尿中出现红细胞和蛋白质。

（3）尿白细胞：正常人尿中可有少数白细胞存在，离心尿每高倍镜视野不超过5个。如果尿中含有大量白细胞视为异常，表示泌尿道有炎症病变，如肾盂肾炎、膀胱炎及尿道炎等。

（4）尿蛋白：一般认为正常人每日尿中排出蛋白质量为 40～80mg，最多 100～150mg，常规定性检测为阴性。当高血压患者出现持续性蛋白尿，提示肾脏疾病引起高血压；或高血压长期未治疗引起肾脏损害甚至肾功能不全；或其他疾病累及肾脏所致。应进一步检查尿蛋白/肌酐比值、24h 尿蛋白定量等。尿蛋白/肌酐比值在 30～300 之间表明微量蛋白尿；蛋白/肌酐比值在>300 表明大量蛋白尿。24h 尿蛋白定量<1.5g，属少量蛋白尿；24h 尿蛋白定量>1.5g，属大量蛋白尿。

降压药物治疗尤其是血管紧张素转换酶抑制剂（ACEI）或血管紧张素Ⅱ受体拮抗剂（ARB）能减少尿蛋白，并有独立于降压作用以外的肾脏保护功能。对于蛋白尿的高血压患者，目标血压为低于 130/80mmHg，才能更好地保护肾脏，延缓肾功能的恶化。对于接受治疗的蛋白尿患者应 2～3 个月复查一次尿蛋白、蛋白/肌酐比值或 24h 尿蛋白定量。

**2. 血常规**

血常规检查就是对血液中的有形成分即红细胞、白细胞和血小板这三个系统的量和质进行检测与分析。这三个系统与血浆组成了血液，血液不停地流动于人体的循环系统中，参与机体的代谢及每一项功能活动，因此血液对保证机体的新陈代谢、功能调节以及人体的内外环境的平衡起重要作用。血液中的任何有形成分发生病理变化，都会影响全身的组织器官；反之，组织或器官的病变可引起血液成分发生变化。因而血常规检查及其结果对了解疾病的严重程度有很大的帮助。

（1）血常规的正常参考值：①红细胞（RBC），男性为 $4.0\times10^{12}/L\sim5.5\times10^{12}/L$，女性为 $3.5\times10^{12}/L\sim5.0\times10^{12}/L$。②血红蛋白（HGB 或 Hb），男性 120～160g/L，女性 110～150g/L。③红细胞比容（HCT，又称红细胞比积，PCV），男性 0.42～0.49L/L（42%～49%），女性 0.37～0.43L/L（37%～43%）。④红细胞平均压积体积（MCV），80～100fl。⑤平均红细胞血红蛋白含量（MCH），27～33pg。⑥平均红细胞血红蛋白含量（MCHC），320～360g/L。⑦红细胞平均直径（MCD），6～9μm（平均 7.2μm）。⑧红细胞体积分布宽度（RDW），11.5%～14.5%。

（2）红细胞计数（RBC）：高血压患者可有相对红细胞增多，同时伴有细胞质内钙离子浓度的增加和对一氧化氮的拮抗，降压可使之缓解。但是红细胞明显增多就会导致高血压的发生，这种情况常见于原发性红细胞增多症引起的继发性高血压、过量使用促红细胞生成素，也可见于严重的睡眠呼吸暂停综合征的患者。

（3）白细胞计数（WBC）：一般患者白细胞增多见于炎症病变，但高血压患者的白细胞计数增多是高血压进展的预测指标，可能与胰岛素抵抗和高胰岛素血症有关。急进性高血压、自身免疫性疾病如大动脉炎的活动期以及嗜铬细胞瘤均可表现为白细胞计数的增高。

（4）血小板计数（PLT）：高血压患者的血小板中嘌呤二核苷酸缩血管物质的浓度较正常人增加。

### （二）血液生化

#### 1. 血钾检测

正常参考值：3.5～5.5mmol/L。

高血压伴有低血钾思考的顺序如下，首先要排除患者服用利尿剂降压药物（包括含利尿剂复合成分）且没有补钾；应用排钾利尿剂，没有和保钾利尿剂或与 ACEI 或 ARB 应用条件下也可出现低钾。其次要查找是否患慢性消化系统疾病、急性胃肠炎等疾病。如果排除上两种情况就要考虑某些疾病引起的血钾低，最常见的与高血压有关的疾病有三种，包括原发醛固酮增多症、肾动脉狭窄和甲状腺功能亢进症。

低钾血症以累及电兴奋组织即心脏和肌肉为主，患者出现心律失常、四肢乏力等表现。临床表现与血钾下降的程度与速度有关，且个体差异很大，起病常较隐匿，因此高血压患者就诊均需查血钾。对于血钾低的患者，选用降压药物时，排钾利尿药应该慎用，或在严密观察下并补钾时应用。

高血钾（钾>5.5mmol/L）首先应排除假性高血钾，如静脉抽血不顺利、溶血、静脉抽取的血样分离血浆被延迟离心或血样被冰冻保存等原因。在排除假性高血钾后，血钾高反应肾钾清除率降低，肾功能受损和集合小管功能受损。同时长期使用 ACEI、ARB 和保钾利尿剂（如螺内酯）应警惕发生高血钾的可能，尤其是肾功能受损的患者。

#### 2. 血糖

（1）正常值：空腹血浆葡萄糖（FBG），3.4～6.1mmol/L；餐后2h血浆葡萄糖（PBG），<7.8mmol/L。

（2）糖尿病的诊断标准：空腹血浆葡萄糖>7.0mmol/L，或负荷试验中2h血浆葡萄糖≥11.1mmol/L，或糖尿病症状+随机血糖≥11.1mmol/L。症状典型者，所测血糖值达标即可确诊；症状不典型而所测值有异常者，应择日在同等条件下按上述标准之一重复检测，并加做糖耐量试验，若所测指标仍达标方可确诊。

（3）糖耐量异常诊断：①糖耐量受损，服糖后2h血浆葡萄糖7.8～11.1mmol/L。②空腹血糖受损，空腹血糖6.1～7.0mmol/L。③随机血糖，是指任何时候检测的葡萄糖，也有重要的临床意义。

（4）临床意义：高血压伴有血糖异常、肥胖或血脂升高即可诊断为代谢综合征。在选择药物时，应尽量选用对糖代谢有益的药物，如钙拮抗剂、ACEI、ARB等，要尽量减少使用大剂量噻嗪类利尿剂等对糖代谢有负面影响的降压药物。甲状腺功能亢进症、嗜铬细胞瘤、皮质醇增多症、胰高血糖素瘤等内分泌性疾病由于儿茶酚胺和体内升血糖激素分泌增多，在血压升高的同时，可引起继发性糖尿病，患者除血糖、胰岛B细胞自身抗体检测阴性外，尚具有其原发疾病的特征性改变，而且随着原发性疾病的治愈或缓解，其糖代谢紊乱会随之改善。

合并糖尿病的高血压患者血糖控制要求理想指标为4.4～6.1mmol/L，非空腹血糖4.4～8.0mmol/L；尚可指标为：空腹血糖≤7.0mmol/L，非空腹血糖≤10.1mmol/L；较差指标为：空腹血糖＞7.0mmol/L，非空腹血糖＞10.1mmol/L。糖尿病是高血压患者心血管疾病危险分层的主要依据，伴有糖尿病的高血压患者属高危人群，应立即开始对高血压和并存的其他危险因素或疾病进行药物治疗，并力求将血压控制在＜130/80mmHg以下。

### 3. 血脂

临床上检测血脂的项目较多，各个医疗机构的结果可能不完全相同。国际上至今没有血脂异常诊断的统一标准，我国的血脂水平均较欧美人群低，故临床上将各类血脂水平高于正常或低于正常称为血脂异常。我国根据有关指南标准将不同情况确定血脂干预目标：高血压合并冠心病或冠心病等危症，除生活方式改变外，凡无禁忌证和能耐受治疗的患者，不论LDL-C水平是否升高，均应联合他汀类调脂药物强化治疗，并根据是否达到目标值逐步调整剂量，LDL-C控制目标值为2.1mmol/L或更低；高血压合并≥1项靶器官损害，或合并≥3个血压升高以外的心血管危险因素，LDL-C控制目标值为2.6mmol/L或更低，或在基线LDL-C水平上降低30%～40%；高血压合并血压升高以外1～2个心血管危险因素，LDL-C控制目标值为3.4mmol/L或更低，或在基线LDL-C水平上降低20%～30%。

高血压患者常伴有血脂代谢紊乱。血脂的升高是高血压患者心血管疾病危险性分层的危险因素之一。其中低密度脂蛋白是调脂治疗的第一靶标。对于伴有心血管危险因素的患者，起始治疗的血脂水平更低，降脂的目标更严格，以减少心血管事件的发生。目前我国随着生活水平的提高，越来越多农村的患者出现血脂升高，因此乡村与社区医疗机构应重视对血脂的检测，首诊高血压患者均要查血脂，对于血脂异常的患者给予非药物治疗 1 个月后复查血脂，对于调脂药物治疗的患者，用药后 1 个月也需复查血脂以观察疗效及药物不良反应，持续药物治疗的患者每 3 ~ 6 个月复查一次。

### 4. 肾功能各项指标检测

（1）血清肌酐（Cr）：正常参考值为成年男性 44 ~ 132μmol/L，成年女性 70 ~ 106μmol/L。

血肌酐作为肾功能筛查的一个基本指标，操作简单易行；同时也是诊断急、慢性肾功能不全分期的主要指标。对于慢性肾功能不全的患者血肌酐的浓度用于评估病变程度及分期：①肾功能代偿期。血肌酐<132μmol/L，内生肌酐清除率（Ccr）>50%。②氮质血症期。血肌酐 132 ~ 220μmol/L，Ccr 为 25% ~ 50%。③肾衰竭期（尿毒症早期）。血肌酐 220 ~ 440μmol/L，Ccr 为 10% ~ 25%。④肾衰竭终末期（尿毒症晚期）。血肌酐>440μmol/L，Ccr<10%，结合临床。

肾脏是高血压靶器官损害的主要目标之一，在原发性高血压早期，肾血流动力学已经发生改变，但肾小球滤过率（GFR）的降低发生在高血压后期，因此寻找反映高血压肾损伤的早期指标非常重要，同时要求每一位前来就诊的高血压患者均要查血钾及血肌酐，对于出现蛋白尿及肾衰竭代偿期的患者，应尽早给予保护肾脏的药物，如 ACEI 或 ARB 类；服用 ACEI 或 ARB 或利尿剂的患者一定要定期复查血清肌酐。

（2）血尿素氮（BUN）：正常参考值为成人 1.8 ~ 7.1mmol/L，儿童 1.8 ~ 6.5mmol/L。

临床意义可以反映肾小球功能并评价肾功能的总体水平。注意血尿素氮受多种因素的影响，任何原因引起的体内高分解状态如感染、高热、脱水、消化道出血等均可导致血尿素氮升高，故其升高不一定是肾小球滤过功能受损的结果，要结合具体情况加以鉴别。

（3）血尿酸：正常参考值为成年男性 150 ~ 416μmol/L，成年女性 89 ~ 357μmol/L。

血尿酸水平升高伴高血压、高血脂、中心性肥胖统称为代谢综合征。血尿酸升高很大程度上受食物中嘌呤含量的影响，部分是药物所致，如利尿剂可促进肾脏近端小管对尿酸的重吸收，导致尿酸水平升高，诱发痛风；阿司匹林会竞争地抑制尿酸排泄。高血压妊娠妇女出现高尿酸血症是先兆子痫的一个重要症候。高尿酸血症与心血管疾病增加密切相关，是随后发生的一项独立的危险因子。

患者血尿酸<500Hmol/L 且无症状，可建议患者控制类似于海鲜、火锅等嘌

呤含量高的食物，多饮水。血尿酸高于正常，并且合并症状，建议尽快药物治疗，每 1~2 月复查血尿酸。

### 5. 高同型半胱氨酸血症

同型半胱氨酸（HCY）亦称高半胱氨酸血症，是指血浆或血清中游离及与蛋白质结合的同型半胱氨酸和混硫化物含量增高，由甲硫基酸代谢障碍引起。由于测量方法不同，正常人血浆 HCY 的范围存在一定的差异，目前普遍接受的同型半胱氨酸正常范围是 5~15μmol/L。

高同型半胱氨酸血症约 5% 存在于普通人群中，13%~41% 存在于有症状的动脉粥样硬化患者中。血液中增高的同型半胱氨酸刺激血管壁引起动脉血管的损伤，导致炎症和管壁的斑块形成，最终引起血流受阻。高同型半胱氨酸血症是冠心病、脑卒中的一个独立、重要的危险因素。目前尚没有专门治疗高同型半胱氨酸血症的药物，但研究已经证实补充维生素 $B_6$、维生素 $B_{12}$ 和叶酸可以降低血浆中同型半胱氨酸水平。另一方面限制甲硫氨酸的摄入，饮食中减少动物蛋白的摄入，多饮水均可降低血浆中同型半胱氨酸，定期复查。

## 二、其 他 检 查

### （一）心电图

高血压患者如果血压未得到良好控制，易形成左心室肥厚、心肌缺血、心律失常等。心电图可表现为：胸导联 R 波振幅增高、ST 段压低、T 波倒置。心电图检查操作简单易行，费用低，常用于临床筛查及诊断高血压左心室肥厚，识别心肌缺血及诊断心律失常。

### （二）24h 动态血压

动态血压目前已被临床广泛应用，仪器小巧，便于携带。可提供 24h、白昼和夜间各时间段血压的平均值和离散度，能较敏感和客观地反映实际血压情况。正常参考范围为：24h 平均血压<130/80mmHg，白昼血压均值<135/85mmHg，夜间血压均值<120/70mmHg。临床上可用于诊断隐匿性高血压、白大衣高血压、检查顽固性高血压、评估血压高的程度。同诊室偶测血压相比，动态血压与靶器官损害程度及预后有更为密切的关系。

### （三）超声心动图

压力负荷长期增高、儿茶酚胺等生长因子均刺激心肌细胞肥大、增生，间质纤维化，使心肌肥厚、扩大。同时也可导致冠状动脉硬化和微血管病变。因此超声心动图是明确心脏扩大、心功能异常必不可少的检查手段。检查时应注意重要的指标：左心房、左心室的大小，室间隔及左室后壁的厚度，左心室舒张末内径及射血分数。

## （四）超声检查

### 1. 颈动脉超声

高血压是引起颈动脉病变的最重要的因素之一，颈动脉病变可通过颈动脉超声检查做出诊断，同时也可通过判别颈动脉的粥样硬化程度、斑块的特性、血管有无狭窄和阻塞以及预测和防治冠心病、脑血管疾病事件的发生均有重要价值。检查指标包括测量颈动脉内膜中层厚度，探查有无动脉粥样硬化性斑块，当有斑块形成时测量动脉狭窄比值。当明确为颈动脉斑块，乡村与社区医生应尽早给予他汀类药物以稳定斑块、抗动脉硬化治疗，定期复查肝功能，若无不良反应发生，建议长期服用，每半年复查颈动脉超声。

### 2. 肾动脉超声

肾血管性高血压是一种常见的继发性高血压，常见病因有动脉粥样硬化、大动脉炎、纤维肌性结构不良三种，前一种多见于老年人，后两种多见于年轻人。肾血管高血压的发生是由于肾血管狭窄，导致肾脏缺血、激活肾素–血管紧张素–醛固酮系统。早期发现，早期解除狭窄，可使血压恢复正常。影像学检查对肾动脉狭窄及病因诊断很有价值，乡村及社区医生可通过肾动脉超生检查筛查患者。

### 3. 腹部超声

腹部超声多指肝、胆、脾、胰超声，高血压患者需作为常规体检项目，排除如肝硬化、肝炎、胆囊炎、胰腺炎等疾病，导致血压升高，尤其是近期血压波动较大或血压急剧性升高的患者。同时需注意排除腹部包块压迫血管导致血压升高。检查当日清晨空腹，无须憋尿。

随着人民生活水平的提高，我国的高血压患者每年呈现逐渐递增的趋势。乡村与社区医疗机构作为防治疗高血压的骨干力量，应结合患者的临床表现、影响因素、治疗效果，综合分析实验室检查结果，避免误诊，得出正确的判断，提高临床诊疗水平。

（赵文娟）

# 第九章 积极开展健康教育

由于乡村经济文化发展相对滞后，高血压等慢性疾病的知识普及率较低，患者得了高血压往往没有及时、积极地治疗，或者经短期降压治疗后一旦血压达标就停止服药，导致了长期血压控制不良，血压波动大，甚至引起脑卒中、冠心病等心血管疾病，给家庭和社会造成严重的经济负担。因此，做好乡村高血压健康教育工作尤为重要。社区经济文化条件较好，人们有一定的自我保健意识，一旦确诊为高血压，大多数患者都能积极配合治疗，但对于如何规范用药，控制相关危险因素和防止心血管疾病的发生等知识知晓相对较少，故对社区高血压患者进行健康教育也是非常重要的。

## 一、健康教育的方法

对于乡村的高血压患者，应尽量避免长篇大论和厚重的科普教材，要选择通俗易懂、图文并茂的宣传单和电视广播等宣传方式。对于社区的高血压患者，可以选择 1h 以内的健康教育讲座进行高血压知识宣传。无论是乡村还是社区高血压患者，每年至少四次面对面的随访，在随访过程中进行健康教育宣传。

培训一支保健宣传队伍，成员包括当地全科医生、乡村医生、防保科医生、社区联络员和一些社区居民中的积极分子。定期对他们进行培训，使他们掌握必要的高血压防治知识，平时在群众中做义务宣传，可以扩大健康宣教的范围和效果。在实际健康教育过程中，这种方法深受广大群众的欢迎。

高血压患者应在专业人员的指导下，以社区居委会为单位或患者自发组织自我管理小组，学习健康知识和防治知识，认识高血压的危害，交流经验，提高高血压的管理效果。高血压患者应学会家庭自测血压、如何调整饮食、戒烟限酒、适当运动、保持心情愉快等保健知识，增强防治高血压的主动性及降压治疗的依从性，提高与医生沟通的能力和紧急情况下寻求医疗帮助的能力。

可定期组织高血压患者进行知识竞赛，利用竞赛的形式让高血压患者积极参与健康教育，同时也可以了解高血压患者对高血压知识掌握的程度，评估高血压患者血压控制情况，以便制订下一步健康教育计划。

根据不同人群分类进行针对性的健康教育。针对肥胖、糖尿病、冠心病等高血压患者，通过筛选进行分组，健康教育效果非常显著。

# 二、高血压患者健康教育的内容

高血压患者健康教育的内容主要是膳食指导、运动指导、生活方式干预、药物指导和心理指导。

## （一）膳食指导

高血压是由多种发病因素综合影响的结果，其中膳食营养因素在高血压发病中起重要作用，主要是饮食中动物脂肪、胆固醇含量较高，食钠过多，食钾、钙过少等，这些都是引发高血压的膳食因素，故要对高血压患者进行膳食指导，指导其合理选择饮食。

### 1. 低盐饮食

WHO 建议食盐摄入量的标准为每天不超过 5g（普通啤酒瓶盖去掉胶垫后，1 平瓶盖食盐约为 6g），我国居民钠盐的摄入普遍较多，特别是农村居民喜食咸菜、腌制食物，减少以食盐为主的高钠食物摄入量是预防和治疗高血压的重要措施之一。采用降低饮食钠盐的方式，可以使收缩压降低 5 ~ 10mmHg。这里所指食盐的用量包括烹调中的盐及其他食物中所含钠折合成食盐的总量。减盐的具体措施如下。

（1）减少烹调用盐：烹调用盐应定量，最好使用有计量单位的容器，如盐勺，使烹调者心中有数。为了减轻低盐带来的口味不适，可以适当改变烹调方法，如炒菜时后放盐（此时蔬菜表面的盐较多，使口感较咸），或将菜肴烹调成以甜、酸、辣为主的口味。

（2）限制含盐佐料的用量：日常饮食中除了烹调中的食盐以外，更多的盐来自含盐高的添加佐料，如酱油、黄酱、辣酱、豆瓣酱、咸菜等，这些调料中的含盐量比较高。每 10g 酱油中约含食盐 1.5g。减盐的同时也应该控制酱油的用量。烹调时，不放酱油或者少放酱油，可以通过其他方法改变菜肴的颜色。

（3）使用代用盐：食用低钠高钾盐可以减少钠的摄入，又可以补钾，对高血压的预防和治疗有利。

（4）增加副食品种类：多吃新鲜蔬菜、水果、鱼类、瘦肉等，尽量少吃或不吃含盐多的食品，减少咸肉、腊肉、咸鱼、咸菜和罐头等传统腌制品的食用。

（5）避免食用含盐高的餐食：食用包装食品时，要注意食物标签，了解含盐量。在外就餐时，要告知服务人员，制作食品时，尽量少加盐。

### 2. 高钾饮食

钾是维持人体生命活动的必需元素。我国人群膳食中钾摄入量普遍偏低，膳食钠/钾比为3：1，此比例与我国高血压患病率居高不下可能有关。钾离子会使动脉扩张、降低外周血管阻力；促进尿钠排泄，诱导钠利尿，减少体内液量，降低血压，同时可能使高血压患者的动脉壁增厚有所减轻。钾离子还可以对抗钠所引起的升压和血管损伤作用，所以可以多食用含钾高的食物和水果，含钾量较高的食物有豆制品、土豆、大头菜、花生、海带、紫菜、香蕉、冬菇、竹笋、橘子等。

### 3. 高维生素饮食

维生素B有促进脂肪代谢的作用，维生素E能够防止动脉硬化。维生素C具有防止出血、降低胆固醇、抗氧化、控制动脉硬化的进展。故高血压患者宜多食用含维生素的新鲜蔬菜和水果，如豆芽、芹菜、胡萝卜、西红柿、苹果、橘子等。

### 4. 补充钙与镁

研究显示，每日补充1~2g钙可以降低血压。和血压正常者相比，高血压患者钙的摄入减少且尿中排泄增加。由于高血压患者为了减少饱和脂肪酸和钠的摄入而减少牛奶和奶酪的摄入，从而不经意地减少了钙的摄入。高血压患者每晚睡前喝牛奶1~2杯，可以帮助降低血压，还可以预防骨质疏松。富含钙的食品首推奶制品，另外葵花子、黄豆、花生、核桃、鱼虾、红枣、蒜苗、海带、紫菜等钙含量也很丰富。

并没有令人信服的证据表明镁的补充会降低血压，但缺镁者不易纠正同时存在的缺钾。镁缺乏还会出现在长期应用利尿剂的高血压患者，重视镁的补充有助血压的控制。鱼、大豆、坚果、绿叶蔬菜、花生酱及酸奶等富含镁元素。

### （二）运动指导

运动产生的刺激作用于大脑皮质及皮质下的血管运动中枢，使血压调定点下降；使交感缩血管神经的兴奋性降低，迷走神经的兴奋性升高，使血管产生扩张；运动使儿茶酚胺释放减少、敏感性下降、血管顺应性增加、压力感受器敏感性增加，从而降低外周血管张力，减少血流阻力，尤其是舒张压的降低具有较大意义。运动能改善情绪，与饮食控制相配合可以有效降低血液中胆固醇和低密度脂蛋白的含量，这些都有利于减少高血压病发病的危险因素。但是，高血压患者的运动，应选择适当的项目，不宜参加过于剧烈的运动，要量力而行。

**1. 高血压患者运动方式**

高血压患者运动的形式可以根据自己的爱好灵活选择，步行、骑自行车、慢跑、游泳、秧歌舞、广播体操、有氧健身操、登山、气功、太极拳等项目均可，但不宜选择激烈的运动项目。

**2. 高血压患者运动强度和频度**

高血压患者锻炼强度因人而异，以主观感觉运动中心跳加快、微微出汗、自我感觉有点累为度。客观表现运动中呼吸频率加快、微喘，可以与人交谈，但是不能唱歌，运动后不出现疲劳或明显不适为度。对于年龄较大者及中、重度高血压患者，或有其他严重合并症者，应减少运动强度，避免运动中发生意外。严重心血管疾病患者在急性期或病情不稳定时不应进行体育锻炼，恢复期或病情稳定后应在医生指导下进行体育锻炼。

高血压患者宜选择中等强度有氧运动，运动时的上限心率（次/分）= 170-年龄。运动频率每周 3 ~ 5 次，若要降低体重，一周则须增加运动至 5 ~ 7 天。运动时间每天进行 30 ~ 60min 持续性或间歇性运动，如果选择间歇性运动，至少每次 10min，每天累积 30 ~ 60min。

**3. 高血压患者运动时间**

早晨 4 ~ 6 点是高血压患者心血管事件的高发时段，此时段内不宜进行运动，最好选择下午或傍晚进行运动。

**4. 高血压患者运动注意事项**

（1）防止运动血压过低：血管紧张素转化酶抑制剂（ACEI）、钙拮抗剂（CCB）及 α 受体阻滞剂为常用降压药。后两者及血管扩张剂有时会造成运动中血压过低，预防方法是在运动后进行充分缓和运动，进行锻炼肌力运动时避免使用 Valsalva 手法。

（2）有禁忌证者勿运动：绝对禁忌证为伴有心力衰竭、不稳定型心绞痛、主动脉瓣狭窄、肥厚型心肌病、心动过速、急性感染和眼底出血等的高血压病患者。

（三）生活方式干预

高血压患者除了合理膳食、适量运动外，还应改善不良生活方式，控制体重、戒烟限酒等健康的生活方式能有效地控制血压，防止并发症的发生。

### 1. 控制体重

高血压患者往往缺乏运动，饮食结构不平衡，荤素比例失调，导致血脂异常、超重等问题。对于高血压患者，体重每下降 5～10kg，收缩压将下降 5～20mmHg。高血压患者体重减少 10%，还可使胰岛素抵抗、糖尿病、血脂异常和左心室肥厚改善。对于超重、高血脂者以及腹型肥胖者，要通过减少热量摄入和增加运动消耗来实现控制体重。以下是标准体重、体型和腰围。

标准体重（kg）= 身高（cm）-105，标准体重±10% 为正常体重，标准体重±10%～20% 为体重偏重或偏轻，标准体重±20% 以上为肥胖或体重不足。

成人体型判别标准用体质指数表示：体质指数（BMI）= 体重（kg）/[身高（m）]$^2$，体重过低：BMI<18.5，正常：18.5≤BMI<24，超重：24≤BMI<28，肥胖：≥28。

标准腰围：男性<90cm；女性<85cm

### 2. 戒烟限酒

（1）戒烟：吸烟可以增加血管紧张度，增高血压；烟中尼古丁可以刺激肾脏分泌儿茶酚胺，引起全身小动脉痉挛、血管内皮功能紊乱、血压升高和心血管疾病。要让高血压患者明确吸烟的危害，明白戒烟能有效防止心血管疾病的发生。对烟瘾大者逐步减少吸烟量，戒断症状明显的可用尼古丁贴片或安非他酮，避免吸二手烟。

（2）限酒：大量饮酒不仅可引起血压升高，也是心血管疾病的诱发因素之一。中国营养学会建议每日饮用的酒精量男性不超过 25g，相当于啤酒 750ml，或葡萄酒 250ml，或 38 度的白酒 75g，或高度白酒 50g。成年女性不超过 15g，相当于啤酒 450ml，或葡萄酒 150ml，或 38 度的白酒 50g。不提倡高血压患者饮酒，鼓励限酒或戒酒，酗酒者逐渐减量；酒精依赖严重者，可借助药物戒酒。

## （四）用药指导

### 1. 提高治疗的依从性

药物治疗是目前控制高血压的主要方法，并且越早得到及时、正确的药物治疗，高血压所带来的危害就越小。但在实际的生活中，患者因各种原因长期用药的依从性差，导致血压控制不良，靶器官严重受损，甚至心血管疾病发生。通过健康教育能有效地提高高血压患者长期药物治疗的依从性，利于有效降压，减少靶器官损害和心血管疾病的发生。

**2. 消除用药误区**

在对乡村与社区高血压患者进行用药指导时，应针对在这部分患者中存在的常见问题进行指导。

（1）高血压用药不能等：刚被诊断高血压时，都说高血压病要终身服药，尽量晚点开始服用。明确诊断高血压后何时开始服用药物是根据患者的血压水平、心血管疾病风险和可改变危险因素变化的可能性等综合因素来评估的，如果患者为低、中危心血管风险者可观察数周评估生活方式改变的降压效果，对于血压不达标者主动加用降压药物治疗。对于明确表示无法近期改变生活方式的患者，建议尽早开始药物治疗。

尽早开始服用药物的主要目的是尽早遏制高血压导致靶器官损害及心血管疾病的发生。高血压发生的病理变化通常是慢性过程，如高血压导致动脉粥样硬化的发生，如高血压长期未控制，动脉粥样硬化则进一步加重，最终引起靶器官严重受损，心血管疾病发生，所以早期服药是抗动脉粥样硬化、保护靶器官和降低心血管疾病发生率最关键的方法。

（2）长期用药不会产生耐药性：降压药与抗生素不同，不存在"耐药"。原发性高血压患者长期规范用药过程中出现血压波动的常见原因：随着年龄老化，全身血管硬化和各类脏器功能衰退导致血压升高更明显；长期高血压导致压力感受器敏感性下降，减压反射的调定阈值升高；在心血管疾病的急性发作期血压可反射性升高；部分服用短效降压药或未规律服用长效降压药。

（3）药物不良反应更多取决于剂量：是药三分毒，用小一点剂量，用少一点的药物。医生在处方药物时会首先考虑患者的用药获益和风险。降压治疗带来的心血管疾病的获益是明确的。药物使用的原则是小剂量开始，提倡联合用药，有效达标，减少靶器官损害及心血管疾病发生。解除患者用药顾虑，提高患者依从性是患者自我管理的重要内容和目的。

所有上市药品在获得药物产品许可证之前均经过药物安全性临床研究。观察数千人可能出现的药物反应，同时常用降压药物已在临床广泛应用，不良反应发生情况明确，发生概率很小，医生在药物的使用过程中均会事先提醒并给予密切观察，一旦出现会有相应的处理措施。

（4）药物治疗。遵循个体化原则：朋友吃这种药效果很好，我也要吃这种药。降压治疗的一线药物共有六大类，药物的作用机制各不相同。选择合适的药物通常需综合考虑患者一般情况、血压水平、危险因素分布情况、合并症情况，分析可能的血压升高机制，进行个体化的治疗，不能根据其他人的用药经验盲目决定治疗方案。

（五）心理支持

高血压是一种身心疾病，心理精神紧张、自主神经功能失衡均可引起血压升高，因此高血压患者应保持平静的心境，避免情绪激动及过度紧张、焦虑，当有较大的精神压力时应向他人倾吐，将压力宣泄；适当加强自身修养，保持乐观情绪，多听音乐，经常学习对自己健康有益的保健方法，消除社会心理紧张刺激，保持机体内环境的稳定，以利于维护血压的稳定。

家庭成员应帮助患者解除心理症结，使之感受到家庭的温暖，进行自我教育及互相约束减轻精神压力，保持平衡心理保持乐观性格、减轻心理负担、纠正不良情绪、缓解心理压力、进行心理咨询、音乐疗法及自律训练或气功等。

（吴长珍）

# 第十章　高血压患者的预防

心血管疾病已成为威胁人类健康的最大危险因素。占世界人口总死亡率1/4的疾病是心血管疾病，而高血压是引发心血管疾病的主要原因。2012年的调查显示，我国高血压患者人数已逾2.7亿，且呈年轻化态势，这个数字随着肥胖、饮食结构不合理、运动减少等不良生活方式的增加还在继续增长。控制高血压是防治心血管疾病的切入点，控制高血压可使脑卒中和冠心病的发病风险分别降低40%～50%和15%～20%。无论是在发达国家还是发展中国家，预防高血压是控制心血管疾病发生、发展最实际有效的措施。根据高血压的不同阶段，可对高血压进行三级预防。

## 一、高血压的一级预防

高血压的一级预防是指已有心血管疾病危险因素存在，而疾病尚未发生或疾病处于亚临床阶段时采取预防措施，控制或减少疾病的危险因素，以减少个体发病概率和群体发病率。主要方法是倡导健康的生活方式，预防或延迟高血压的发生，同时还可以降低血压，提高降压药物的疗效，从而降低心血管疾病风险，这应贯穿三级预防的整个过程。

### （一）限制食盐的摄入量

过量摄入食盐是引发高血压的一个重要且常见的危险因素。我国有研究报道仅仅8周的高盐饮食即会引起大鼠基因表达的变化。流行病学研究表明，每天摄入食盐不到3g的人群，高血压的发病率明显低于每天摄入20g以上的人群。对于每天盐摄入量在3～20g的人群，随着年龄的增加患高血压的风险也将逐渐增加，盐摄入的越多这种现象就越明显。2005～2010年美国成人营养与健康调查发现收缩压与钠的摄入量、钾的摄入量有明显的相关性：钠的摄入量每增加1g/d，收缩压平均上升1.04mmHg，钾的摄入量每增加1g/d，收缩压平均下降1.24mmHg，钠/钾比每增加0.5，收缩压升高1.05mmHg。在我国，北方人每天摄盐量12～18g、南方人每天摄盐量6g以上是很常见的现象。

饮食中过高的钠盐摄入可能主要通过以下几个机制引起血压升高：①抑制细胞膜$Na^+$-$K^+$-ATP酶活性，影响钠钙交换体的活力，使细胞内钙离子浓度上升，促进血管平滑肌痉挛，同时作用于血管平滑肌细胞膜，使其部分去极化，增加其对血管加压物质的敏感性，导致血压升高。②$Na^+$-$K^+$-ATP酶活性被抑制后，神经末梢对去甲肾上腺素的摄取减少，释放增加，久而久之贮存减少，削弱了心血管代偿性反射功能。③长期摄入过量的钠盐会损害血管内皮功能，特别是造成一氧化氮（NO）合成和分泌明显减少，造成舒张血管活性低下。④长期摄取高钠盐饮食，可能通过体液容量扩张刺激肾上腺释放哇巴因样物质（OLC）和前海葱苷原 A 样物质（PLC），抑制细胞膜上钠-钾泵的活性，引发高血压。

大量流行病学资料已经证明，限制钠盐的摄入量可以使血压降低。我国一项全国性调查研究显示，不同地区的食盐消耗量与该地区的平均血压和高血压的患病率呈正相关。在我国约有 60% 高血压患者为盐敏感性高血压，限制食盐的摄入量对我国高血压患者的血压控制尤为重要。世界卫生组织推荐成人钠摄入量应低于 2g/d，相当于每日 5g 食盐。限盐和降低膳食中的钠/钾比值是高血压饮食治疗的关键措施之一。主要措施包括：①尽可能减少烹调用盐，建议使用可定量的盐勺。②减少味精、酱油等含钠盐的调味品用量。③少食或不食含钠盐量较高的各类加工食物，如咸菜、火腿、香肠以及各类炒货。④增加蔬菜和水果的摄入量。⑤肾功能良好者，使用含钾的烹调用盐。⑥推广使用低钠盐。低钠盐的研究在国外开展的较早。1978 年，芬兰开始生产低钠盐，1982 年美国开始提供低钠盐和低钠食品，并已开始将其应用于餐饮业。目前，在我国的许多城市也在推广低钠盐。有数据显示，在北京已有 27.4% 的家庭开始使用低钠盐。但是对使用血管紧张素转换酶抑制剂（ACEI）、血管紧张素 Ⅱ 受体拮抗剂（ARB）、保钾利尿剂、醛固酮受体拮抗剂及肾脏排钾功能受损的患者，使用低钠盐后易导致高钾血症。另外，对于运动员、体力劳动者或在湿热环境下作业的人群等，伴随汗液的大量流失会带走部分电解质，使用低钠盐极易引起低钠血症。因此，在使用低钠盐的时候应充分考虑到这部分人群的特殊性。

（二）戒烟

有研究表明，抽烟者的高血压发病率比不抽烟者要高 2.5 倍，吸 1 支普通香烟可使收缩压升高 10 ~ 25mmHg，且恶性高血压和脑出血的发生率也明显升高。有抽烟习惯的高血压患者，对降压药物的敏感性降低，抗高血压治疗不容易得到明显效果，远期预后亦差。吸烟对脂质代谢同样有影响，可使低密度脂蛋白胆固醇升高，高密度脂蛋白胆固醇下降，从而增进动脉粥样硬化的形成。

吸烟引起血压升高的机制为：①正常肺泡巨噬细胞在烟的刺激下释放中性白细胞趋化因子，将嗜中性白细胞吸引到肺部，肺功能下降，进而损伤右心，右心供血的肺动脉受吸烟影响则可能导致高血压。②烟草中含有一种剧毒物质——烟碱（尼古丁），它可以使人的动脉血管收缩，肾上腺释放较多的儿茶酚胺，从而使血压升高。同时尼古丁还可以使血液中脂肪类物质增加，促进动脉硬化及高血压的发展。

高血压患者戒烟后，可使小动脉持续收缩降低或者缓解，血压逐渐下降，并且恢复对降压药物的敏感性，延缓和降低动脉粥样硬化进程，减少冠心病、心肌梗死和脑出血等的发生。戒烟的益处十分肯定，任何年龄的患者戒烟均能获益。在临床工作中，医生应强烈建议并督促高血压患者戒烟，必要时可辅助戒烟药物。

### （三）控制饮酒量或戒酒

早在 100 多年前就有报道称大量饮酒可引起高血压。在随后的多个流行病学研究证明，饮酒是促进血压升高的一个独立因素。随饮酒量的增加，高血压的患病率相应增高，每天饮 3~4 个酒精单位（每个含酒精 10g）者，高血压的患病率比不饮酒者高 50%，每天饮 6~7 个酒精单位，则增加 1 倍或更多。同时，饮酒量的多少和血压升高的程度之间有明显的酒量依赖关系；每天饮 3~4 个酒精单位，收缩压升高 3~4mmHg，舒张压升高 1~2mmHg，若每天饮 5~6 个酒精单位，收缩压会升高 5~6mmHg，舒张压升高 2~4mmHg，酒精对收缩压的影响比舒张压更明显。小量（每天饮 1~2 个酒精单位）饮酒者，其血压和正常人相比呈轻度升高、无差异或轻度降低。目前对于是否存在一个有益无害的饮酒阈值量尚无统一意见。

饮酒的种类不同对血压的影响也存在差别。有研究发现，饮不同种类的酒对血压升高的影响中，饮葡萄酒者收缩压升得最低，饮啤酒者舒张压升得最低，饮烈性酒者收缩压和舒张压均升得最高，显然血压的高度与酒精的含量有关。

同时，饮酒对血压的影响与性别、年龄有关。男性饮酒较女性普遍，饮酒对男性血压的影响较恒定。国外有研究发现，中老年人群，无论男女，饮酒对血压的影响较明显，但是对年轻女性的影响较轻。我国一项涵盖了 9 个省市的流行病学资料显示，随着酒精摄入量的增加，男性高血压患病率未出现明显的规律性变化，但饮酒各组的高血压患病率均高于不饮酒组；女性居民每日酒精摄入量低于 15g 时，高血压患病率最低，而随后出现升高的趋势。饮酒可提高男性高血压患病率，而对女性的影响呈现出 J 型曲线的特点。

饮酒引起血压升高可能是通过以下几个机制：①交感神经系统活性增强。长期饮酒对自主神经和脑循环造成影响。表现为后继的暂时性脑供血不足和脑代谢下降。如此反复作用于丘脑下部，引起交感-肾上腺系统激活。正常人和高血压患者饮酒后均可观察到心率增快，血液循环中去甲肾上腺素含量增加，交感神经活性增强。②压力感受器反射性调节失灵。实验鼠饮酒 12 周后，平均动脉压中度增高。实验中观察到，在血压升高前其压力感受器对心率的反射性调节即受抑制。可以肯定这种损害不是高血压所引起的。这种损害与盐敏感性高血压鼠的损害相似。所以，压力感受器反射性调节的敏感性降低，在酒精引起的高血压中起重要作用。③血管反应性和通透性的改变。酒精可影响细胞膜的结构和机能，干扰离子的转运，尤其是钙离子，并可以增加血管对升压物质的敏感性。④精神创伤和性格特征。精神创伤也是一个相关因素，不良刺激既可促进血压的增高，又可导致酗酒习惯的形成。⑤其他因素。大量饮酒可从酒本身和快餐食物中摄入过多的钠盐，此外酗酒者往往嗜烟，加上体重和血脂的增高等，都是促进血压升高的协同因素。

停止饮酒后血压会有所下降。每周饮酒量较之前的少 80%，收缩压可下降 3.7mmHg，或饮高浓度烈性酒改为饮低度酒，已经升高的血压会明显下降。停止饮酒 3 ~ 4 天，可使收缩压下降 8 ~ 13mmHg，舒张压下降 5 ~ 6mmHg。对戒酒的高血压患者长期随访发现，其血压可恢复正常，血压高度与不饮酒者一样。《中国居民膳食指南》及《中国高血压防治指南中》明确提出饮酒应限量的观点，并建议成年男性每日酒精摄入量不超过 25g，成年女性不超过 15g。对于高血压患者不建议饮酒，如饮酒，则应少量，白酒、葡萄酒（或米酒）、啤酒的量分别少于 50、100 和 300ml/d。

（四）增加体育运动

我国多次的流行病学调查显示，经常参加体育锻炼可以增加高血压控制率。运动降低血压的主要机制为：①调节自主神经系统功能。有氧训练可降低交感神经兴奋性，放松性训练可提高迷走神经系统张力，缓解小动脉痉挛。②降低外周阻力。运动时活动肌群中血管扩张，血液循环和代谢改善，总外周血管阻力降低，从而有利于降低血压。③降低血容量。运动训练可以提高钠排泄，相对降低血容量，从而降低过高的血压。④血管运动中枢适应性改变。运动中一过性的血压增高可作用于大脑皮层和皮层下血管运动中枢，重新调定机体的血压调控水平，使运动后血压能够平衡在较低的水平。⑤纠正高血压危险因素。运动和饮食控制相结合，可以有效降低血液低密度脂蛋白胆固醇的含量，增加高密度脂蛋白胆固醇的含量，从而有利于血管硬化过程的控制。⑥调节情绪。运动与放松性训练均有助于改善患者的情绪，从而有利于减轻心血管应激水平，降低血压。

**1. 完整的运动内容**

一次完整的运动内容应包括以下三个阶段：①5 ~ 10min 的轻度热身活动。②20 ~ 30min 的耐力活动或有氧运动。③放松阶段，约 5min，逐渐减少用力，使心脑血管系统的反应和身体产热功能逐渐稳定下来。

**2. 运动形式**

（1）有氧运动：指运动强度相对较低，持续时间较长，大肌群参加，以有氧代谢为主要代谢方式的运动形式。这种运动往往是全身性的，以提高人体心肺功能为主要目的。国外有研究发现，不同形式、中等强度的规律有氧运动对原发性高血压患者以及正常人都有降压效果，可使收缩压平均降低 10.5mmHg，舒张压平均降低 7.6mmHg。

（2）抗阻运动：通常是由几种不同的中低等负荷抗阻力量练习构成的一个多次重复的练习循环，是一种既能提高心血管机能，又能增加肌肉耐力和力量的一种渐进性抗阻力训练方法，即采用中等负荷、持续、缓慢、大肌群、多次重复的抗阻训练，以增加肌肉力量和心血管素质。将慢性心血管疾病的患者进行有氧运动和循环抗阻运动比较，发现两者对平均血压、舒张压的影响没有差异，而循环抗阻运动组的收缩压显著低于有氧运动组。有研究分析表明抗阻训练可以作为非药物抗高血压治疗方法中的一种。

（3）呼吸训练：以自主或各种方式引导的呼吸练习，包括自主呼吸练习、器械引导呼吸练习、音乐引导呼吸练习等，可以改善自主神经的调节功能，降低交感神经系统的兴奋性，舒张周围小血管，使血液流动顺畅，减少血液对血管壁作用所产生的压力，控制血压。

在选择运动形式时，总的原则是应选择自己喜欢的、难度适中且相对安全的运动方式，如快步走、游泳等。在坚持有氧运动的同时要配合抗阻运动。

### 3. 运动强度

运动开始时，首先消耗的是体内的葡萄糖，在葡萄糖消耗后，才开始消耗体内脂肪。而剧烈运动在消耗葡萄糖后多已精疲力竭，难以再继续坚持，因而脂肪消耗不多，达不到控制体重或减肥的目的。中高等强度的运动既消耗脂肪，也能坚持较长时间。

评定有氧运动强度的常用指标为最大心率。最大心率=220-年龄。

低强度运动：心率=最大心率×（40%～60%），自我感觉只是较轻疲劳。

中等强度运动：心率=最大心率×（61%～70%），自我感觉有点累和稍累。

高强度运动：心率=最大心率×（71%～85%），自我感觉较累。

极高强度运动：心率=最大心率×85%，自我感觉很累。

评定抗阻运动强度的指标多采用静态肌肉最大抗阻能力。有研究显示，采用30%左右最大随意收缩力的运动强度进行抗阻练习，可以达到降压的效果。

### 4. 运动时间

降压效果与运动时间在一定时间内有相关性。普遍认为有氧运动时间的最低起点是每次30min，随着锻炼时间增加到60min，会起到良好的降压效果。但是在 60min 以后，降压幅度不会再有明显增加。

可以将每天 30min 的有氧活动分次进行，但每次至少持续 10min 或以上，如可以，每次持续 10~15min，每天 2~3 次，累计时间达到 30min。

### 5. 运动频率

每周大于 3 次的有氧运动即可产生降压效应。许多研究已经证明无论是正常人群还是高血压患者，在一次急性运动后都会出现短暂的血压下降，即运动后低血压现象。这种现象会持续大约 1 天的时间，所以每周 3 次的有氧运动频率是最低目标。因为每次运动都会有一个降压效果，为了发展出适应性的血压反应，30~60min 的运动时间必须有规律地反复进行。

我国高血压指南建议每天应进行适当的体力活动（每天 30min 左右），而每周则应有 3 次以上的有氧体育锻炼。肥胖患者在刚开始运动时可能不能坚持每天参加运动，可以每隔一天参加一次运动，适应之后再逐渐增加运动频率，最好能保证每天运动。在进行有氧运动的同时，还需要每周至少两次的抗阻运动，每次练习 20min，两次抗阻运动至少间隔 1 天。

### 6. 运动对服用降压药物的高血压患者的影响

目前关于运动对服用降压药物患者的血压影响的研究相对较少。少量研究发现坚持有规律的运动，联合服用 β 受体阻滞剂比服用钙拮抗剂、利尿剂、ACEI 和 ARB 的降压效果更明显。但也有研究指出，β 受体阻滞剂会降低基础代谢率，因此用药后有氧运动锻炼的降压效果会降低。同时需要注意的是，β 受体阻滞剂和利尿剂能损害在热和（或）潮湿环境下运动的体温调节能力，并可以引起低血糖。因此，使用这些药物的人在运动时应注意运动时间、运动量、衣着以及预防低血糖。

### 7. 适应证与禁忌证

运动训练主要适用于 1~2 级高血压患者以及部分病情稳定的 3 级高血压患者。

对继发性高血压病因未除、急进性高血压、重症高血压或高血压危象、病情不稳定的 3 级高血压患者，或高血压伴有其他严重并发症，如严重心律失常、心动过速、脑血管痉挛、心力衰竭、不稳定型心绞痛、运动中血压过度增高（>220/110mmHg）的患者均不宜进行运动疗法。

对于合并 2 型糖尿病的患者，在空腹血糖>16.7mmo/L、反复低血糖或血糖波动大、有糖尿病酮症酸中毒等急性代谢并发症、合并急性感染、增殖性视网膜病、严重肾病、严重心血管疾病（不稳定型心绞痛、严重心律失常、一过性脑缺血发作）等情况下也禁忌运动，病情控制稳定后方可逐步恢复运动。

（五）控制或减轻体重，调整饮食结构

由于经济发展、城市化进程加速及工业发展改变了人们的饮食结构、生活习惯及生存环境，脂肪、糖类食物摄入量增加等不合理的饮食结构直接导致了肥胖的增加和高血压等慢性疾病发病率的增长。高血压是与肥胖关系最密切的心血管疾病致残、致死的主要危险因素。至少有 75% 高血压的发生与肥胖相关。对于已经肥胖的患者进行有效的管理，不仅可以减少肥胖相关性高血压的发生，也可以使肥胖的高血压患者的血压得到良好的控制，减少高血压带来的靶器官损害和心血管疾病。

肥胖相关性高血压的主要发病机制为：①腹型肥胖引起胰岛素抵抗（高胰岛素血症）和瘦素水平升高。②交感神经系统激活，胰岛素、瘦素水平升高。③肾素-血管紧张素-醛固酮系统活化，肾素释放刺激交感神经，来自腹部脂肪细胞的血管紧张素原升高及血管紧张素激活后额外的醛固酮生成增加。④肥胖使肾脏的钠重新吸收增加，进一步使交感神经系统活性增强，胰岛素、血管紧张素原和醛固酮生成增多，肾内血流重新再分配。⑤近几年还发现，脂肪病变与高血压也存在着密切关系。脂肪组织不仅储存能量，也是一个重要的内分泌器官，能产生多种脂肪因子、炎性因子和血管活性肽。这些因子可损害血管内皮功能。此外，血管旁脂肪组织可释放脂源性舒血管因子，作用于血管平滑肌的钾通道，使血管舒张。而高血压时脂源性血管舒张反应受损。⑥其他，如肥胖患者常常伴有睡眠呼吸暂停低通气综合征。

目前常用的肥胖指标有体质指数、腰围和腰臀比等（表 10-1）。体质指数可提示肥胖程度，但不能反映体内的脂肪分布情况，且受骨骼和肌肉重量等影响。腰围和腰臀比可反映肥胖的类型，但不能定量评价腹部皮下脂肪与内脏脂肪的分布情况。内脏脂肪堆积是腹型肥胖最重要特征，也是导致肥胖相关疾病及其死亡的独立危险因素。在我国体质指数正常的患者中也存在着 14% 的腹型肥胖患者。

表 10-1　肥胖的评定指标

| 指标 | 界限值（男） | 界限值（女） |
| --- | --- | --- |
| 体质指数（BMI，单位 $kg/m^2$） | ≥24（超重），≥28（肥胖） | ≥24（超重），≥28（肥胖） |
| 腰围（W，单位 cm） | ≥90 | ≥85 |
| 腰臀比（WHR） | ≥0.9 | ≥0.8 |
| 内脏脂肪面积（VFA） | ≥80 | ≥80 |
| 体制百分比（PBF） | ≥20% | ≥30% |

按照既往的相关理论，成年人在 25 岁以后血压会随着年龄的增长而增加。这个规律看似是不可避免的，但是 CARDIA 研究发现，从青年到中年保持长期稳定的 BMI，可以避免年龄相关的血压增长。在这个研究中，青年人（平均基线年龄 25 岁）保持相对稳定的 BMI（变化在 2kg/m² ），在对其随访的 15 年内收缩压和舒张压没有明显的改变，而那些 BMI 增长≥2 的人群血压有明显的增长。比如，BMI 保持稳定的女性收缩压没有明显的增长，而 BMI 增长的人群收缩压平均增长了 9.8 ~ 12.5mmHg。而且，无论基线体重是正常还是超重，BMI 的增长较基线 BMI 要重要。因此，年龄相关的血压增长并不是不可避免的，其血压增长可能是因为年龄相关的体重增长，而不是年龄增长本身。

对于体型正常的患者，要建议其保持稳定的体重。对于肥胖的患者，要督促其减重。目前国内外各大肥胖治疗指南都指出：体重于 3 ~ 6 月内下降 5% ~ 10% 或 5 ~ 10kg 才算是有效的减肥，即每月减重 2 ~ 3kg，每周减轻 0.5 ~ 0.75kg。减重过快不利于身体健康，过慢代表减肥无效。

根据《中国居民膳食指南》（2011）建议：①食物多样，谷类为主，粗细搭配。人们应保持每天适量的谷类食物摄入，一般成年人每天摄入 250 ~ 400g 为宜。另外要注意粗细搭配，经常吃一些粗粮、杂粮和全谷类食物。稻米、小麦不要研磨得太精，以免所含维生素、矿物质和膳食纤维流失。②多吃蔬菜水果和薯类。推荐我国成年人每天吃蔬菜 300 ~ 500g，水果 200 ~ 400g，并注意增加薯类的摄入。③每天吃奶类、大豆或其制品。建议每人每天平均饮奶 300ml。饮奶量多或有高血脂和超重肥胖倾向者应选择低脂、脱脂奶。应适当多吃大豆及其制品，建议每人每天摄入 30 ~ 50g 大豆或相当量。④常吃适量的鱼、禽、蛋和瘦肉。⑤减少烹调油用量，吃清淡少盐膳食。⑥食不过量，天天运动，保持健康体重。⑦合理安排一日三餐的时间及食量，进餐定时定量。早餐提供的能量应占全天总能量的 25% ~ 30%，午餐应占 30% ~ 40%，晚餐应占 30% ~ 40%。可根据职业、劳动强度和生活习惯进行适当调整。一般情况下，早餐安排在 6:30 ~ 8:30，午餐在 11:30 ~ 13:30，晚餐在 18:00 ~ 20:00 进行为宜。

（六）减轻精神压力，保持心理平衡，保证睡眠

精神紧张和长期的心理压力是促使血压升高的重要危险因素。其使血压升高的机制主要为：①情绪紧张、激动使交感-肾上腺素系统持久激活。交感神经系统持久兴奋可使血管壁的非胶原蛋白合成增加，使管壁增生变厚，管壁与口径之比值增大，对交感冲动的反应性增加，外周阻力增大。因此即使交感冲动已恢复至正常水平，血管阻力与血压仍继续维持在较高水平。②精神紧张使中枢递质发生改变，主要包括胆碱能系统、肾上腺素能系统、内源性阿片样物质和 γ-氨基

丁酸。

中年人作为职业人群，常会产生较大的精神心理压力，而睡眠是缓解心理压力的重要措施。有研究发现，平均每天睡眠时间 7~8h 者相比低于 7h 者可显著提高血压控制率，增加睡眠时间，益处进一步增加。近年不断有研究报道，夜间睡眠时间少会增加中年人高血压的患病风险。2009 年美国一项研究结果显示 33~45 岁的中年人群睡眠时间少于 7 或 8h 或者睡眠质量差都会造成血压升高，每天睡眠时间减少 1h，5 年内高血压的发生风险增加 37%。而美国睡眠与心脏健康研究结果显示每天高于或低于 7~8h 夜间睡眠均显著增加高血压的患病危险。

## 二、高血压的二级预防

二级预防是对已经患病的个体或群体采取措施，防治疾病复发或加重，这些措施通常包括一级预防的措施、合理药物治疗及病后咨询等，即及时和正确的治疗。高血压的二级预防本身应是动脉粥样硬化、脑卒中和冠心病的一级预防。高血压的合理治疗应包括：使血压逐渐降至正常血压水平、保护靶器官免受损害，同时还应兼顾其他危险因素的治疗，如糖尿病、高脂血症、高尿酸血症和高同型半胱氨酸血症等。

## 三、高血压的三级预防

三级预防是指重病抢救，以预防其并发症的发生和患者的死亡，高血压的三级预防可以理解为心血管疾病的二级预防。包括药物治疗和康复治疗，主要的是药物治疗。药物治疗对减少心血管疾病致死、致残率显著有效。此阶段的药物治疗不仅仅包括降压药物治疗，更加强调阿司匹林和他汀类调脂药物的使用。对于已明确存在动脉粥样硬化或合并糖尿病的患者，在没有绝对禁忌证时要积极、长期使用。

（刘桂新）

# 第十一章　降压药物的使用

高血压是心血管疾病最重要的危险因素之一，控制血压能预防心血管疾病的发生及发展。应用降压药物是控制血压的最重要、最方便和最常用的方法。现最常应用于临床的降压药分为五大类，包括利尿剂、钙拮抗剂、血管紧张素转换酶抑制剂（ACEI）、血管紧张素 II 受体拮抗剂（ARB）、β 受体阻滞剂。掌握抗高血压药物的合理应用是每位乡村与社区医生应掌握的内容。

## 一、利　尿　剂

利尿药是一类促进体内电解质和水分排出的药物，通过影响肾小球的滤过、肾小管的重吸收和分泌等功能而实现利尿作用。根据作用部位、化学结构和作用机制的不同，利尿剂一般分四类：①袢利尿药，如呋塞米、托拉塞米、阿佐塞米、布美他尼和依地尼酸。②噻嗪类利尿药，如氢氯噻嗪、氯噻酮、泊利噻嗪、贝美噻嗪和吲达帕胺，其中吲达帕胺又称为噻嗪样利尿剂。③保钾利尿药，如氨苯蝶啶、阿米洛利。④醛固酮受体拮抗剂，如螺内酯、依普利酮。

不同类别的利尿药作用机制不同。袢利尿药主要通过阻断髓袢升支粗端中 $Na^+$-$K^+$-$Cl^-$ 共同转运体，从而抑制 $Na^+$ 和 $Cl^-$ 的重吸收；它还可以作用于肾小管的其他部位，减少 $Na^+$ 的重吸收。噻嗪类利尿药主要通过抑制远曲小管近端和近曲小管对 $Na^+$ 的重吸收而达到利尿效果。保钾利尿药主要作用于远曲肾小管的后段、集合管起始端和皮质集合段的上皮细胞，从而抑制 $Na^+$ 的主动重吸收。

利尿药的降压作用明确，常规剂量的噻嗪类利尿药适用于 1～2 级高血压，也是顽固性高血压的基础用药之一。利尿药尤其对于老年高血压和心力衰竭患者有益。可与 ACEI/ARB、钙拮抗剂合用，但与大剂量非选择性 β 受体阻滞剂联合应用时注意对糖脂代谢的影响。大剂量利尿药对血钾、尿酸及糖代谢可能有一定影响，要注意监测。

### （一）利尿药的药理学特点及用法

不同种类的利尿药的共同特点是增加尿液的排出率及钠的排泄量，但具体到每个药物的起效时间、作用时程和最大效应时间均不相同。利尿药主要用于水肿性疾病（包括充血性心力衰竭、肝硬化、肾脏疾病等）和高血压等，但各自的治疗侧重点各不相同。袢利尿药可以扩张血管，增加肾血流，对于肾功能不全或出现高血压危象的患者尤为适用。但因其强大的利尿作用，易引起水、电解质紊乱，且作用时间短，药物峰谷浓度波动大，不宜作为抗高血压的首选药物。对于轻、中度高血压患者，一般选用中效的、作用时间长的噻嗪类利尿药。与袢利尿药和噻嗪类利尿药能引起低血钾症不同，保钾利尿药具有一定的潴钾作用，与前者合用可以减少对血钾的影响。

### （二）利尿药的不良反应和注意事项

#### 1. 不良反应

最常见的不良反应为水和电解质紊乱如（低钾血症、低钠血症、低镁血症及低氯血症等），以及血脂、血糖、尿酸的改变。此外，还可引起心血管系统、消化系统、血液循环系统、中枢神经系统等一系列相关反应。袢利尿药可产生耳毒性，表现为耳鸣、听力下降、耳聋、眩晕及耳内肿胀感。听力下降及耳聋通常是可逆的，快速静脉注射时经常发生耳毒性，而口服药较少发生。噻嗪类利尿药比其他利尿药更易引起性功能障碍，此外，它还可以引起糖耐量下降，使潜在的糖尿病表现出来，可能与钾离子损耗有关。保钾利尿药最严重的不良反应是高钾血症，使用时应注意。

#### 2. 注意事项

服用袢利尿药和噻嗪类利尿药要注意补钾。此二类药物能引起电解质紊乱，尤其是低钾血症，严重时可引起心律失常，甚至危及生命。长期应用注意监测，必要时及时补钾；而保钾利尿药可以引起高钾血症，使用时注意监测。给药应注意个体化，从小剂量开始服用。如每日服药 1 次，则应晨起服药，以免夜间排尿次数增多。

哺乳期间不推荐应用利尿药。利尿药在儿童中研究尚不充分，不推荐应用。老年人易合并高血压及心脑肾疾病，利尿剂应用较广泛，注意加强监测，推荐小剂量起始。在肝病患者中应用须谨慎，严重肝脏疾病患者禁用。阿米洛利不经肝脏代谢，适用于肝损害的患者。

## 二、钙拮抗剂

钙拮抗剂（CCB）是一类通过阻断血管平滑肌细胞上的钙离子通道发挥扩张血管、降低血压作用的药物。包括二氢吡啶类钙拮抗剂和非二氢吡啶类钙拮抗剂。二氢吡啶类钙拮抗剂包括硝苯地平、氨氯地平、非洛地平、拉西地平、尼卡地平、尼群地平、贝尼地平、乐卡地平等。非二氢吡啶类钙拮抗剂包括维拉帕米、地尔硫䓬等。

二氢吡啶类钙拮抗剂无绝对禁忌证，降压作用强，对糖脂代谢无不良影响，循证医学证据充分，故推荐乡村与社区医疗机构使用此类药物，适用于大多数类型的高血压，尤其是老年高血压、单纯收缩期高血压、合并稳定型心绞痛、冠状动脉或周围血管病的高血压患者。可单药或与其他四类药联合应用。

（一）CCB 的药理学特点及用法

CCB 可阻滞 $Ca^{2+}$ 进入细胞内，降低细胞内 $Ca^{2+}$ 浓度，从而抑制了 $Ca^{2+}$ 调节的细胞功能，故主要可对心血管方面产生影响，其中较重要的为心脏的负性肌力、负性频率及负性传导作用和对血管平滑肌的舒张作用；对血小板聚集和释放也有一定的抑制作用；在大剂量时还能抑制兴奋–分泌偶联过程而影响一些激素（如胰岛素、促肾上腺皮质激素等）的分泌。虽然都统称为 CCB，但它们各自的药物代谢动力学特点不同，可表现在：胃肠吸收是否完全、肝脏首过代谢的程度、与蛋白结合的程度和体内的分布特点。大多数 CCB 的作用时间较短，因此它们被做成各种持续释放剂型。在给予一定剂量口服药物后，CCB 大部分经肝代谢，在血药浓度上显示出较大的个体差异。在服用各种二氢吡啶类钙拮抗剂时，应注意不要同时饮用葡萄柚及塞维利亚橙汁，因为这些果汁会干扰上述药物的代谢，导致药物浓度峰值增加 3 倍，时量曲线的曲线下面积增加 2 倍。

（二）CCB 的不良反应和注意事项

各种 CCB 除在心血管功能影响方面存在很多差异外，在不良反应方面也有很多不同。硝苯地平和其他二氢吡啶类药物被报道较多的不良反应包括：头痛、下肢水肿、面色潮红、感觉异常、牙龈增生、头晕。最严重的不良反应有心绞痛加重（可以有 10% 的患者出现）和突然的血压降低。应用长效硝苯地平，这些不良反应的发生率会降低，而一些新型的二氢吡啶类药物与 ACEI 合用时，下肢水肿的发生率会降低。地尔硫䓬和维拉帕米能够加重窦房结功能不全，影响房室传导，特别是存在传导系统病变时。维拉帕米最常见的不良反应是便秘，该药也可能会加重充血性心力衰竭，尤其是与 β 受体阻滞剂或丙吡胺合用时。地尔硫䓬表现最多的不良反应有心血管相关的头痛、胃肠功能紊乱等。当两类 CCB 之间合用时，不良反应会增加。

研究表明孕期服用硝苯地平对胎儿及新生儿无明显不良反应，且对婴儿无远期影响。但其他钙拮抗剂在妊娠妇女中的应用尚缺乏对照试验资料。钙拮抗剂可通过胎盘，并可通过乳汁排出。钙拮抗剂在儿童患者应用的安全性和有效性尚未确定。老年患者的清除半衰期可能延长，并且必须考虑到老年人发生肝或肾功能不全更为常见。钙拮抗剂在肝脏代谢，所以肝功能不全者应慎用。肾衰竭对钙拮抗剂的药物代谢动力学影响较小。

### 三、血管紧张素转换酶抑制剂

血管紧张素转换酶抑制剂（ACEI）的作用机制主要为：①抑制血浆肾素–血管紧张素系统（RAS），使血管紧张素Ⅱ（AngⅡ）的产生减少，血管得以扩张而降压。②抑制缓激肽酶Ⅱ，使缓激肽的降解受抑制而延长。并增强了缓激肽的合成，进一步降低外周血管阻力，降低血压，减轻心脏后负荷。③抑制局部组织的血管紧张素转换酶（ACEI）活性。④降低交感神经兴奋性及去甲肾上腺素的释放。⑤减少醛固酮释放和水钠潴留，从而降低心脏前负荷。⑥降低抗利钠素水平。ACEI 降压作用明确，保护靶器官证据较多，对糖脂代谢无不良影响；适用于 1～2 级高血压，尤对高血压合并慢性心力衰竭、心肌梗死后、心功能不全、糖尿病肾病、非糖尿病肾病、代谢综合征、蛋白尿/微量白蛋白尿患者有益。

（一）ACEI 的药理学特性和适应证

所有 ACEI 均可降低 ACE 活性，是通过与 ACE 的不同化学位点相结合来实现的。尽管 ACEI 的吸收、蛋白结合、半衰期及代谢分布各不相同，但它们都有相同的治疗适应证、不良反应和禁忌证。除卡托普利为短效制剂外，其余均为中、长效作用药。为减少血压的波动、增加患者的依从性，应选择半衰期长的药物，每天一次给药。大多数 ACEI 主要经肾脏单通道排泄，少数 ACEI 经肾、肝胆双通道排泄，如贝那普利和福辛普利。经双通道排泄的药物可用于肾功能不良的老年人。另外看代谢产物是否仍有药理活性，使药效维持时间长、峰浓度较低等。ACEI 降压稳定、安全，大部分患者均能耐受，对于高肾素和（或）血容量不足患者，能较其他类药物更显著降压，而血浆肾素较低或正常的患者则降压疗效欠佳。对于合并心力衰竭、糖尿病以及轻中度肾功能不全。特别是蛋白尿较多的肾病患者，ACEI 比其他降压药更为合适。其在延缓或逆转心室重构、降低胰岛素抵抗。减少急性心肌梗死患者病死率与病残率等方面也有肯定的作用。ACEI 的给药剂量须遵循个体化原则，按疗效给予调整。

（二）ACEI 不良反应、注意事项和禁忌证

**1. 不良反应**

ACEI 的不良反应多轻微而短暂，耐受性良好。在长期治疗过程中未见代谢不良反应，这些药物不会改变血浆中尿酸或 $Ca^{2+}$ 浓度。ACEI 常见不良反应：刺激性干咳、皮疹、瘙痒、眩晕、头痛、恶心、腹泻、疲劳、肌痉挛嗜酸细胞增多

和肝功能异常等。

**2. 注意事项**

（1）开始用药前建议停用其他降压药 1 周。由于有首剂后出现低血压的危险，故第一次用药需严密观察。如每天用 1 次有效的药物，若将每日剂量分 2 次服用，对某些患者反应更好。若单独服用 ACEI 血压下降不满意者，可加用另一种降压药，如噻嗪类利尿药或钙拮抗剂，应从小剂量开始。

（2）血浆肾素活性增高将使患者对 ACEI 所致的低血压反应增敏，因此此类患者应用时首剂应减少。

（3）对于恶性高血压或重度高血压不能较久停用降压药者，应在停药后立即给予 ACEI 最小剂量，在密切观察下每 24h 递增剂量，直至疗效充分或达到最大剂量。

（4）使用前评估、使用期间监测肾功能。合并肾脏疾患或使用较高剂量者需常规监测尿蛋白。用药时若蛋白尿渐增多，应暂停或减少用量。肾功能不全者应采取小剂量或减少给药次数，缓慢递增。血尿素氮或肌酐增高时，此药应减量。

此药过量可引起明显的低血压，若服药后不久，可催吐，扩容可纠正低血压。ACEI 可全部或部分经血液透析清除。

**3. 禁忌证**

对 ACEI 过敏患者、曾有与 ACEI 治疗有关的血管性水肿史的患者、遗传性或特发性血管性水肿患者、严重肝功能不全患者、孕妇、哺乳期妇女、未采取有效避孕措施的育龄期妇女、双肾动脉狭窄或单肾脏单肾动脉狭窄患者、肾衰竭（血肌酐>265mmol/L 或 3mg/dl）、高钾血症以及主动脉缩窄或流出道梗阻患者禁用。

因 ACEI 有致畸的风险，准备妊娠的妇女就应停用该类药物。而且服 ACEI 期间不推荐哺乳。ACEI 在儿童中研究尚不充分，不推荐使用，仅限于其他降压药物无效时使用。老年人对 ACEI 降压作用较敏感，从小剂量起始，根据患者反应进行相应的调整。充血性心力衰竭可致许多器官特别是肝肾等代谢器官及血流灌注减少、氧气营养物质供应不足。因而损害肝脏代谢药物的功能以及肾脏排泄药物的功能，致使药物的不良反应及毒性增加。除福辛普利在肝脏和肾脏中消除量均等外，其他 ACEI 主要经肾脏消除，因此，肾功能损害将明显降低绝大多数 ACEI 的血浆清除率，所以此类患者的剂量应减小。

## 四、血管紧张素 II 受体阻滞剂

血管紧张素 II 受体阻滞剂（ARB）是强效血管收缩物，也可刺激具有保钠、保水和排钾作用的醛固酮的分泌。ARB 的主要作用机制是：选择性地作用于 AT1-R 亚型，强大而又选择性地抑制血管紧张素 II 介导的绝大部分生物效应，包括：①收缩血管平滑肌。②快速加压反应。③慢加压反应。④渴感。⑤血管加压素释放。⑥醛固酮分泌。⑦肾上腺儿茶酚胺释放。⑧增强去甲肾上腺素能神经传递。⑨增加交感神经的张力。⑩肾功能改变。⑪细胞肥大和增生。ARB 降压作用明确，保护靶器官作用确切，对糖脂代谢无不良影响；适用于 1～2 级高血压，尤其对高血压合并左心室肥厚、心力衰竭、心房颤动也适用于不能耐受 ACEI 引起咳嗽的患者。可与小剂量噻嗪类利尿剂或二氢吡啶类钙拮抗剂合用。

（一）ARB 的药理学特性和适应证

ARB 的结构各异，均可选择性地抑制血管紧张素 II 介导的绝大部分生物效应而发挥药理作用。ARB 具有典型的分布容积，它接近于细胞外溶液容积，并与药物同血浆蛋白的结合部分相关。ARB 的蛋白结合率均超过 90%（厄贝沙坦除外），而且在一个较大的范围内，ARB 与蛋白结合的程度可以相当稳定。一种 ARB 的药物代谢动力学 $t_{1/2}$ 大致接近其作用时程，因此一般是一天给药一次。

与 ACEI 相比，ARB 选择性作用更强，降压稳定、安全，更容易耐受，还能逆转肥大的心肌细胞。对于有明确动脉粥样硬化疾病或蛋白尿的糖尿病和（或）具有心、肾疾病危险的患者，ACEI 或 ARB 更为合适。目前已广泛用于高血压、心肌梗死、心力衰竭的治疗，ARB 的给药剂量须遵循个体化原则。

（二）ARB 的不良反应、注意事项及禁忌证

### 1. 不良反应

ARB 的效应温和，不良反应短暂而轻微。与 ACEI 相比，不引起干咳，血管性水肿发生率比 ACEI 低。ARB 可导致症状性低血压，包括头晕等，尤其是对于低血容量的患者。偶见高钾血症、咳嗽、疲乏等。

### 2. 注意事项

由于有首剂后出现低血压的危险，故第一次用药需严密观察。若单独服用 ARB 血压下降不满意者，可加用另一种降压药，如噻嗪类利尿药、钙拮抗剂或 β

受体阻滞剂，应从小剂量开始。

用药前需纠正血容量不足和（或）钠缺失。

使用前评估、使用期间监测肾功能。合并肾脏疾患或使用较高剂量者需常规监测尿蛋白。用药时若蛋白尿渐增多，应暂停或减少用量。肾功能不全者应采取小剂量或减少给药次数，缓慢递增。

此药过量可引起明显的低血压、心动过速或心动过缓，过量时应对患者严密监测，采取支持疗法，包括催吐和洗胃等。ARB 不能被血液透析清除。

**3. 禁忌证**

曾有与 ARB 治疗有关的血管性水肿的患者、遗传性或特发性血管性水肿患者、严重肝肾功能不全患者、孕妇、哺乳期妇女、未采取有效避孕措施的育龄期妇女、双肾动脉狭窄或单肾动脉狭窄患者、肾衰竭（血肌酐>354mmol/L 或 4mg/dl）、高钾血症以及主动脉缩窄或流出道梗阻患者。

遗传性或特发性血管神经性水肿者慎用。

有肾功能损害的老年患者慎用。

二尖瓣或主动脉瓣狭窄的肥厚型心肌病患者慎用。

服用 ARB 期间不推荐哺乳。ARB 在儿童中研究尚不充分，不推荐使用，仅限于其他降压药物无效时应用。老年人对降压作用较敏感，应用时从小剂量开始，根据患者对药物的反应和肾功能调整给药剂量和间隔。ARB 通过肝脏的清除程度都非常高。坎地沙坦和氯沙坦的代谢产物经过肝脏清除的比例相对较低，分别为 60% 和 50%。厄贝沙坦和替米沙坦经肝脏清除的程度最高，达到 95% 以上。缬沙坦约有 70% 经过肝脏清除。充血性心力衰竭可导致肝脏代谢药物的功能下降，致使药物的不良反应及毒性增加，使用时适当调整剂量。ARB 具有肾脏保护作用，并可以减少蛋白尿，是治疗合并微量或大量蛋白尿高血压患者的首选药物。一般情况下，无需调整 ARB 剂量，患者严重肾功能不全时，ARB 的剂量应适当减小。

## 五、β 受体阻滞剂

β 受体阻滞剂全称为 β 肾上腺素受体阻滞剂，又名抗 β 肾上腺素药，能阻断 β 肾上腺素受体从而拮抗去甲肾上腺素能神经递质或肾上腺素受体激动药。根据阻断的受体种类不同，抗 β 肾上腺素药可分为单纯 β 受体阻滞剂和 α、β 受体阻滞剂两大类，它们的作用机制为选择性地与细胞膜上的 β 和（或）α 受体结合，阻断各器官中 β 和（或）α 肾上腺受体激活产生的作用，分别表现为阻断 β 受体效应（心肌收缩力减弱、心率减慢、支气管平滑肌收缩）和（或）阻断 α 受体效应（外周血管扩张等）。

β肾上腺受体可分为 $\beta_1$ 和 $\beta_2$ 等亚型。$\beta_1$ 受体分布在心脏，$\beta_2$ 受体分布在外周循环和支气管。根据药物与受体亚型的亲和力不同，β受体阻滞剂又可分为非选择性β受体阻滞剂和选择性 $\beta_1$ 受体阻滞剂。非选择性β受体阻滞剂包括普萘洛尔、噻吗洛尔、纳多洛尔、吲哚洛尔等；选择性 $\beta_1$ 受体阻滞剂包括美托洛尔、阿替洛尔、比索洛尔等。

## （一）β受体阻滞剂的药理学特性和适应证

### 1. 单纯β受体阻滞剂的药理学特性

β受体阻滞剂与细胞膜上的 $\beta_1$、$\beta_2$ 受体结合，竞争性、可逆性阻断多个器官中β肾上腺素能受体，从而阻断儿茶酚胺的作用，表现负性频率、负性肌力和负性传导作用等。目前已有很多种类的β受体阻滞剂，它们具有不同的药理学特性，主要表现在四个方面：①脂溶性。脂溶的β受体阻滞剂在肠壁及肝脏内大部分被代谢，快速清除。②心脏选择性。选择性 $\beta_1$ 受体阻滞剂可选择性作用与心脏。③部分促效性。某些药物如吲哚洛尔在缺乏儿茶酚胺时能部分地激动β受体，但是这些药物的活性低于完全激动剂，这些部分激动剂被认为具有内在拟交感活性。④膜稳定性。它们可使动作电位的上升速度减慢并产生其他电生理改变。临床上仅在用大剂量时才有此作用。

### 2. 兼α、β受体阻滞剂药理学特性

拉贝洛尔是一个选择性拮抗 $\alpha_1$ 和非选择性拮抗β受体阻滞剂，与单纯β受体阻滞剂不同，其能降低卧位血压和周围血管阻力，一般不降低心排血量和每次心搏量，对降低立位血压比卧位明显。盐酸阿罗洛尔能同时阻断α、β受体，其阻断β受体的作用比普萘洛尔强，无膜稳定作用和内在拟交感活性。卡维地洛是 $\alpha_1$、β肾上腺素受体阻断药，其阻断β受体的作用较强，高浓度时尚具有钙拮抗作用。本药物无内在拟交感活性，具有膜稳定特性。动物试验和多种人体细胞证实本药还具有抗氧化特性。

### 3. β受体阻滞剂的适应证

β受体阻滞剂降压稳定、安全，大部分患者均能耐受，对心绞痛、心律失常、充血性心肌病、高血压患者的疗效及降低急性心肌梗死存活患者死亡和再发心肌梗死风险的作用及安全性已得到充分的肯定。对于合并心力衰竭、糖尿病、轻中度肾功能不全（特别是蛋白尿较多）、慢性阻塞性肺疾患、哮喘、外周血管

疾病的患者，β受体阻滞剂应慎用。特别注意，给药剂量须遵循个体化原则，按疗效予以调整。

### （二）β受体阻滞剂的不良反应、注意事项和禁忌证

**1. 不良反应**

β受体阻滞剂的不良反应可以分为两类：①由β肾上腺受体阻滞引起不良反应，如哮喘、心力衰竭、低血糖、心动过缓和传导阻滞、雷诺现象、恶心呕吐、轻度腹泻等消化道症状。②与β肾上腺素受体阻滞无关的不良反应，包括不常见的眼黏膜及皮肤反应和致癌的可能性。

**2. 注意事项和禁忌证**

用量必须个体化，首次用时需小剂量开始。注意血药浓度不能完全预示药理作用，还应根据心率及血压等临床征象指导临床用药。使用该类药物不宜骤停，应递减。心绞痛患者突然停药可引起心绞痛加重，甚至出现心肌梗死；高血压患者可引起高血压反跳。

用药期间注意监测血常规，血压及心、肝、肾功能；糖尿病患者应定期检查血糖。

β受体阻滞剂对妊娠和哺乳期妇女慎用。β受体阻滞剂在儿童中研究尚不充分，不推荐使用。肝病患者中应用β受体阻滞剂通常需要监测。充血性心力衰竭可导致肝脏代谢药物的功能下降，致使药物的不良反应及毒性增加，使用时适当调整剂量。肾功能损害将明显降低绝大多数β受体阻滞剂的血浆清除率，所以当患者肾功能不全时，剂量应减小。

## 六、合理使用抗高血压药物

高血压控制不好，不合理的药物治疗因素是不可忽视的。因此，需要了解各类药物的特点，并合理应用，这需要多训练和积累经验。

### （一）抗高血压药物的应用原则

2010年《中国高血压防治指南》推荐的药物治疗总原则是：①采用较小的有效剂量以获得疗效而使不良反应最小，逐渐增加剂量或联合用药，争取3个月内血压达标。②为了有效地防止靶器官损害，要求24h内血压稳定于目标范围内，积极推荐使用给药1次/日而药效能持续24h的长效药物。若使用中效或短效药物，须用药2~3次/日。③为使降压效果增大而不增加不良反应，可以采用

两种或多种不同作用机制的降压药联合治疗。④采用个体化治疗，根据患者具体情况选用更适合患者的降压药。

在日常临床实践中，总结了降压药物的应用特点：①两种不同种类的降压药物联用，降压效果 1+1>2。②单药加倍剂量使用，降压效果只增加 20%（1×2 = 1.2）。③一种降压药物的降压幅度收缩压可以是 20mmHg，相对应的舒张压是 10mmHg。④使用同样的药物，血压明显升高的患者的降压幅度较血压轻度增高的患者显著。

（二）抗高血压药物的选择

当前常用降压药物主要有以上介绍的五类，即：利尿药、钙拮抗剂、血管紧张素转换酶抑制剂（ACEI）、血管紧张素 Ⅱ 受体阻滞剂（ARB）和 β 受体阻滞剂。研究显示，降压药物单药治疗的有效率和达标率并无显著差异，因此以上五类降压药及固定低剂量复方制剂均可作为高血压初始或维持治疗的选择药物，但实际应用时应根据高血压患者的个人状况、药物的药理学特点及药物相互作用等综合考虑。选择药物主要考虑以下几点：

降压治疗的受益主要来自降压本身，要了解各类降压药在安全性保证下的降压能力。

不同类别的降压药除降低血压外，还有其他不同的作用。同一类药物有其共同的作用，即类作用，同一类别药物之间作用有不同，即个体作用。对于不同患者药物的疗效或耐受性会有差别。

降压药的选用应根据治疗对象的个体状况、药物的作用、代谢、不良反应和药物相互作用，参考以下各点做出决定：①有无其他心血管疾病危险因素。②有无靶器官损害、心血管疾病、肾病、糖尿病。③有无受降压药影响的其他疾病。④与治疗其他并存疾病的药物之间有无相互作用。⑤选用的药物是否具有减少心血管疾病发病率和死亡率的证据及力度。⑥所在地区降压药物品种的供应与价格状况及治疗对象的支付能力。⑦患者以往的用药经验和意愿。

高血压急症的处理：高血压急症指血压明显升高伴靶器官损害（如高血压脑病、心肌梗死、不稳定性心绞痛、肺水肿、心力衰竭、脑卒中、致命性动脉出血、主动脉内膜血肿），需住院和静脉药物治疗，要密切监测血压，及时调整用药剂量。

（三）降压药物的联合应用

临床试验证明，大多数高血压患者为控制血压须用两种或两种以上降压药物，合并用药有其需要和价值。合并用药时每种药的剂量不大，药物间治疗作用应有协同或至少相加的作用,其不良反应可以相互抵消或至少不重叠或相加。合理的配方还要考虑到各药作用时间的一致性,配比成分的剂量比优选。因此,药物的配伍应有其药理学基础。

现有的临床试验结果支持以下类别降压药的组合:

(1)利尿剂和 ACEI 或 ARB。

(2)钙拮抗剂(二氢吡啶)和 β 受体阻滞剂。

(3)钙拮抗剂和 ACEI 或 ARB。

(4)α 受体阻滞剂和 β 受体阻滞剂。

必要时也可用其他组合,包括中枢作用药如 $\alpha_2$ 受体激动剂、咪哒唑啉受体调节剂,以及 ACEI 或 ARB。

合并用药有两种方式:采用各药的按需剂量配比处方,其优点是可以根据临床需要调整品种和剂量;采用固定配比复方,其优点是方便,有利于提高患者的依从性。

### (四)高血压个体化药物治疗的实现途径

针对目前高血压个体化药物治疗仍然属于群体化治疗的现状,高血压个体化用药的优选方案应该包括如下主要内容:①在指南推荐下选择一线降压药物。②需要合并用药时,注重药物相互作用及加强对药物不良反应的监测。③检测激素水平和血流动力学参数辅助评估推荐药物,进一步优化降压方案。④通过基因筛查排除疗效差和不良反应多的个体,强调"基因导向",提出患者所适合的用药种类。

目前常用的降压药物见表 11-1。

表 11-1　口服降压药物的剂量及用法

| 口服降压药物 | 每天剂量(mg) | 分服次数 |
|---|---|---|
| 利尿药 | | |
| 噻嗪利尿剂 | | |
| 氢氯噻嗪 | 6.25~25 | 1 |
| 吲哒帕胺 | 0.625~2.5 | 1 |
| 吲哒帕胺缓释片 | 1.5 | 1 |
| 袢利尿药 | | |
| 呋噻米 | 20~80 | 1~2 |
| 保钾利尿药 | | |
| 阿米洛利 | 5~10 | 1~2 |

| 口服降压药物 | 每天剂量（mg） | 分服次数 |
| --- | --- | --- |
| 　氨苯蝶啶 | 25 ~ 100 | 1 ~ 2 |
| 醛固酮受体拮抗剂 | | |
| 　螺内酯 | 20 ~ 60 | 1 ~ 3 |
| β受体阻滞剂 | | |
| 　美托洛尔 | 50 ~ 100 | 2 |
| 　琥珀酸美托洛尔缓释片 | 47. 5 ~ 95 | 1 |
| 　阿替洛尔 | 12. 5 ~ 50 | 1 ~ 2 |
| 　比索洛尔 | 2. 5 ~ 10 | 1 |
| 　普萘洛尔 - | 20 ~ 90 | 2 ~ 3 |
| α- β阻滞剂 | | |
| 　拉贝洛尔 | 200 ~ 600 | 2 ~ 3 |
| 　卡维地洛 | 12. 5 ~ 50 | 2 |
| 　阿罗洛尔 | 10 ~ 20 | 1 ~ 2 |
| 血管紧张素转换酶抑制剂 | | |
| 　卡托普利 | 25 ~ 100 | 2 ~ 3 |
| 　依那普利 | 5 ~ 40 | 2 |
| 　贝那普利 | 5 ~ 40 | 1 ~ 2 |
| 　雷米普利 | 1. 25 ~ 20 | 1 |
| 　福辛普利 | 10 ~ 40 | 1 |
| 　培哚普利 | 4 ~ 8 | 1 |
| 　咪哒普利 | 2. 5 ~ 10 | 1 |
| 血管紧张素 Ⅱ 受体拮抗剂 | | |
| 　氯沙坦 | 25 ~ 100 | 1 |
| 　缬沙坦 | 80 ~ 160 | 1 |
| 　厄贝沙坦 | 150 ~ 300 | 1 |
| 　坎地沙坦 | 4 ~ 32 | 1 |
| 　替米沙坦 | 20 ~ 80 | 1 |
| 　奥美沙坦 | 20 ~ 40 | 1 |

续表

| 口服降压药物 | 每天剂量（mg） | 分服次数 |
|---|---|---|
| 钙拮抗剂 | | |
| 　二氢吡啶类 | | |
| 　　氨氯地平 | 2.5~10 | 1 |
| 　　左旋氨氯地平 | 1.25~5 | 1 |
| 　　非洛地平缓释片 | 2.5~20 | 1 |
| 　　尼卡地平 | 60~90 | 2 |
| 　　硝苯地平 | 10~30 | 3 |
| 　　硝苯地平缓释片 | 10~80 | 2 |
| 　　硝苯地平控释片 | 30~60 | 1 |
| 　　尼群地平 | 20~60 | 2~3 |
| 　　拉西地平 | 4~8 | 1 |
| 　　贝尼地平 | 4~8 | 1 |
| 　　乐卡地平 | 10~20 | 1 |
| 　非二氢吡啶类 | | |
| 　　维拉帕米 | 80~240 | 3 |
| 　　维拉帕米缓释片 | 120~240 | 1 |
| 　　地尔硫䓬 | 90~180 | 3 |
| 　　地尔硫䓬缓释片 | 90~180 | 1~2 |
| α阻滞剂 | | |
| 　多沙唑嗪 | 1~16 | 1 |
| 　哌唑嗪 | 1~10 | 2~3 |
| 　特拉唑嗪 | 1~20 | 1~2 |
| 中枢作用药物 | | |
| 　甲基多巴 | 250~1000 | 2~3 |

注：以上药物剂量及次数仅供参考，实际使用时详见有关药品说明书。

（周　绮）

# 第十二章　高血压的中医中药治疗与保健

中医古籍记载中没有"高血压"一词，因为头痛、头晕为高血压最常见的临床症候，故近代中医学对高血压的论述和研究多来源于古籍文献中对"头风"、"头痛"、"眩晕"的论述。中医讲求"辨证论治"。证是"证候"的简称，不同于"症状"，它是一系列具有相同特性的"症状群"的总称。具体来说，它是一系列有相互关联、相同特性的症状总称，是需要集合了望、闻、问、切四诊所获知的疾病过程中的机体反应状态，将其综合分析从而确定为某一种证，也即是四诊合参。证候具有运动和变化的特性。在一个疾病的进程中，证候随着机体对疾病的反应而不断变化。对于高血压来说，因为时令、地域、个人体质不同，患者的证候是不同的。随着高血压疾病的进展、每个人的疾病发展在不同时期、用药过程中正气和邪气变化等，证候也是有差异的，在治疗上会采取不同的治法，这就是"同病异治"的思想，也即是西医学中的个体化治疗。所以中医治疗任何一种疾病，都不是一个中药方用到底，而是要根据患者具体"证候"的变化情况辨证治疗。

目前中医界对于高血压的具体分型和病机阐释的争论很多，多数专家认可高血压的中医病因病机、辨证分型及治疗方法，这是以 2011 年国家中医药管理局医政司《24 个专业 105 个病种中医诊疗方案（试行）》中高血压的中医诊疗方案为依据。本规范主要阐述原发性高血压的中医治疗。

## 一、病因病机与诊断

### （一）病因机制

传统中医学认为，高血压的病因以内伤为主，病位主要在肝、肾、脾，肝与肾的阴阳失调、脾胃的运化失司，是导致高血压疾病发生与发展的基本因素。其病因病机主要有以下四个方面。

**1. 情志内伤**

长期情志抑郁恼怒，肝气郁结，气郁化火，即肝火亢盛型高血压。火邪伤阴耗液，即可出现本虚标实的阴虚阳亢型高血压病。

**2. 饮食失节**

平素嗜食膏粱厚味，过食肥甘，脾失健运，痰湿内生，阻塞上焦，使清阳不升，浊阴不降，或气郁日久，影响血分，瘀血内停，而至痰瘀互结型高血压病。

### 3. 劳倦虚衰

中医认为"肾主骨、主髓"。房室过度，耗伤肾气，或禀赋不足、或年老体衰，肾气亏虚，脑髓失充，可导致肾气亏虚型高血压病。

### 4. 外感六淫

经过近代众多医家的临床实践和总结，认为高血压疾病的发病与多种因素有关，除肝、肾、脾因素外，还与"外感六淫"有关。风、寒、暑、湿、燥、火为自然界之六气，其太过、不及皆可致病：①风邪伤人，常侵犯人体的上部和肌表，且具有动摇不定的特点，常表现为高血压病眩晕、震颤。②寒邪侵袭机体，易使气血运行不畅，其收引之性易致经脉拘挛，从而引起血压升高。③暑为阳邪，为夏季火热之气所化，其性炎热、升散，暑热之气上扰清空，可导致血压升高。④湿为阴邪，其性黏滞、重浊、易阻气机，使气机升降失常，清阳不升，浊阴不降，而发血压升高。⑤燥邪致病，最易耗伤人体津液，造成阴津亏虚。⑥火热为阳邪，其性上炎炽热，易迫津外泄，消灼阴液，燥、火均可致清空失于濡养，而出现高血压病眩晕等证。

此外，高血压多导致心、脑、眼、肾、血管等靶器官的损害，因此，在"中风"、"胸痹"、"喘证"、"水肿"、"脉痹"等疾病的中医文献研究中，也能找到有关高血压中医治疗的思路和方法。因此，将高血压的中医研究仅仅局限于"眩晕""头痛"的范畴是远远不够的。

总之，目前以眩晕、头痛为主要表现的高血压的中医病机，以先天禀赋、外感六淫、情致失调、饮食不节、劳倦内伤为因，多为本虚标实之证，内虚者，气血阴阳之虚为本；邪实者，风、痰、瘀、气、火之实为标，而外感邪气，多见寒、湿、热邪夹杂风邪作祟。病变涉及五脏，但主要与肝、脾、肾密切相关。由此可见，外感邪气常互相夹杂而致病，五脏均可受其害，故高血压中医临床证候复杂多变。又因气血阴阳亏虚每每多与外感邪气兼杂而致，故而其辨证成为中医临床辨证治疗的难点之一。

## （二）诊断

### 1. 中医诊断

符合西医高血压病诊断标准，同时有如下症状：
（1）主要症状：头晕目眩，头痛。

（2）次要症状：头如裹，腰膝酸软、心烦急躁、口苦口干，心悸气短、失眠健忘等。

**2. 证候诊断**

有关高血压的中医辨证分型，不同医家各执一词，意见并未统一。有学者在阅读大量文献基础上，运用循证医学再评价的研究方法，归纳出与高血压相关的出现频率前 5 位的中医症候类型，它们依次是：肝阳上亢型、肝火炽盛型、肾精不足型、肝气郁滞型、痰湿壅盛型，这在某种程度上对临床高血压的中医辨证分型起着一定的指导意义。本章则以《24 个专业 105 个病种中医诊疗方案（试行）》为依据，将高血压的简化分型方案阐述如下：

（1）肾气亏虚证：腰脊痠痛（外伤性除外）、胫痠膝软或足跟痛、耳鸣或耳聋、心悸或气短、发脱或齿摇、夜尿频、尿后有余沥或失禁、舌淡苔白、脉沉细弱。

（2）痰瘀互结证：头如裹、胸闷、呕吐痰涎、刺痛（痛有定处或拒按）、脉络瘀血、皮下瘀斑、肢体麻木或偏瘫、口淡、食少、舌胖苔腻、脉滑，或舌质紫暗有瘀斑瘀点脉涩。

（3）肝火亢盛证：眩晕、头痛、急躁易怒、面红、目赤、口干、口苦、便秘、溲赤、舌红苔黄、脉弦数。

（4）阴虚阳亢证：腰酸、膝软、五心烦热、心悸、失眠、耳鸣、健忘、舌红少苔、脉弦细而数。

（5）外感邪气：感受风寒邪气者，头痛阵作，痛连项背，恶风畏寒，遇风加重，舌苔薄白，脉浮；感受风热者，头痛而胀，甚者头痛如裂，发热或恶风，面红目赤，口渴欲饮，便秘溲黄，舌红苔黄，脉浮数；感受风湿者，头痛如裹，肢体困重，纳呆胸闷，小便不利，大便或溏，舌苔白腻，脉濡。

# 二、治　疗

## （一）分型治疗

原发性高血压（眩晕病）的辨证论治应以整体观念为指导，标本兼治，强调长期治疗时应以治本为主。

**1. 肾气亏虚证**

治法：平补肾气，调和血脉。

推荐方药：补肾和脉方加减。生黄芪、黄精、桑寄生、仙灵脾、炒杜仲、女贞子、怀牛膝、泽泻、川芎、当归、地龙等。

中成药：杞菊地黄丸、六味地黄丸（肾阴虚证）、右归丸（肾阳虚证）等。

**2. 痰瘀互结证**

治法：祛痰化浊，活血通络。

推荐方药：半夏白术天麻汤合通窍活血汤加减。生半夏<sup>洗</sup>、苍术、白术、天麻、陈皮、茯苓、薏苡仁、桃仁、红花、当归、赤芍、川芎、枳壳、地龙、郁金等。

中成药：绞股蓝总甙片、血塞通片、养血清脑颗粒等。

**3. 肝火亢盛证**

治法：清肝泻火，疏肝凉肝。

推荐方药：调肝降压方加减。柴胡、香附、佛手、夏枯草、炒栀子、黄芩、丹皮、菊花、双钩藤<sup>后下</sup>等。

中成药：牛黄降压丸、龙胆泻肝软胶囊等。

**4. 阴虚阳亢证**

治法：滋阴补肾，平肝潜阳。

推荐方药：天麻钩藤饮加减。明天麻、双钩藤<sup>后下</sup>、石决明<sup>先煎</sup>、炒栀子、黄芩、川牛膝、炒杜仲、益母草、桑寄生、夜交藤、茯神、牡丹皮等。

中成药：天麻钩藤颗粒、全天麻胶囊、清脑降压片等。

**5. 外感邪气**

治法：外感风寒，疏散风寒；外感风热，疏风清热；外感风湿，祛风胜湿。

推荐方药：外感风寒，川芎茶调散加减，川芎、荆芥、防风、羌活、白芷、细辛等；外感风热，芎芷石膏汤加减，川芎、石膏、白芷、菊花、生地、黄芩、薄荷、栀子等；外感风湿，羌活胜湿汤加减，羌活、独活、川芎、防风、蔓荆子、藁本等。

中成药：川芎茶调丸、九味羌活丸（外感风寒），越鞠丸+桑菊感冒片（外感风热）。

**6. 寒凝经脉证**

治法：温里发汗，解痉散寒；表实者，解肌发汗，散寒解表；表虚者调和营卫，解肌发汗；阳虚者，温阳散寒，解痉发汗；阳虚寒湿者，温经除湿，散寒止痛；阴阳两虚者，温阳益精，解肌散寒；兼血瘀证者，活血理气，化瘀止痛。

推荐方药：表实寒凝者，葛根汤主之，麻黄、桂枝、白芍、炙甘草、葛根、羌活、防风；表虚寒凝者，桂枝加葛根汤加减，桂枝、白芍、炙甘草、葛根、羌活、防风、生姜、大枣；阳虚寒凝者，桂甘姜枣麻辛附汤加减，麻黄、桂枝、白芍、炙甘草、葛根、生姜、大枣、干姜、细辛、黑顺片[先煎]，寒凝疼痛甚者，加全蝎、蜈蚣、乌梢蛇，合止痉散意；阳虚寒湿者，独活寄生汤加减，独活、桑寄生、秦艽、防风、细辛、党参、黄芪、当归、茯苓、桂枝、炙甘草、白芍、黑顺片[先煎]、杜仲、怀牛膝、川芎、生地、熟地、天麻；阳虚湿盛水肿者，加泽泻、猪苓，合五苓散意；阴阳两虚者，地黄饮子加减，熟地、酒萸肉、石斛、麦冬、五味子、远志、茯苓、石菖蒲、桂枝、黑顺片[先煎]、巴戟天、酒苁蓉、干姜、大枣、天麻、杜仲、牛膝；兼血瘀者，加红花、桃仁、丹参、三七粉等。

中成药：荆防颗粒（表实寒凝），参苏丸（表虚寒凝），附子理中丸（阳虚寒凝）、独活寄生丸、尪痹冲剂（阳虚寒湿）、右归丸、金匮肾气丸（阴阳两虚）、五苓胶囊（水肿湿盛）、血府逐瘀片（兼有血瘀）。

特殊用法：寒凝经脉证中药服用方法为"辅汗三法"，即①啜热粥，或多饮热水。②温覆。③连续服药：不能早晚各一煎，而是二、三小时服一次，直至正汗出乃止。若未见此正汗，则继续服，直至二、三剂。汗未透者，继续用；正汗出者，停后用。过用则大汗亡阳，伤阴，为误用。若未见正汗而先见变证，则不可续予发汗剂，当知犯何逆，随证治之。

特殊说明：正汗出，是寒邪得以透散外出的标准，如《伤寒论》"桂枝汤将息法"，正汗标准即①遍体皆见；头、躯干、四肢皆见汗。②持续不断；汗出可持续三四小时甚至大半夜或整夜。③微微汗出，不可似水流离。④随汗出而热衰脉静。达标者止后服，未达标者继续服。然得正汗者，并非均需辅汗三法，对于阳气充足，寒邪渐轻者，服汤药使阴充阳盛，阴阳交会，正如《素问·阴阳别论》"阳加于阴谓之汗"，则可汗出而解。

## （二）外治法

高血压的中医疗法除中药治疗外，还包括针刺、灸法、穴位贴敷、拔罐、足浴、药枕等常见外治法，因其操作简便、副作用少为广大患者所接受。临床上以上治疗方法的运用较为灵活，可单独应用，也可两者或三者联合应用，本书针对便于乡村与社区医务人员操作的方法列举一二。

### 1. 针刺治疗

目前，大量实验研究显示针刺可通过纠正血流变异常、改善血管内皮功能、抑制 RAAS 系统等多种途径发挥降压作用。国内外公认的降压穴位有百会、风池、曲池、内关、足三里、三阴交、丰隆、太冲等。有学者运用 Microsoft Excel 对临床常用的治疗高血压穴位予以分析，指出降压主穴的归经主要有足厥阴肝经、手阳明大肠经、足阳明胃经、足少阳胆经，这在一定程度上也说明了高血压的发生与肝胆、脾胃等脏腑关系较为密切。但就运针手法而言，不同医家的具体操作各有特色。罗会等人在子午流注理论指导下针刺治疗高血压，其总有效率达93.18%。石学敏教授依据其提出的"活血散风、调和肝脾"针刺理念，主张以人迎穴为主穴，配合其规范的手法量学标准，降压效果显著。尚有学者采用刺血疗法治疗难治性高血压，取得了较为满意的疗效。此外，张心曙教授结合中医经络学说成功探索出身体分区、刺激点及区之间的内在联系并提出了较为完整的腕踝针疗法。以此为基础，有学者研究证实腕踝针具有良好的降压效果。

主要介绍体穴针刺方法。

主穴：百会、风池、内关、三阴交、太冲。

配穴：阴虚阳亢者配肝俞、肾俞；痰浊壅盛结者配丰隆、足三里；肝阳上亢者配曲池、少海；阳气亏虚者配气海、关元；血瘀者配内关、血海。

手法：每次选穴 6~8 个，实者泻之，可采用强刺激手法，虚者补之，采用轻柔手法，得气则止，留针 20~30 分钟，虚弱者可应用快针手法治疗，不留针。背部穴刺入 0.4~0.6 寸，针尖向上做 40° 斜刺，下肢穴深度在 0.3~0.8 寸。每日 1 次，15 日为 1 个疗程，3 个疗程为一阶段。

## 2. 中药足浴

肝阳上亢者：天麻 15g、钩藤[后下]15g、野菊花 10g、稀莶草 30g、夏枯草 20g、川牛膝 20g、赤芍 20g、川芎 15g、葛根 20g、花椒 10g，浸泡 1h 后，大火煮开，小火再煮 30min，连水带药倒入盆中，水温 40~45℃，赤足泡药中，浸过踝部，双足互搓，每次 30min，每天 1 次，10 次为 1 疗程，间隔 3 天，做第二疗程。

阳气亏虚者：艾叶 6g、桂枝 10g、细辛 5g、当归 10g、吴茱萸 6g、川芎 10g、天麻 15g、杜仲 15g，煎煮及浸泡方法同前。

## 3. 耳穴压豆

常用穴：耳背沟、肝、心、交感、肾上腺；备用穴：耳神门、耳尖、肾。常用穴每次取 3~4 穴，酌加备用穴，以 7mm×7mm 的胶布，将王不留行籽贴于所选之穴，贴紧后并稍加压力，使患者感胀痛及耳郭发热。每隔 2 天换贴 1 次，每次一耳，双耳交替，15 次为一疗程。

## （三）辨证应用中成药降压

目前市面上用于治疗高血压疾病的中成药很多，某些中成药含有一定剂量的西药利尿剂以辅助降压，故该类复方制剂的临床应用应注意监测电解质、肾功能、血尿酸等情况。市面上降压中成药大多是清热平肝之品，这类药物多适用于热证高血压的治疗，若不进行中医辨证或辨证失误，将其应用到阳气虚损或寒湿型的高血压患者，轻者其降压疗效甚微，重者会导致病情加重，故中成药降压的前提是正确辨证。现将几种常见的降压中成药列举如下：

**1. 松龄血脉康胶囊——适合于肝阳上亢证**

成分：鲜松叶，葛根，珍珠层粉。

功能主治：平肝潜阳，镇心安神。用于肝阳上亢所致的头痛、眩晕、急躁易怒、心悸、失眠；高血压病及原发性高脂血症见上述证候者。

用法用量：口服。一次3粒，一日3次，或遵医嘱。

**2. 七十味珍珠丸**

主要成分：珍珠、檀香、降香、九眼石、西红花、牛黄、人工麝香等70味。

功能主治：调和气血，醒脑开窍，安神，镇静，通经活络。用于"黑白脉病"、"龙血"不调；中风，瘫痪、半身不遂、癫痫、脑出血、脑震荡、心脏病、高血压及神经性障碍。

用法用量：研碎后开水送服。重患者一日1g（1丸）；一般每隔3~7天1g（1丸）。

**3. 安宫降压丸**

主要成分：郁金、黄连、栀子、黄芩、天麻、珍珠母、黄芪、白芍、党参、麦冬、五味子（炙）、川芎、人工牛黄、水牛角浓缩粉、冰片。

功能主治：清热镇惊、平肝降压，肝阳上亢型高血压，头晕目眩、脑胀项痛、心悸、失眠、多梦、易烦易躁等症。

用法用量：每次1~2丸，一日2次。

**4. 降压避风片**

主要成分：黄芩、槐角、落花生枝叶、盐酸甲基丙炔苄胺、氢氯噻嗪。

功能主治：清肝降火利小便。肝火上炎型高血压，头痛、目赤、口苦、烦躁易怒等。每次3~6片，一日2次。本品是一种中西药配伍组方的中成药，含有利尿剂，请勿与西药利尿降压药合用，糖尿病者慎用。

### 5. 复方羚角降压片

主要成分：羚羊角、夏枯草、槲寄生、黄芩。

功能主治：平肝抑阳，肝阳上亢型高血压，头晕目眩、风气内动，及有中风先兆等。

用法用量：每次 4 片，一日 3 次空腹服。

### 6. 罗布麻降压片

主要成分：罗布麻、夏枯草、钩藤、泽泻、珍珠母、牛膝、山楂、菊花。

功能主治：平肝潜阳、熄风活血。肝阳上亢型高血压，头晕目眩、动脉硬化和血脂升高等。

用法用量：每次 4~6 片，一日 3 次。

### 7. 珍菊降压片

主要成分：珍珠层粉、野菊花膏粉、芦丁、氢氯噻嗪、盐酸可乐定。

功能主治：降压药。用于肝阳上亢型高血压病。

用法用量：口服，一次 1 片，一日 3 次或遵医嘱。

### 8. 牛黄降压丸

主要成分：人工牛黄、羚羊角、珍珠、水牛角浓缩粉、白芍、决明子、川芎、黄芩提取物、郁金、冰片、甘松、薄荷等 14 味。

功能主治：清心化痰、平肝泻火。痰火壅盛型高血压，头目晕眩、烦躁不安等症。

用法用量：小蜜丸每次 20 丸，一日 3 次。

### 9. 脑立清

主要成分：磁石、赭石、珍珠母、清半夏、酒曲（炒）、牛膝、薄荷脑、冰片、猪胆汁（或猪胆粉）。

功能主治：清肝泻热、平肝潜阳。肝阳上亢型高血压，眩晕耳鸣、头痛脑胀、心烦难眠、痰粘作呕等症。

用法用量：水丸 1 次 10 粒，一日 3 次。孕妇忌用。

### 10. 菊明降压片

主要成分：野菊花、决明子（炒）、氢氯噻嗪。

功能主治：清肝明目。肝火上炎型高血压，头晕，眼花，心烦等症，可以降压利尿。

用法用量：每次 6 克，一日 3 次。

# 三、养 生 调 摄

中医认为："正气存内、邪不可干"，"邪之所凑、其气必虚"。只有阴阳平和，阴阳互相协调，各司其用，也就是"阴平阳秘"，才能正气充足、机体功能健康。《素问·宝命 全形论篇》"人以天地之气生"，"天地合气，命之曰人"，又指出人是"天地之气"的产物。中医的养生不但讲求人体内在的心理、情志、脏腑经络之间的平和，更讲求人与社会、人与自然的和谐，所谓"天人相应"、"审时度势"。人是社会和自然界的一份子，自然界流行的风、寒、暑、湿、燥、火六淫邪气，必须学会适当躲避。气候转暖，日照充足时有利于人体健康和疾病恢复时，就应该学会利用这些时令加强锻炼，有利于阳气的生发。而气候渐冷、天寒地冻时，就要注意多避风寒，收敛阳气。

## 1. 饮食有节，合理搭配

节有节制和规律的意思，也包括了"饮食洁净"之意。"脾为后天之本"，饮食有节，食品洁净、食品温度软硬适合，负责吸收的"后天之本"的脾胃功能就正常。如果肥甘厚味、过凉过烫、饥饱无度，都会导致脾为功能损伤，导致疾病的发生。"脾主四肢"，脾胃运化正常，脾气充足，后天气血生成有源，四肢肌肉就会健壮，抵御外邪的能力就强。中医认为所有的药物都有毒性，当疾病好到一定程度，应该进行食疗。对食物的要求就是合理搭配，还要饮食节制，不能过食过饱。

## 2. 起居有规律，劳作有节制

过于安逸，会导致气机的呆钝，引起脏腑功能紊乱，导致疾病发生。"肾为先天之本"，中医讲求肾气的维护。肾气耗损，导致"元阳"、"元阴"耗伤，疾病就不容易恢复。过度的劳累、房事和运动，都会耗伤正气，尤其会损伤"肾气"，导致疾病的发生和难愈。"日出而作、日落而息"、讲求的是"天人相应"的起居养生。日出阳气充足，适合外出劳作锻炼，有利于人体阳气的生长。日落阴气盛，阴邪盛，应该收敛阳气，躲避阴寒之气，保证充足的休息和睡眠，有利于阳气的恢复。不健康的生活方式会导致人体阴阳不和，损伤正气，派生疾病。

### 3. 情志平和，精神内守

"肾在志为恐"、"心在志为喜"、"脾在志为思"、"肝在志为怒"、"肺在志为悲"，中医认为不同的情志，对应不同的脏腑，"思伤脾，悲伤肺，怒伤肝，喜伤心，恐伤肾"，情志不平和、情志过度，都会导致相应脏腑功能紊乱。脏腑之间的功能又是互相制约、互相生发的，一脏之病，又会导致其他脏腑功能的紊乱，引发一系列疾病。七情不遂还会导致机体气血运行的紊乱，引发的一系列疾病。《素问·举痛论》曰："余知百病生于气也，怒则气上，喜则气缓，悲则气消，恐则气下，寒则气收，炅则气泄，惊则气乱，劳则气耗，思则气结。"所以精神安定，不妄想妄为，保持心情愉快，有助于保持正气内守和机体功能正常。

### 4. 禀赋自知，躲避外邪

禀赋在中医特指父母遗传导致的每个人具有不完全相同的身体状态。它不仅包含了遗传性疾病，还包括了不同的体质状态的概念。中医认为每个人天生的禀赋不同，体质不同。体质不同，人体对自然界邪气的抵抗能力不同。都是高血压患者，因为禀赋不同、所感邪气不同，治疗方案就会不同。会养生的人，都懂得自己的禀赋，在生活中就能够注意避免接触或避免去做不适合自己禀赋的事物，"阴阳平和"就能保持身体的健康状态。然而，单凭保持自身的阴阳平和还不够，还应寒冷注意保暖，温燥注意养阴补水，疫毒流行，学会躲避减少接触，这都会有益于身体保持健康状态，减少疾病的发作。

毛泽东主席说："中医药是中华民族的瑰宝"。应该开阔更多的研究思路，努力弘扬中医药文化，发挥中医药在高血压治疗领域里的优势。我国已经把高血压等慢病管理纳入了国家公共事业。我们研究中药降压，不能仅限于中药西药化研究，如果能进一步的理解中医的望、闻、问、切、辨证论治，针对患者进行包括体质状态、疾病状态、生活状态、心理状态在内的全面评估和治疗，将会收到更满意的疗效。

（王　强）

# 第三篇

## 高血压诊断与处理

# 第十三章　乡村与社区高血压诊疗内容与流程

近年来，中国高血压患病率持续升高，纵观中国高血压的流行病学调查情况，基层高血压防治现状不容乐观。据统计，我国现有 2.7 亿高血压患者，90%在乡村与社区基层医疗机构就医，因此村卫生室、乡镇卫生院和社区卫生服务中心（站）的医务人员是高血压防治的骨干。提高他们的高血压诊疗水平是提高中国高血压整体控制力的根本。本规范就乡村与社区医疗机构的高血压诊疗内容和流程进行阐述。

## 一、高血压的诊断

### （一）发现高血压

大多数高血压患者都无明显症状，很多患者在出现心血管疾病就诊时才发现血压高，此时已有疾病到了终末期，错失了最佳治疗时机。随着体检项目的开展，高血压患者可以获得早诊断、早治疗的机会。高血压的检出是提高人群高血压知晓率、治疗率和控制率的第一步。对于农村、工厂和社区人群，要以体检为主要发现高血压的途径，目前无法推广系统检查，但测量血压可作为最基本的常规检查，由乡村与社区医疗单位来完成。只有检出高血压，早期预防与治疗，才能保护心脑肾靶器官，降低心血管事件的发生。

#### 1. 血压测量

血压测量是高血压临床诊断的基本手段，血压值是诊断与治疗的主要依据，亦是评估疗效的主要参考指标。因此，推广规范化的血压测量非常重要。

采用经核准的水银柱或电子血压计，测量安静休息坐位时上臂肱动脉部位血压，一般需非同日测量三次血压收缩压均值≥140mmHg 和（或）舒张压均值≥90mmHg就可确诊为高血压。患者既往有高血压病史，正在使用降压药物，血压虽然正常，也被诊断为高血压。如疑似直立性低血压的患者，还应测量平卧位和站立位血压。是否血压升高，不能仅凭 1 次或 2 次诊室血压测量值，需要经过一段时间的随访，进一步观察血压变化和总体水平。

#### 2. 血压水平分级

按照世界卫生组织专家建议，对血压水平分级的依据是患者在未服用降压药物时的血压值（表 13-1）。如果患者已经接受降压药物治疗，在医生诊室测量血压正常或者比原来要明显降低时，应该参考病史中的血压值来进行分级。但这个血压值要符合以下条件：①由执业医生测量的血压值。②以最后一次服药前的血压值为依据，采集一系列血压值的平均值作为参考。③排除偶测血压升高，或有明显外界因素如情绪激动、精神过度紧张、过度劳累等引起的暂时血压升高等。

**表 13-1　血压水平分类和定义**

| 分类 | 收缩压（mmHg） | | 舒张压（mmHg） |
| --- | --- | --- | --- |
| 理想血压 | <120 | 和 | <80 |
| 正常高压 | 120～129 | 和 | 80～84 |
| 正常高值血压 | 130～139 | 和（或） | 85～89 |
| 高血压 | ≥140 | 和（或） | ≥90 |
| 　1级高血压（轻度） | 140～159 | 和（或） | 90～99 |
| 　2级高血压（中度） | 160～179 | 和（或） | 100～109 |
| 　3级高血压（重度） | ≥180 | 和（或） | ≥110 |
| 单纯收缩期高血压 | ≥140 | 和 | <90 |

注：当收缩压和舒张压分属于不同级别时，以较高的分级为准。

## （二）按病因分类

高血压分为原发性高血压和继发性高血压两大类。对于首次发现并确诊为高血压的患者，一定要通过详细的病史采集、全面的体格检查并结合患者有关的辅助检查，明确是原发性高血压还是继发性高血压，以便对症治疗，使患者得到最佳治疗效果。

**1. 原发性高血压**

绝大多数的高血压患者的病因不明，属于原发性高血压，占高血压患者的90%～95%。原发性高血压除了具有高血压本身有关的症状外，常与其他心血管疾病危险因素并存。对于原发性高血压，一定要分析判断其发病因素并对患者提出劝导，指导患者坚持健康生活方式，去除相关危险因素，使血压得到理想控制。

**2. 继发性高血压**

高血压患者中5%～10%可找到引起高血压的原发疾病。血压升高是这些疾病的临床表现，称之为继发性高血压。通过临床病史、体格检查和实验室检查可对继发性高血压进行简单筛查与确诊。以下线索提示有继发性高血压可能：①发病年龄<30 岁。②高血压程度严重（达 3 级以上）。③血压升高伴肢体肌无力或麻痹，周期性发作，或低血钾。④夜尿增多、血尿或泡沫尿，或有肾脏疾病史。⑤阵发性高血压，发作时伴有头痛、心悸、皮肤苍白及多汗等。⑥下肢血压明显低于上肢，双侧上肢血压相差超过 20mmHg 以上。⑦降压效果差，不易控制。

### （三）发现心血管疾病危险因素

高血压能导致患者心、脑、肾等重要器官的一系列疾病，这些疾病的发生和严重程度不仅与血压高度有关，而且与高血压患者合并的其他危险因素密切相关。同一水平的高血压患者，合并的其他危险因素越多，心血管疾病越严重，这说明所有危险因素之间存在着对心血管系统损害的协同作用。因此，多个危险因素并存能使个体发病危险成倍增加。

高血压患者的处理不能仅限于控制血压水平，更重要的是改善上述诸多危险因素，以预防或逆转脏器的损害，降低血压和控制心血管疾病的所有危险因素是降低心血管疾病发生率和死亡率的关键（表 13-2）。

**表 13-2　影响预后及用于危险分层的心血管疾病危险因素**

| 收缩压和舒张压水平（1~3 级） |
| --- |
| 男性>55 岁 |
| 女性>65 岁 |
| 吸烟 |
| 糖耐量受损［餐后 2h 血糖 7.8~11.0mmol/L 和（或）空腹血糖受损 6.1~6.9mmol/L］ |
| 血脂异常（TC≥5.7mmol/L 或 LDL-C≥3.3mmol/L 或 HDL-C≤1.0mmol/L） |
| 早发心血管疾病家族史（一级亲属发病年龄男性<55 岁，女性<65 岁） |
| 腹型肥胖（腰围：男性≥90cm，女性≥85cm）或肥胖（BMI≥28kg/m$^2$） |
| 血同型半胱氨酸升高（≥10μmol/L） |

注：TC，总胆固醇；LDL-C，低密度脂蛋白胆固醇；HDL-C，高密度脂蛋白胆固醇。

以上因素已被世界卫生组织确定为心血管疾病危险因素，并决定高血压患者危险度分层。因此，每一位乡村与社区医生必须掌握以上各危险因素单独存在或并存的识别和处理方法。

### （四）评估靶器官损害和发现心血管疾病

#### 1. 评估靶器官损害

高血压患者靶器官损害（心、脑、肾、血管等）的早期识别，对于评估高血压患者的心血管疾病风险、早期积极治疗具有重要的意义。从高血压到最终发生心血管事件的整个过程，靶器官损害是极其重要的中间环节。采用相对简便、花费较少、易于推广的检查手段，在高血压患者中检出靶器官损害是高血压诊断、评估的重要内容（表13-3）。

**表 13-3　靶器官损害**

| |
| --- |
| 左心室肥厚 |
| 心电图：Sokolow-Lyon>38mm 或 Cornell>2440mm·ms |
| 超声心动图：LVMI 男≥125g/m², 女≥120g/m² |
| 颈动脉超声 IMT≥0.9mm 或动脉粥样斑块 |
| 颈-股动脉脉搏波速度 PWV≥12m/s |
| 踝/臂血压指数 ABI<0.9 |
| eGFR 降低［eGRF<60ml/（min·1.73m²）］或血清肌酐轻度升高：男性 115～133μmol/L，女性 107～124μmol/L |
| 微量白蛋白尿 30～300mg/24h；或尿白蛋白/肌酐比≥30mg/g |

注：LVMI，左室质量指数；IMT，颈动脉内膜中层厚度。

### 2. 发现心血管疾病

高血压患者出现心血管疾病时，就会表现相应的症状，如发生高血压左心衰时，就会出现呼吸困难（早期有劳累性呼吸困难，逐渐发展到休息时也有呼吸困难，甚至夜间阵发性呼吸困难）、胸闷气短、口唇发绀等症状。发生脑血管疾病时就会出现头晕、头痛、恶心、呕吐、四肢活动障碍等症状。发生肾功能不全时早期有夜尿增多、颜面水肿等症状（表13-4）。

在此，要特别强调如何早期发现心血管疾病：①根据前期临床症状。②严格分析心血管疾病危险因素。③在顽固性高血压和血压波动大的高血压患者中发现心血管疾病患者。乡村与社区医生要有早期心血管疾病诊治的概念，及时发现并早期干预、治疗，避免心血管疾病的发展及致命性心血管事件的发生。

**表 13-4　心血管疾病**

| |
| --- |
| 脑血管疾病 |
| 　脑出血，缺血性脑卒中，短暂性脑缺血发作 |
| 心脏疾病 |
| 　心肌梗死史，心绞痛，冠状动脉血运重建史，慢性心力衰竭 |
| 肾脏疾病 |
| 　糖尿病肾病，肾功能不全（血肌酐男性>133μmol/L，女性>124μmol/L，蛋白尿>300mg/24h）外周血管疾病 |
| 视网膜病变 |
| 　出血或渗出，视盘水肿 |
| 糖尿病 |
| 　空腹血糖≥7.0mmol/L 和（或）餐后2h血糖≥11.1mmol/L |

（五）根据心血管总体危险量化估计预后

根据患者血压水平、心血管疾病危险因素、靶器官损害、心血管疾病及伴发临床疾患进行危险分层。将高血压疾病分为低危、中危、高危、极高危四层（表13-5）。

**表13-5　高血压患者心血管疾病风险水平分层**

| 其他危险因素和病史 | 血压水平 | | |
| --- | --- | --- | --- |
| | 1级高血压 | 2级高血压 | 3级高血压 |
| 无 | 低危 | 中危 | 高危 |
| 1~2个其他危险因素 | 中危 | 中危 | 极高危 |
| ≥3个危险因素或靶器官损害 | 高危 | 高危 | 极高危 |
| 临床并发症或合并糖尿病 | 极高危 | 极高危 | 极高危 |

从上表可看出血压水平越高，患心血管疾病风险越大。同一血压水平，危险因素越多、靶器官损害越多，高血压危险程度就越高。不同危险程度10年内发生心血管事件的风险和降压治疗绝对获益情况（表13-6）。

**表13-6　不同患者的危险度与降压治疗的效益**

| 危险分层 | 10年内心血管事件的绝对危险（%） | 降压治疗绝对效益（每治疗1000例患者年预防心血管事件数） | |
| --- | --- | --- | --- |
| | | 降低10/5mmHg | 降低20/10mmHg |
| 低危 | <15 | <5 | <8 |
| 中危 | 15~20 | 5~7 | 8~11 |
| 高危 | 20~30 | 7~10 | 11~17 |
| 极高危 | >30 | >10 | >17 |

从表13-6可以看出，高危、极高危险程度者发生心血管事件明显高于低、中危患者，且经降压治疗后获益也大于低、中危患者。从众多高血压患者中找出高危或极高危人群很重要（表13-7）。

**表13-7　高危（极高危）患者**

收缩压≥180mmHg和（或）舒张压≥110mmHg

收缩压≥160mmHg伴舒张压<70mmHg

糖尿病

代谢综合征（MS）

≥3个心血管疾病危险因素

有以下1种或1种以上靶器官损害：

心电图显示左室肥厚或超声心动图显示有左心室肥厚（特别是向心性肥胖）

超声显示有颈动脉壁增厚或斑块

动脉僵硬度增加

血清肌酐轻、中度升高

肾小球滤过率或肌酐清除率降低

尿微量白蛋白或尿蛋白

确诊为心血管疾病或肾脏疾病

## 二、高血压的治疗

治疗高血压的主要目的是最大限度地降低心血管疾病发生及其导致的死亡总体危险。依据心血管疾病危险因素多少、是否出现靶器官损害和心血管疾病及伴发的临床疾患来判断心血管风险高低，这就是临床上对患者进行的危险分层，并依据这些分层给予患者相应治疗。

### （一）分层治疗原则

对于首诊的高血压患者，一般在决定处理前按照规定经过1~2次复查核实，以确定高血压的分级。详细了解病史、进行必要的检查以发现心血管疾病的危险因素和靶器官结构和功能的情况。根据上述情况确定患者的危险程度（表13-5），并对各个危险程度的高血压患者给予健康教育，使其接受非药物治疗。关于药物治疗的应用及开始时间，主要按高血压的危险程度而定。

根据2015年加拿大高血压诊疗指南中高血压处理的建议，结合我国乡村与社区医疗机构高血压防治实际情况提出如下规定：

对高危或极高危患者，应立即开始抗高血压药物治疗，并对存在的其他危险因素或疾病进行药物治疗，强调降压起点要低、见效要快、目标要严格。

对中危高血压患者，在决定是否给予药物治疗前观察血压和其他危险因素数周，如果血压不能降至正常，就及时给予药物治疗。

对低危高血压患者，在决定药物治疗前对患者进行数周的观察，如果血压不能降至正常，也应及时给予药物治疗。

对于虽然为低、中危险程度的患者，在患者暂时不能接受与坚持非药物治疗的情况下，也应立即给予药物治疗。

少数血压显著增高并伴有高血压脑病、颅内出血或急性左心衰引起的肺水肿者，应立即给予现场处理，并转至上级医疗机构进一步诊疗。

为使治疗能顺利进行，患者的积极配合极为重要。治疗开始前，应向患者及家属解释清楚高血压的性质，特别要讲清不论患者有无症状都对健康有害，而坚持治疗能取得满意效果。

## （二）降压治疗的目标

高血压治疗主要目标是血压达标，以期最大限度地降低心血管疾病发病及死亡总风险。根据患者心血管总体危险程度和具体情况决定治疗措施。低危、中危高血压患者血压应降至 138/83mmHg 以下。高危、极高危患者血压应降至 130/80mmHg 以下。降压治疗的血压低限值尚未确定，但冠心病或高龄患者舒张压低于 60mmHg 时应予以关注。在治疗高血压的同时，干预患者所有危险因素，并适当处理患者同时存在的其他各种临床疾患。一般情况下，1~2 级高血压争取在4~12 周内血压逐渐达标，并坚持长期达标，若治疗耐受性差或老年患者，达标时间可适当延长。

既往比较重视舒张压的降低，但众多循证医学证据显示，50 岁以上成人，与舒张压相比，收缩压≥140mmHg 是更重要的心血管疾病危险因素，而且 50岁以上老年人收缩压升高比舒张压升高更为常见。收缩压的控制比舒张压控制更为困难，因此在降压治疗中应采用合理的治疗方案，努力使收缩压和舒张压均达标。

## （三）高血压的非药物治疗

治疗高血压应采用综合措施，任何治疗方案均应以非药物治疗为基础。采取积极有效的非药物治疗干预高血压的发病机制，并起到一定的降压作用，有助于减少靶器官损害。非药物治疗包括提倡健康生活方式、消除不利于心理和身体健康的行为和习惯，以此达到控制高血压以及减少心血管疾病的发病危险。这不仅对预防高血压非常重要，同时也是治疗高血压必不可少的部分。具体内容如下。

### 1. 控制体重

体重下降 10kg 可使血压下降 5~20mmHg。高血压患者应控制体质指数（BMI）在 24kg/m² 以下，或者注意控制腰围男性<90cm，女性<85cm。体重降低对改善胰岛素抵抗、糖尿病、血脂异常和左心室肥厚均有益。控制体重的方式一

方面是减少总热量的摄入，多摄入水果蔬菜，强调低饱和脂肪和总脂肪含量少的食物的摄入，并限制过多碳水化合物的摄入。另一方面则需增加体力活动量，增加热量的消耗。

**2. 减少钠盐的摄入**

膳食中约80%钠盐来自烹调用盐和各种腌制品，所以应尽量减少烹调用盐，每人每日食盐摄入量以不超过6g为宜，并注意补充钾盐。

**3. 减少脂肪摄入**

减少膳食脂肪，脂肪占总热量的<30%，饱和脂肪<10%，多吃蔬菜水果等富含维生素与纤维素类食物，摄入足量蛋白质，注意钾、钙、镁的摄入。

**4. 规律运动**

适量运动可以降低血压4～9mmHg。规律的体育锻炼不仅可以降低血压，还可以控制体重，使人保持良好心态。患者应根据自己的年龄、身体状况、爱好等选择运动种类、强度、频度及运动时间。一般可以选择快走、慢跑、游泳、健身操等，不宜选择过于强烈的运动。

**5. 心态平衡**

不良情绪可明显影响血压，喜、怒、忧、思、悲、恐、惊等均可不同程度的升高血压。生活节奏过快、压力过大也是高血压常见诱因。因此，高血压患者应减少心理压力，保持心理平衡。

**6. 戒烟限酒**

充分认识吸烟的危害，坚决放弃吸烟、科学戒烟。高血压患者应限制饮酒，做到尽量不饮酒，如饮酒，则少量为宜，白酒<50ml/d、葡萄酒<100mg/d、啤酒<300ml/d。

（四）高血压的药物治疗

**1. 降压降压药物种类及作用特点**

目前临床上常用的降压药物主要有五大类：钙拮抗剂（CCB）、β受体阻滞剂、利尿剂、血管紧张素转换酶抑制剂（ACEI）和血管紧张素Ⅱ受体阻滞剂（ARB），这些药物对一般高血压患者都有较好的降压效果，其中任何一类药物均可在开始治疗时单独选用。

(1) 钙拮抗剂（CCB）：主要通过阻滞细胞浆膜的钙通道、松弛周围动脉血管的平滑肌使外周血管阻力下降而发挥降压作用。该类药物能有效地降低血压，且耐受性好。国内研究表明，在老年收缩期高血压患者中使用钙拮抗剂有预防脑卒中的效果。最好使用长效钙拮抗剂而避免使用短效制剂。钙拮抗剂特别推荐用于老年高血压和单纯收缩期高血压患者。它的不良反应主要为心动过速、潮红、踝部水肿和便秘等。

二氢吡啶类 CCB 无绝对禁忌证，降压作用强，对糖脂代谢无不良影响，适用于大多类型的高血压。尤其适用于老年高血压、稳定型心绞痛、冠状动脉或颈动脉粥样硬化、周围血管病患者。可单药或与其他四类药物联合应用，对伴有心力衰竭或心动过速者应慎用二氢吡啶类 CCB。对于老年高血压患者以及合并高血压的心绞痛患者则优先选择氨氯地平。左心室肥厚、无症状性动脉粥样硬化患者可首选 CCB。

(2) β 受体阻滞剂：β 受体阻滞剂对心血管的作用机制是多方面的，包括抗高血压作用、抗心肌缺血作用、通过阻断肾小球旁细胞的 $\beta_1$ 肾上腺素受体，来抑制 RAS 系统、改善左室重构、改善心肌能量代谢、抗心律失常作用等。β 受体阻滞剂是一类安全、价廉和有效的药物，可作为单一药物治疗或与二氢吡啶类钙拮抗剂或 α 受体阻滞剂联合应用。最近研究表明，β 受体阻滞剂从极小剂量开始，对轻度心力衰竭患者有好处。对于有呼吸道阻塞性疾病和周围血管疾病的患者和高度房室传导阻滞或显著窦性心动过缓者，应避免使用 β 受体阻滞剂。高度选择性长效 β 受体阻滞剂比索洛尔有较好控制清晨高血压的作用。

β 受体阻滞剂对合并以下情况的高血压患者应当首选：快速型心律失常（如窦性心动过速、心房颤动）、冠心病（稳定或不稳定型心绞痛、心肌梗死后）、心力衰竭患者。交感神经活性增高的高血压患者（高血压发病早期伴心率增快者、社会心理应激者、焦虑等精神压力增加者、围手术期高血压患者、高循环动力状态如甲亢、高原生活者等）也优先选用 β 受体阻滞剂。禁忌使用或不能耐 ACEI/ARB 的年轻高血压患者，可用 β 受体阻滞剂替代治疗。

(3) 利尿剂：是经过长期实践经验考验和最新临床试验证明为最有价值的抗高血压药物之一。ALLHAT 研究证实，利尿剂能够有效地预防心血管事件的发生，PROGRESS 研究表明联合应用利尿剂和 ACEI 对预防心血管疾病比单用 ACEI 效果要好。但大剂量噻嗪类利尿剂能增加胰岛素抵抗，有降低糖耐量、增高血清低密度脂蛋白胆固醇和三酰甘油等不利于预防动脉粥样硬化代谢的不良反应，可能部分抵消其降压的有利作用。研究表明，用较小剂量可减少上述不良反应而保持一定的疗效，常与其他降压药物合用以增强其效果。利尿剂被 WHO/ISH 特别推荐用于老年人高血压和单纯收缩期高血压的治疗。糖尿病、痛风和高胆固醇血症患者要慎用利尿剂特别是大剂量利尿剂。当两种降压药物治疗效果不好时，第三种药尽量选用利尿剂。

（4）ACEI类药物：通过抑制血管紧张素转化酶（ACE）使血管紧张素Ⅱ生成减少，并抑制激肽酶使缓激肽降解减少，发挥降压作用。该类药物降压作用明确，保护靶器官证据较多，对糖脂代谢无不良影响。适用于1~2级高血压，尤其对高血压合并慢性心力衰竭、心肌梗死后、心功能不全、糖尿病肾病、非糖尿病肾病、代谢综合征、蛋白尿/微量白蛋白尿患者有益。可与小剂量噻嗪类利尿剂或二氢吡啶类CCB合用。主要的不良反应是干咳，最严重的不良反应是极为罕见但可能致死的血管性水肿。ACEI禁用于严重肾衰竭［肌酐>265μmol/L（3mg/dl）］或双侧肾动脉狭窄的患者以及妊娠妇女。当然，透析的患者可以应用ACEI以降低动脉血压，保护心脏及脑血管。

（5）ARB：通过直接阻滞血管紧张素Ⅱ受体发挥降压作用。有很多与ACEI相同的特点，包括在心力衰竭、肾功能损害的患者中的特殊价值。适用于1~2级高血压，尤对高血压合并左心室肥厚、心力衰竭、糖尿病肾病、代谢综合征、微量白蛋白尿、蛋白尿患者有益。

**2. 药物应用的基本原则**

使用降压药物应遵循以下四项原则，即小剂量开始，优先选择长效制剂，联合用药及个体化。

（1）小剂量：初始治疗时通常应采用较小的有效初始剂量，根据需要逐渐增加剂量。

（2）优先选择长效制剂：尽可能使用每天给药1次而有持续24h降压作用的长效药物，从而有效控制夜间血压与晨峰血压，更有效预防心脑血管并发症。如使用中、短效制剂，则需每天给药2~3次，以达到平稳控制血压的目的。

（3）联合用药：可增加降压效果又不增加不良反应，在低剂量单药治疗效果不满意时，可以使用两种或两种以上降压药物联合治疗。

（4）个体化：根据患者具体情况、药物有效性和耐受性，兼顾患者经济条件及个人意愿，选择合适患者的降压药物。

（五）多重心血管疾病危险因素协同控制

各种心血管疾病危险因素之间存在关联，大部分高血压患者合并其他心血管疾病危险因素。降压治疗后尽管血压控制在正常范围，其他危险因素依然对预后产生重要的影响，因此降压的同时应兼顾其他心血管疾病危险因素的控制。

**1. 调脂治疗**

高血压伴有血脂异常会显著增加心血管疾病危险，对高血压合并血脂异常患者，应积极降压治疗同时给予适度的调脂治疗。ASCOT 研究结果显示，调脂治疗作为一级和二级预防分别使脑卒中风险降低 15% 和 30%。国际诸多他汀类治疗冠心病的研究结果表明，冠心病合并高血压患者的二级预防能显著获益，明显减少冠心病事件及总死亡率。他汀类药物应用过程中应注意肝功能异常和肌肉疼痛等不良反应，需定期监测肝功能和肌酸激酶。

**2. 血糖控制**

高血压伴有糖尿病患者的心血管疾病发生危险更高。治疗糖尿病的理想目标是空腹血糖≤6.1mmol/L。对于老年人，尤其是病程长、并发症多、自我管理能力较差的糖尿病患者，血糖控制不宜过于严格，空腹血糖≤7.0mmol/L、餐后 2h 血糖≤10.0mmol/L 即可。对于中青年糖尿病患者，血糖应控制在正常水平，即空腹血糖<6.1mmol/L，餐后 2h 血糖<7.8mmol/L、HbA1c≤6.5%。

**3. 高同型半胱氨酸血症治疗**

高同型半胱氨酸血症使动脉粥样硬化及冠心病风险增高，与脑卒中发生危险有关。对伴有高同型半胱氨酸升高的高血压人群，降压治疗的同时长期补充叶酸（0.8mg/d）治疗可降低心血管疾病的风险。

**4. 抗血小板治疗**

阿司匹林应用于心血管疾病二级预防中可有效降低严重心血管事件风险。高血压合并稳定性冠心病、心肌梗死、缺血性脑卒中或短暂性脑缺血发作及周围动脉粥样硬化疾病患者，应用小剂量阿司匹林（100mg/d）进行二级预防。急性冠状动脉综合征、缺血性脑卒中或短暂性脑缺血、闭塞性周围动脉粥样硬化症时，急性期给予负荷剂量（300mg/d），而后应用小剂量（100mg/d）作为二级预防。高血压伴糖尿病、心血管高风险者（10 年心血管总风险≥10%）可用小剂量阿司匹林（75 ~ 100mg/d）进行一级预防。阿司匹林不能耐受者以氯吡格雷（75mg/d）代替。

高血压患者长期应用阿司匹林应注意：①需在血压控制稳定（<150/90mmHg）后开始应用，未达到良好控制的高血压患者，阿司匹林可能增加脑出血的风险。②服用前应筛查有无发生消化道出血的高危因素，如 65 岁以上、

消化性溃疡、同时服用皮质类固醇或其他抗凝药或非甾体抗炎药等。如果有高危因素应采取预防措施，包括筛查与治疗幽门螺杆菌感染、预防性应用质子泵阻滞剂等。③合并活动性胃溃疡、严重肝病、出血性疾病者需慎用或停用阿司匹林。

（宋　硕　余振球）

# 第十四章　村卫生室高血压诊疗规范

农村居民文化水平较低，卫生知识相对落后，广大农民普遍高盐膳食，再加上过度劳累、饮酒过量、吸烟等不健康的生活方式，使得农村高血压患病率普遍较高。农民平时忙于农活，很难感觉到自己是否血压高或患有心血管疾病，由于农民防病治病意识薄弱，怕花钱和影响劳动，导致高血压和心血管疾病不能够早发现、早诊断、早治疗，造成无法估量的损失。因此，加强农村高血压的监测和防治非常重要。本规范对村卫生室发现高血压需要具备的基本技能，如何诊断高血压，如何处理高血压患者，如何开展高血压健康教育——做了分析，以期指导村卫生室的高血压防治工作。

## 一、农村高血压的检查与诊断

目前，我国广大农村的村卫生室通过给村民测量血压和政府卫生部门给村民提供的体检中就能诊断和发现高血压患者。高血压不是一种单纯的疾病，需要实验室的检查来辅助。诊断高血压涉及多个方面，如查清高血压的原因、心血管疾病危险因素、心血管疾病等。村卫生室在对高血压患者进行治疗前，要进行必要的检查和初步的诊断。

### （一）村卫生室医生需要掌握的基本技能

#### 1. 测量血压

村卫生室医生或助理医生所测量的血压均可作为高血压诊断治疗的依据。如果初测血压达到3级高血压的水平，需要让患者安静休息后，当场再核实后即可确定患者的血压水平。对于1级和2级高血压患者，可以通过非同日3次血压测定后再判断高血压的水平。

#### 2. 检查、阅读实验报告

村卫生室要会阅读一些临床资料，包括尿常规、血常规、血生化（包括肾功能、离子、肝功能、血糖、血脂等）、心电图等。以血钾为例，要明白血钾在诊断高血压中的意义，血钾正常值为 3.5～5.5mmol/L，血钾降低的常见原因有以下三方面：①营养不够，特别是不吃肉、蛋等蛋白质的患者。消化系统疾病造成吸收不良或患者有严重腹泻。这些可以在询问病史时了解到。②利尿药不良反应，服利尿药或含利尿药的复方制剂而不补钾的患者。通过了解用药史就会知道。③疾病造成，引起低钾的高血压常见的疾病如原发性醛固酮增多症、甲状腺功能亢进症、肾动脉狭窄等。

针对以上情况，如果是因为营养不够和利尿药不良反应，完全可以通过增加营养和停服利尿药来使患者血钾正常。如果患者不是由于营养不够和利尿药不良反应原因引起的血钾降低，就要考虑是其他疾病造成的，要及时把患者转至上级医疗机构诊治。需要注意的是，血钾低的患者不能服用利尿药，最好改用血管紧张素转换酶抑制剂（ACEI）或血管紧张素Ⅱ受体拮抗剂（ARB）类药物。

血钾增高的常见原因有：①肾功能不好。患者长期血压高，没有得到有效治疗，肾功能损害。②原发性肾脏疾病。③服用 ACEI 或 ARB。

血钾增高患者不能服用 ACEI 或 ARB。发现血钾增高要立即送往上级医疗机构诊治。

（二）如何判断单纯原发性高血压

社区卫生服务基本项目建议：村卫生室可以治疗原发性高血压。在此，建议只治疗单纯原发性高血压。村卫生室对原发性高血压患者判断的前提是排除继发性高血压。有如下症状时，要考虑继发性高血压：青少年发现高血压；高血压前有发热、感冒病史；夜尿增多、腿软乏力；无规律性头晕、头痛；血压波动大或难以控制者；发作性心悸、面色苍白、出冷汗者等等。

还要排除心血管疾病。以下情况提示有心血管疾病：心脏方面表现为劳累性呼吸困难和夜间阵发性呼吸困难；肾脏方面表现为夜尿增多、颜面水肿；神经系统方面表现为突然头痛、头晕、恶心、呕吐伴四肢活动障碍等。

村卫生室不适宜处理有典型心血管疾病发作症状的高血压患者，一经发现，必须现场及时处理，同时立即转至上级医疗机构诊治。

## 二、村卫生室如何处理高血压

村卫生室处理高血压包括抗高血压药物治疗、心血管疾病危险因素的控制、心血管疾病监测、健康教育、健康管理等内容。健康教育后面有介绍，其他内容参照乡村与社区高血压诊疗的内容与流程。村卫生室处理高血压的特殊性介绍如下。

（一）村卫生室诊治高血压需要具备的条件

村卫生室医生要具备行医资格，并有县卫生计生委批准的营业许可证。村卫生室医生要接受乡卫生院等上级医疗机构的高血压防治知识培训，学习、领会

《乡村与社区高血压防治规范》的有关内容，待诊治水平提高、考核合格后方可诊治患者。

村卫生室要有基本的设备设施，如血压计、听诊器、心电图机，可以做基本的血常规、尿常规和基本生化检查等。

（二）村卫生室诊治高血压的范围

初诊患者是单纯、轻度、原发性高血压患者时，可在村卫生室诊治。但是如果患者血压不能控制，应及时转诊。

绝大部分高血压患者应转诊。包括有靶器官损害特别是有心血管疾病的患者、有糖尿病或其他危险因素多的患者、有继发性高血压可疑证据者、有高血压急症倾向特别是有高血压急症发作史者、顽固性高血压和血压波动大的高血压患者、特殊人群如老人、小孩、妇女高血压患者等，这些患者应及时到上级医疗机构就座。

从乡镇卫生院等上级医疗机构转回来的高血压患者，按乡镇卫生院等上级医疗机构的诊治方案继续诊治，并观察治疗效果。

村卫生室应协助乡镇卫生院诊治，从县医院等上级医疗机构转回到乡镇卫生院的患者，做好病情观察，帮助患者诊疗。

（三）村卫生室治疗高血压患者必须注意的问题

农村居民发现患有高血压时，血压水平往往比较高，有些甚至靶器官也受到了损害，因此选用药物时以起效快的中长效降压药物为主。

患者使用 β 受体阻滞剂前和用药中要测量心电图，多次观察患者的心率和脉搏。

患者使用 ACEI 或 ARB 前要测量血钾和肾功能，严格按 ACEI 和 ARB 使用注意事项来服药。

患者服用利尿剂时要注意补钾，或与保钾利尿剂合用。与 ACEI、ARB 联用时可不补钾。

一般建议给患者使用 α 受体阻滞剂，确有必要应用时，要防止直立性低血压发生。

因为没有绝对禁忌证，也没有以上药物的特别注意事项，钙拮抗剂是目前适合农村居民应用的降压药物。

了解降压药物在体内的作用时间，一定要确保药物在体内有效。

要逐渐使血压降下来，让患者配合治疗。

要向患者交代用药注意事项。

（四）高血压急症现场处理

高血压急症是属于向上级医疗机构转诊的疾病，在转诊前必须要经过现场处理。能用于现场处理的药物有卡托普利或硝酸甘油。

乡村卫生室要向农民普及脑卒中早期识别、猝死的识别和现场抢救的基本知识和方法。了解附近乡镇卫生院是否有 CT 仪器等抢救设备、是否具备高血压急症抢救资质，制定发生脑卒中的应急预案和抢救实施地点。

## 三、农村居民的健康教育

（一）村卫生室是农村居民健康教育的主力

村卫生室要认识到健康的生活方式是预防高血压和心血管疾病的根本，是治疗高血压和心血管疾病的保障，要意识到所承担的工作是直接把我国政府对人民健康的关怀和措施送到千家万户的事业，能有效地促进居民采取健康的生活方式，是其他医务人员不可替代的，是光荣、神圣和伟大的。村卫生室作为村子的一部分，长期和村民生活、工作、交往在一起，与村民是亲戚、朋友和近邻的密切关系，村卫生室通过自身及家属的低盐饮食、戒烟限酒、坚持运动、按时作息、保持乐观情绪可以带动并劝导全村居民采取健康的生活方式，把高血压从源头打倒。村卫生室要想把本村内的高血压防治工作做好，需要做到以下几点：

首先打铁先要自身硬，要求村民做到的自己首先必须做到。

其次要有全心全意为村民服务的思想。面对"治病人求我、防病我求人"的现状，面对防病后自己收入减少的现实，一定要以村民的健康为己任。

第三，要具有奉献精神。面对村民的不理解，要有耐心。

第四，治疗高血压要讲究方法和技术。

还要认真学习高血压疾病防治的技术和知识。

村卫生室要把本村村民的健康教育工作做好，以预防和控制村民的高血压、糖尿病、血脂异常及心血管疾病的发生发展。农村作为最基层的单位，人数众多，患有高血压的基数比较大，只有把农村的高血压防治工作做好，才能把高血压患病人数的增长势头扼制住，这就像身体上生命的基本单位细胞健康了，才能保证身体组织器官系统结构和功能的正常一样，意义非常重大。

（二）健康教育的重要性

农村居民文化知识相对少，健康观念淡薄，对疾病有预防不够重视。经济条件差的饮食多以腌制咸菜为主，而且抽烟、喝酒居多。有些村民受传统观念束缚，认为生死有命，富贵在天，把疾病归结为命运，认为高血压是小病，或者不是病，治不治都一样。面对这种情况，开展健康教育、普及卫生防病知识、提高自我保健意识，逐渐改变村民的传统观念，让他们从思想上重视高血压的防治，从而落实到行动上。

通过健康教育，让村民树立健康生活的观念，有追求健康的愿望，认识到健康掌握在自己手中。村卫生室可以利用村民身边的反面教训，让村民自己看清不防治高血压及心血管疾病的危害。也可以用防治高血压后的村民健康状况及由此产生的效果来教育村民，指导村民采取积极健康的生活方式。

通过健康教育促进村民健康意识的提高，改变不良生活方式，逐步树立起自我健康管理的理念，从而减少高血压的危险因素，如高盐、肥胖、喝酒等，同时也减少心血管疾病危险因素，最终达到预防和控制高血压、糖尿病、心血管疾病的发生和发展。

我国已将高血压患者健康管理纳入国家基本公共卫生服务均等化的一项基本内容，并由各级政府提供经费保障，是为民办实事的一项重要举措。基本公共卫生服务主要由乡镇卫生院、村卫生室、社区卫生服务中心、社区卫生服务站等负责具体实施。村卫生室接受乡镇卫生院的业务管理，要合理承担起基本公共卫生服务的职责，把高血压防治工作落到实处，保护农村居民的健康。

（余振球）

# 第十五章　乡镇卫生院高血压诊疗规范

我国高血压患者已达2.7亿，大中城市的大医院只能完成10%的患者的诊疗工作，90%的患者要在县医院和乡村与社区等医疗机构就医，乡镇卫生院自然要承担乡村大多数患者的诊断与治疗工作。

乡镇卫生院还是重症高血压诊治的第一道防线。村卫生室发现的重症、复杂高血压患者首先转入乡镇卫生院诊治，其中很多都是以心血管疾病发作为主诉的高血压患者。因为大多数乡镇卫生院离县城较远，交通不方便，而且挽救患者生命安全是很急迫的事情，所以乡镇卫生院承担的医疗任务和压力比较大。加大乡镇卫生院诊疗高血压设备投入的同时，加强培养乡镇卫生院高血压医疗人才并把这些人才留在卫生院、研究制定符合乡镇卫生院实际的高血压诊疗规范，使乡村与社区医疗机构的高血压防控达到新水平，不仅是当前和今后乡镇卫生院的任务和工作重点，也是把我国政府对人民生命健康的关爱送到千家万户的大事。

## 一、对乡村高血压患者的诊疗

就高血压诊疗而言，乡镇卫生院应抓好原发性高血压患者的血压控制，对继发性高血压，要帮助患者到县医院查出患病原因，以便对因治疗。

### （一）原发性高血压的治疗

接诊高血压的医生一定要对每一位就诊的高血压患者系统询问病史、查体、完成相应的常规检查，个别患者还要进行特殊检查，在分析资料、明确诊断后，才能给予正确的诊疗方案。大多数村卫生室的条件和医生的诊疗水平有限，这些工作难以完成。由于高血压患者群太大，县医院短期内也难以完成这些人群的诊疗工作。因此，乡村高血压患者的诊治任务就落到了乡镇卫生院医生的肩上（具体的高血压患者的诊断和处理参见第十三章《乡村与社区高血压诊疗内容与流程》）。乡镇卫生院要完成70%的乡村高血压患者的确诊、治疗方案制定的任务。

### 1. 药物治疗

降压药物是控制血压的核心，乡村高血压患者必须应用降压药物进行治疗。凡是收缩压要下降20mmHg以上和（或）舒张压下降10mmHg以上者，或有心血管疾病者，要选用联合用药方案。目前乡镇卫生院可为患者选用常用的五大类降压药物。

（1）钙拮抗剂：绝对禁忌证很少，没有不良的糖脂代谢紊乱、电解质紊乱反应，降压作用强且属于生理性降压药物，特别是长效钙拮抗剂对防治心血管疾病有重要的作用，因此适用于各个年龄尤其是老年和各人群的高血压患者。有些钙拮抗剂还能舒张冠状动脉，用于治疗冠心病、心绞痛。钙拮抗剂也是防治脑卒中的药物，适合脑血管疾病的高血压患者使用。钙拮抗剂还对肾功能有保护作用，是各种肾脏疾病特别是终末期肾脏疾病患者可选用的药物。它还适合患有周围血管疾病的高血压患者使用等。

（2）β受体阻滞剂：是一类重要的治疗心血管疾病的活性药物，也是最常用的降压药物。适用于伴有冠心病、心绞痛、心肌梗死、稳定期心衰、快速心律失常的高血压患者，对于严重心血管疾病患者的猝死有预防作用。β受体阻滞剂还适用于青年高血压、舒张期高血压、伴心率加快的高血压患者。兼有α受体阻滞的β受体阻滞剂可用于妊娠期高血压患者的治疗，但有哮喘或周围血管病变严重的患者应慎用这类药物，特别是大剂量非选择性的β受体阻滞剂。

（3）血管紧张素转换酶抑制剂（ACEI）和血管紧张素Ⅱ受体拮抗剂（ARB）：这两类药物在降低血压的同时，还可以降低各类心血管事件的发生。通过增强脂肪细胞的分泌、利用，改善胰岛素信号传递障碍，降低患者胰岛素抵抗。ACEI和ARB还有利于防止肾病进展。以下患者优先选用：高血压合并糖尿病、血脂异常、左心功能不全、心力衰竭、心肌梗死的患者和伴有脑卒中的高血压患者。对肾功能不全的高血压患者，应创造条件给患者使用，应用期间要观察血肌酐的变化情况。这两类药物有使胎儿致畸的作用，所以不可用于孕妇。

（4）利尿剂：降低收缩压的作用优于降低舒张压，优先适用于单纯收缩期高血压患者。利尿剂有排钠排水的作用，适用于伴有靶器官损害和心血管疾病的患者，特别适用于有心力衰竭的患者。利尿剂能增强其他降压药物的降压效果，是很多复方制剂的有效成分，是顽固性高血压、老年高血压、盐敏感性高血压患者的重要药物。应用中应注意观察，避免患者血钾过低，如有高尿酸血症或痛风的患者，应避免使用这类降压药物。

（5）其他类型的降压药物：α受体阻滞剂可用于有前列腺肥大的高血压患者，还可用于中、重度高血压其他药物治疗不佳者，外周动脉疾病和有糖脂代谢紊乱的患者可考虑使用。使用过程中要防止直立性低血压的发生。含有两种降压药的复方制剂对中、重度高血压可作为起始联合治疗，或作为治疗中的替代用药。含有中枢降压药物的传统复方制剂，如降压0号、复方降压片在乡村可继续作为降压药物。经国家批准的中药降压药物也可以使用。

**2. 健康生活方式指导**

健康生活方式是预防高血压的根本，治疗高血压的保障。乡镇卫生院对每一位高血压患者都要进行健康生活方式的指导。患者治疗误区比较多，要耐心地进行教育，教育高血压患者要坚持长期治疗，服用降压药物不能中断，采取低盐低脂的健康生活方式等。对于以心血管疾病就诊的患者，要教育患者保持平稳的心态和良好的心情，既消除患者的紧张情绪，又要帮助患者克服消极对待疾病的态度，做好就诊患者的健康教育工作。

（二）继发性高血压的筛查

对可疑的继发性高血压患者进行筛查，并送往县医院等上级医疗机构确诊、处理。避免将继发性高血压误诊为原发性高血压，使患者错失最佳治疗时机，导致不必要的心血管疾病的发生、发展。乡镇卫生院可以通过询问的方法进行初步筛查：详细询问高血压病史，询问患者在发现高血压之前有无发热、咽痛、腰痛、血尿等感染性疾病病史；询问高血压早期有无持续性或无规律性头痛、夜尿增多、四肢乏力，甚至行走中绊倒的病史；病程中询问治疗效果，对各种降压药物的反应，是否是顽固性高血压、波动大的高血压。也可以直接询问是否得过甲状腺功能亢进症和甲状腺机能减退症、肾小球肾炎、血液系统疾病、心血管系统疾病等。乡镇卫生院的医生通过对就诊患者的询问，结合相应的实验室检查结果，就可以把继发性高血压患者筛查出来。

## 二、对乡村高血压患者中心血管疾病的诊断

（一）发现心血管疾病

对乡镇卫生院就诊的高血压患者都要想到患有心血管疾病的可能性，因为目前乡村高血压患者中很多生活方式不健康，高盐、吸烟、喝酒的比较多，心血管疾病危险因素多，患者的血压控制得不好，为心血管疾病发生发展提供了土壤。乡镇卫生院医生应积极询问就诊高血压患者有无糖尿病、血脂异常、吸烟史、心血管疾病家族史等心血管疾病高危因素；询问有无相关的心悸、胸闷、胸痛、喘息、夜间阵发性呼吸困难、下肢水肿、晕厥、头晕、头痛、肢体乏力等心血管疾病症状；甚至直接询问是否患有心血管疾病。从高血压人群中找出心血管疾病患者，同时做简单的检查，如尿常规、心电图来进一步证实。

（二）心血管疾病发作的处理

来乡镇卫生院就诊的患者，多以心血管疾病发作为理由就诊，无论是急诊或常规门诊，无论是白天或黑夜，乡镇卫生院医生应立即对这些患者采取相应的处理措施（具体方案见第二十九章《心血管疾病发作时的现场处理》）。从村卫生

室转诊来的患者一定要想到心血管疾病的可能，主要由于农民就医意识淡薄，往往疾病很重才来看病。

**1. 明确诊断**

为明确心血管疾病的存在，进行详细的病史采集和查体尤为重要。有 CT 机的乡镇卫生院应对脑卒中患者进行头颅 CT 扫描，如暂时有困难也要检查神经系统，这对明确是否发生脑卒中有重要意义。怀疑心脏病者一定要做心电图。怀疑肾功能不全者要查尿常规、血生化等检查。乡镇卫生院一定要明确不能只凭经验办事，而要依据科学有效的治疗原则来为患者诊治，否则会酿成大错。如脑卒中分为缺血性和出血性两大类，治疗原则和用药完全相反，没有经过 CT 检查就对患者进行诊治，不仅无法让患者得到及时正确的治疗，而且会危及患者的生命安全。

**2. 患者必须留观甚至住院**

心血管疾病发作时，特别是在处理不当的情况下，会危及患者生命，更不用说不处理。对明确的心血管疾病发作者，必须进行抢救处理，同时等待县医院的救护车到乡镇卫生院转走患者。

对高度怀疑的心血管疾病患者一定要留乡镇卫生院进行必要的观察和处理，甚至让患者住院接受诊疗。

**3. 处置经过必须记录在案**

病历资料是所有医生正确诊断疾病和制订治疗方案的重要医学资料，是患者的健康档案，是疾病发展情况、调整诊疗方案、转诊上级医疗机构、调换诊治医生、其他疾病就诊的重要参考资料，也是制定高血压疾病预防方针的资料来源。因此，乡镇卫生院医生应真实、完整、系统地记录患者病情的发展、变化、体征、相关的检查结果等，给予患者疾病的相关处理和治疗方案、治疗效果和不良反应等一定要记录在案。特别是急诊抢救的患者，病情变化迅速，需要及时治疗，处理时的用药剂量和方法必须准确，这些情况必须记录下来，以备及时查阅。

## 三、乡镇卫生院在医联体中的作用

（一）合理应用检查

针对就诊高血压患者必须查清楚高血压的原因、心血管疾病危险因素、靶器官损害和心血管疾病的要求，实验室检查和特殊检查是每一位就诊高血压患者必须要做的，特别是急性脑血管病发作的患者离不开头颅 CT 检查。相关的检查是明确疾病诊断和制定处理方案的重要依据，也是医生对患者疾病诊疗过程负责任的一种方式。在县医院范围内合理配备诊断高血压所使用的检查仪器，让乡镇卫生院的医生能够充分利用县医院医联体的设备来完成高血压患者的诊断与治疗工作。

### 1. 乡镇卫生院应做的检查

乡镇卫生院给就诊高血压患者应做的常规检查项目及意义见表 15-1。

表 15-1　乡镇卫生院高血压患者应查项目及意义

| 检查项目 | 高血压的鉴别诊断 | 确定心血管病危险因素 | 发现心血管疾病 | 用药前后观察 |
|---|---|---|---|---|
| 尿常规 | + | | + | + |
| 血常规 | + | | + | + |
| 血钾钠氯 | + | | + | + |
| 血肌酐 | + | | + | + |
| 血尿酸 | | + | + | + |
| 血脂 | | + | + | + |
| 空腹和餐后2h 血糖 | + | + | + | + |
| 心电图 | | | + | + |
| 肢体动脉功能 | + | | + | + |
| 腹部 B 超 | + | | + | |

接受上述检查项目没有明显异常者，并始终无特殊反应，在应用降压药物后血压得到控制者，可以留在乡镇卫生院继续接受治疗，以备随时观察治疗。

### 2. 利用县医院的设备完成检查

如果患者血压控制不正常，特别是有如下特殊情况者：如 3 级高血压、心血管疾病危险因素多、靶器官损害严重、血压波动大、顽固性高血压、收缩期高血压、少年儿童高血压、有明确继发性高血压典型症状等的，要借助县医院或上级医疗机构的设备完成以下检查项目，见表 15-2。

**表 15-2　县医院检查应完成的检查项目及意义**

| 检查项目 | 高血压的鉴别诊断 | 确定心血管病危险因素 | 发现心血管疾病 | 用药前后观察 |
|---|---|---|---|---|
| 基础 RAAS | + | | | |
| 甲状腺功能 | + | | | |
| 超声心动图 | | | + | + |
| 动态血压 | + | | + | + |
| 肾动脉 B 超 | | | + | + |
| 颈动脉 B 超 | | | + | + |

在乡镇卫生院不能完成的检查项目，医生要根据患者已做检查项目的具体情况，写清楚转诊单、需要在县医院补充完成的检查项目等，避免患者浪费资源。检查结果报告可以带回乡镇卫生院，或与县医院资源共享。对发现的异常者如能自己处理，要充分利用乡镇卫生院的医疗资源诊治患者，这样就可减少去县医院就诊的患者人数。

**3. 合理使用 CT 设备**

我国高血压患者发生脑卒中的概率很高，尤以乡村为多。县医疗卫生管理部门可依据人口数量、人口密度的具体情况有选择地在乡镇卫生院配备 CT 设备。高度怀疑脑血管疾病的患者，经村卫生室介绍可直接到能做 CT 检查的乡镇卫生院做头颅 CT 检查。这样既有效、合理地使用医疗设备，避免配备的设备空置不用，浪费资源，也有利于避免医生只凭经验而不做 CT 检查就对脑血管疾病做诊断与处理，又避免因为医保的某些规定不能跨区域就诊而贻误患者的最佳治疗时机。

**（二）指导村卫生室工作**

乡镇卫生院的医生担负着指导所辖区域内村卫生室的工作，因此要认真学习《乡村与社区高血压防治规范》，定期到县医院进修学习，工作中要有县医院的具体工作指导。各乡镇卫生院医生要互相学习、交流，提高业务素质，保证诊断、治疗的正确。

乡镇卫生院对村卫生室的指导工作包括以下内容：指导诊疗技术，检查村卫生室的业务工作，及时纠正发现的问题。过去乡镇卫生院对村卫生室的建立和管理高血压患者做了大量的工作，收到了一定的成效，但具体的指导诊疗工作还有待进一步加强。乡镇卫生院只有部分医生从事高血压的诊疗工作，面对乡镇庞大的高血压人群，建议乡镇卫生院的内科医生都学会诊疗高血压，力所能及地承担指导各村卫生室高血压治疗工作的职责，解决村卫生室治疗高血压患者中遇到的实际问题。

村卫生室根据自身的条件和技术只能诊治单纯的、低、中危险度原发性高血压患者，对其他类型的高血压患者要转到乡镇卫生院进行诊治。对乡镇卫生院县医院转来的高血压患者，乡镇卫生院医生必须结合患者病历，向村卫生室医生讲解复杂高血压患者的诊疗技术和方法，指导他们对这部分高血压患者的随诊和管理工作。

（三）做好向县医院转诊的工作

我国人口众多，随着人民生活水平的提高，高血压越来越成为常见病、多发病，而乡村成为高血压疾病的重灾区，再加上我国医疗资源有限，分配不均，因此，需要乡镇卫生院担当起完成大部分高血压患者诊疗工作的责任。原则上，在乡镇卫生院能处理的高血压患者，应在乡镇卫生院进行处理，对于乡镇卫生院诊断困难者，先由乡镇卫生院通过病历讨论后，与县级及以上医疗机构建立网络平台（如微信交流、会诊、电话、邮件咨询）等方式完成患者的诊疗。但是乡镇卫生院技术和检查仪器设备有限，可以通过病史采集、尽快完成重要的相关检查，高度重视重症高血压患者（怀疑继发性高血压、怀疑有高血压合并脑卒中、心律失常、心绞痛、心肌梗死、心力衰竭等），接诊后快速进行能做的相关处理，及时向县医院转诊。

（余振球）

# 第十六章　社区卫生服务站高血压诊疗规范

按照我国目前的医疗体系构成，城市社区卫生服务站为社区卫生服务中心的下一级医疗机构。在日常的医疗工作中，相当多的患者首次发现血压升高是在社区卫生服务站。多数确诊高血压患者的日常血压监测、治疗方案调整及高血压急症及亚急症或心血管疾病急性发作是在社区卫生服务站进行处理。但目前社区卫生服务站的资源配置相对薄弱，需要在此工作的医务人员利用有限的医疗资源为患者提供医疗帮助，因此，社区卫生服务站的医务人员必须具备扎实的医疗技术，按《乡村与社区高血压防治规范》开展工作方可实现将高血压控制在社区的目标。

## 一、高血压的诊断

（一）高血压患者及高危人群的主要发现途径

社区卫生服务站可通过以下途径发现高血压患者，推广规范化的血压测量尤为重要。①通过为居民建立健康档案，收集血压、身高、体重等基础信息时发现血压异常人群。②前来社区卫生服务站就诊的患者呈现多年龄阶段、多病种的特点，医务人员应对前来就诊的每一位患者进行血压监测并记录于工作日志中。③通过每年为60岁以上无保障老年人和65岁以上老年人免费体检工作、两癌筛查等工作发现血压异常人群。④通过免费义诊、健康宣传、健康大课堂等活动为居民进行血压测量来发现血压异常人群。⑤居民通过自测血压方式发现血压异常而咨询、就诊。⑥在其他医疗机构就诊或体检发现血压异常后，到社区卫生服务站就诊。

（二）高血压患者及高危人群的临床资料收集

社区卫生服务站的医生有充分的时间收集高血压患者及高危人群的临床资料。

（1）高血压患者的症状和体征资料：高血压患者的症状和体征表现各不同，早期在精神紧张、情绪激动、劳累时血压升高，休息后降至正常。有一部分高血压患者，发病早期没有任何异常表现；有些人发生高血压后可出现头晕、头痛、耳鸣、失眠、心慌、胸闷、无力、视物模糊、颈项剧痛、头皮麻木、尿少、水肿等症状。

（2）辅助检查：社区卫生服务站能够做的检查项目如血常规、尿常规、血生化、心电图、腹部 B 超。

（三）高血压患者的确诊和初步分型

通过血压监测、临床资料收集和相关辅助检查综合分析，确诊高血压的病因和分型。高血压分为原发性高血压和继发性高血压两种。

（1）原发性高血压：原发性高血压是以血压升高为主要临床表现伴或不伴有多种心血管危险因素的综合征，通常简称为高血压，占高血压患者的 90% ~95%。

（2）继发性高血压：继发性高血压是指由某些确定的疾病引起的血压升高，占所有高血压的 5% ~10%。常见继发性高血压：

1）肾脏疾病：包括肾实质及肾血管疾病，如慢性肾小球肾炎、慢性肾盂肾炎、多囊肾、肾移植术后、肾单侧或双侧肾动脉主干或分支狭窄引起的高血压。

2）原发性醛固酮增多症：主要以血压升高，伴肢体肌无力、周期性瘫痪、烦渴、夜尿增多、低钾血症为特点。

3）嗜铬细胞瘤：主要以阵发性血压升高伴心动过速、头痛、出汗、面色苍白为特点。

4）皮质醇增多症：又称 Cushing 综合征，主要以血压升高、向心性肥胖、满月脸、水牛背、皮肤紫纹、毛发增多、血糖增高为特点。

5）睡眠呼吸综合征：俗称"打呼噜"，这是一种表现为睡眠期间反复发生的以咽部肌肉塌陷，气道变窄引起低氧血症为特点的呼吸紊乱综合征，常见为阻塞性睡眠呼吸暂停综合征。

6）主动脉缩窄：主要以上肢血压高于下肢血压 30 ~40mmHg 为特点。

7）药源性高血压：一些药物所致的高血压。

（3）继发性高血压的初步识别及处理：临床上遇到以下情况时，应考虑继发性高血压。①高血压患者血压波动大且常规降压药物不能控制。②症状、体征或实验室检查有怀疑线索，如肢体脉搏搏动不对称性减弱或缺失，腹部听到粗糙的血管杂音，近期出现怕热、多汗、消瘦、肾功能异常、血钾异常、甲状腺功能异常、血尿、蛋白尿等。③既往血压控制良好但近期明显增高，降压药治疗效果不佳者。④急进性和恶性高血压患者，限于社区卫生服务站的医疗资源有限，发现此类患者应转上一级医院排查继发性高血压。

（4）靶器官损害与心血管疾病的发现与处理：高血压患者如出现以下症状，提示有靶器官的损害及心血管疾病的出现，必须现场处理并转上一级医院诊治。①劳累性呼吸困难和夜间阵发性呼吸困难，应考虑左心功能不全或冠心病。②夜尿增多，颜面水肿，应考虑肾功能不全。③突然血压波动大，出现头痛、头晕、恶心、呕吐伴四肢活动障碍，应考虑急性脑卒中。④原有心血管疾病出现如上症状或症状加重者，应考虑心血管疾病急性发作。⑤血肌酐、血钾、肝功能、酮体等生化指标波动异常较大者，怀疑有相关脏器损伤情况发生。

## 二、高血压的处理

社区卫生服务站高血压的治疗分为健康教育、非药物治疗、药物治疗等方面。

### （一）健康教育

健康教育是预防和控制高血压的重要手段。健康教育可以帮助患者正确了解高血压的发生发展规律，充分认识自我保健在防治高血压的重要性，努力坚持自我锻炼。通过社区卫生服务站的板报、宣传画及定期举办的健康讲座、开展义诊活动的形式使社区居民了解高血压的病因、危险因素及其危害性。

因为社区卫生服务站的医护人员每天可以直接与社区居民接触容易取得居民的信任与支持，起着举足轻重的作用。社区居民高血压患者存在如下特点：①社区居民不知道自己患有高血压，一般在体检时发现。②生活不规律，危险因素存在。③知道自己是高血压，按感觉服药，间断服药，不就医。

针对这种情况，社区卫生服务站医务人员应做到以下几点：①对社区居民进行改变不良行为和生活习惯的管理，针对高血压及其危险因素开展健康教育，防止高血压发生。倡导人人知晓自己的血压。②对高血压易患人群，实施高血压危险因素控制，定期监测血压，以做到高血压的早期发现、早期诊断和早期治疗。③对高血压患者，坚持长期系统的定期随访和测量血压。努力使血压达标，控制并存的其他心血管疾病危险因素，减缓靶器官损害，预防心血管疾病的发生，降低致残率及死亡率。

通过健康教育，让高血压患者对自己的不良生活方式干预、加强体育锻炼及心理干预等，也是非药物治疗的手段。

### （二）药物治疗

社区卫生服务站进行的高血压药物治疗其原则、方法、控制目标等参见《乡村与社区高血压诊疗内容与流程》的药物治疗，但社区卫生服务站的医务人员应注意的是在此级医疗机构中有许多患者为高血压急症及亚急症，在评估病情后应立即给予起效快的降压药物控制血压，如卡托普利等。严密观察病情及血压变化，尽快于上级医疗机构取得联系并转诊，确保患者生命安全，为患者进一步的抢救争取时间。

### （三）高血压患者的分级管理和随访

#### 1. 建立个人健康档案

各个社区卫生服务站应按照各省、市、区卫计委统一的健康档案系统建立每个居民个人健康档案，按居民的健康情况分类分级进行健康管理。如果发现高血压患者，建立档案放入数据库，定期随访管理患者，使高血压患者得到有效的治疗并详细做好随访记录。

#### 2. 高血压健康档案书写内容

高血压患者每次就诊时应需记录血压、查体、评价治疗及干预措施效果。

病情平稳记录随访病程（SOAP）。记录主观资料（S）：详细的记录主诉、现病史、既往史、家族史、生活习惯。客观检查（O）：详细的记录体格检查。评价（A）：详细的记录诊断、鉴别诊断存在的健康问题和问题程度及预后等。计划（P）：检查/辅助检查计划药物治疗非药物治疗医生建议。降压药物应随时记录，病情变化时必须详细记录。

高血压患者慢病管理分为常规管理和规范管理。将高血压患者纳入慢性病管理，每年做好年初评估，每季度随访管理、年终评估和健康体检等记录。

#### 3. 随访中常见的问题

随访中发现原发性高血压患者血压波动大，究其原因有以下几点：①治疗是否合理是否按血压波动规律服药；是否使用短效降压药，药效没有衔接。②年龄为80岁以上的肾结石患者。③本来血压控制平稳但自行减药、换药者。④靶器官损害，心血管疾病正在发作时。这些患者只要积极去除病因，短效药改长效药，按规律长期服药，保护靶器官，血压是可以控制的。根据不同情况，进行相应调整治疗方案，并继续做好随访工作。

### （四）社区卫生服务站高血压患者的转诊

为确保患者的安全和有效治疗，减轻患者经济负担，最大限度地发挥乡村与社区医生和县医院医生各自的技术优势和协同作用，乡村与社区医生应定期去县医院进修学习，更新知识了解最新进展，县医院医生应定期下到基层，传授知识。

双向转诊的条件如下：

（1）社区卫生服务站初诊高血压转出条件：①合并严重的临床情况或靶器官损害。患者头痛、头晕症状明显，胸痛胸憋胸闷，夜尿增多。②患者年龄<30岁。③体检发现肾功能异常、血钾异常、甲状腺功能异常的血压升高，怀疑有继发性高血压者。④妊娠和哺乳期妇女。⑤怀疑白大衣高血压的可能，需明确诊断者。⑥因明确诊断需要到上级医院进一步检查者。

（2）社区卫生服务站随访高血压转出条件：①按治疗方案用药1个月，血压不达标者。②血压控制平稳的患者，无诱因再度出现血压升高并难以控制者。③血压波动较大，血压正常与升高交替出现者，临床处理有困难者。④随访过程中出现新的严重临床疾患或靶器官损害。⑤患者服降压药后出现不能解释或难以处理的不良反应。⑥高血压伴发多重危险因素或靶器官损害而处理困难者。

（3）上级医院转回社区卫生服务站的条件：①高血压诊断已明确，治疗方案已确定的1~2级高血压。②血压及伴随临床情况已控制稳定。③需定期随诊的患者，并做健康教育指导。

（李德英）

# 第十七章　社区卫生服务中心高血压诊疗规范

城市社区人口密集，人群包含各个年龄阶段和不同职业，高血压等慢性病患者众多。目前，国家将高血压管理纳入社区卫生服务基本内容，众多的初诊高血压患者和已确诊高血压患者的治疗及日常管理工作就由社区卫生服务中心担负。同时社区人口享受大中型医院专家高水平诊治机会多，要求规范治病的愿望要高，这就要求社区卫生服务中心医务人员努力提高诊治水平，发挥自己离社区居民近、时间相对多、观察随访更方便等优势，让辖区广大高血压患者血压控制达标，心脑肾得到保护，从而切实提高高血压的规范管理率。

## 一、高血压患者的筛查管理与诊断

（一）高血压患者及高危患者的筛查与管理

对通过门诊、体检确诊的本地居民高血压患者，在辖区社区卫生服务中心将首次病情录入家庭档案并开始社区卫生服务系统信息化管理。随访根据患者低危、中危、高危分层分别进行一级、二级、三级管理。

对门诊、体检确诊的非本地居民高血压患者，尽可能建立电子登记手册，并将详情记录在门诊系统以便于跟踪随访及统计。

通过门诊、体检等途径发现的高血压高危患者，符合下列情况的列入高危患者管理，应在三个月内进行随访跟踪记录（门诊、电话、不定期健康讲座等方式），填写随访记录表，有条件社区卫生服务中心也应纳入信息化管理。①超重或肥胖（体质指数>24kg/m²）。②高血压家族史（一、二级亲属）。③长期过量饮酒史。④长期高盐饮食。⑤糖尿病患者。⑥收缩压 130～139mmHg 和或舒张压 85～89mmHg。

（二）高血压的原因分析与确诊

### 1. 原发性高血压的特点

据统计，原发性高血压占高血压人群的比例高达90%～95%。我国社区卫生服务中心承载着高血压诊治管理的主体任务，对高血压患者病因的初步识别直接关系到治疗及管理的效果。在社区卫生服务中心，若患者存在以下特点要首先考虑原发性高血压：①中老年发病；有一、二级亲属的高血压家族史。②喜欢高盐饮食；体型肥胖；生活不规律；易产生情绪应激。③产生靶器官损害的时间相对较长。④使用一至两种降压药物即能将血压降至正常。

**2. 社区卫生服务中心常见几种继发性高血压的初步识别与处理**

在社区卫生服务中心门诊中，继发性高血压常常由于降压疗效不佳，靶器官损害严重或进展快成为全科医生的棘手问题。尽早识别处理与转诊可以为患者获取更好的诊治机会，这也是社区卫生服务中心慢病管理层与上级医院业务交流的主要内容之一。继发性高血压可发生于各年龄阶段，需要注意的是，中老年高血压人群中，继发性高血压常常与原发性高血压并存。以下几种情况应警惕继发性高血压的可能：①发病年龄<30岁。②下肢血压明显低于上肢或双侧上肢血压相差20mmHg以上。③血压升高伴肢体肌无力或周期性瘫痪，或伴自发性低血钾。④夜尿增多，血尿、泡沫尿或有肾脏病史。⑤阵发性高血压、发作时伴头痛、心悸、皮肤苍白及多汗等。⑥夜间睡眠时打鼾并出现呼吸暂停。⑦长期服用容易导致高血压的药物。⑧降压疗效差。

（三）靶器官损害与心血管疾病的诊断

高血压患者常常合并靶器官损害及心血管疾病，2010年《中国高血压防治指南》及国家基本公共卫生服务规范中尤其强调全面评估患者的总体危险，并在危险分层的基础上作出治疗决策。城镇社区卫生服务中心多数已经具备了初步评估靶器官损害及心血管疾病的设备条件及素质能力。对高血压合并靶器官损害及心血管疾病的早期发现与治疗能极大程度挽救患者靶器官损害和心血管疾病的进展，尤其对于心绞痛、急性心肌梗死、急性脑卒中等急性情况的早期识别及处理，更争取了患者的最佳治疗时机及转诊机会。这也是社区卫生服务中心管理高血压患者工作的重中之重。

## 二、高血压的治疗

（一）强调健康生活方式

即"非药物治疗"主要包括：提倡健康生活方式，消除不利于心理和身体健康的行为和习惯。其应用原则是：一般早期高血压患者，要针对存在的危险因素可以单独应用；2~3级高血压患者在用降压药物的同时，也要采用"非药物治疗"。

非药物治疗是根据科学实验和大样本流行病学调查总结出来的，实践证明非药物治疗简单易行，行之有效，老少皆宜。非药物治疗本身无药物治疗的不良反应，无须医疗费用，就能起到直接降压作用或辅助降压药物降压的作用。因高血压患者常常合并糖尿病、冠心病、血脂异常、肥胖症等，故在社区卫生服务中心的医务人员除须掌握高血压的相关宣教知识外，也应掌握其他与高血压并行的危险因素、等危症及心血管疾病的宣教知识，利用门诊就诊，日常健康知识宣传，定期健康知识讲座等形式对患者进行持续的健康生活方式宣教，保证非药物治疗在患者的长期治疗中落到实处。

### （二）抗高血压药物应用

**1. 高血压药物治疗的目的**

对高血压患者实施降压药物治疗是通过降低血压，减少靶器官损害，有效预防或延迟脑卒中、心肌梗死、心力衰竭、肾功能不全等心血管疾病发生；预防高血压急症、亚急症的发生。

**2. 降压达标的方式**

将血压降低到目标水平（140/90mmHg 以下；高风险患者 130/80mmHg 以下；老年人收缩压 150mmHg 以下），可以显著降低心血管疾病的风险。

及时将血压降低到目标血压水平，但并非越快越好。大多数高血压患者，应根据病情在数周至数月内（而非数天）将血压逐渐降至目标水平。年轻、病程较短的高血压患者，降压速度可快一点；但老年人、病程较长或已有靶器官损害或并发症的患者，降压速度则应慢一点。

**3. 降压药物治疗的时机**

高危、很高危高血压患者，应立即开始降压药物治疗。低、中危险度高血压患者，可在生活方式干预数周后，血压仍 ≥140/90mmHg 时，再开始降压药物治疗。

**4. 降压药物应用的基本原则**

降压治疗药物应用应遵循以下 4 项原则，即小剂量开始，优先选择长效制剂，联合应用及个体化。

（1）小剂量：初始治疗时通常应采用较小的有效治疗剂量，并根据需要，逐步增加剂量。

（2）尽量应用长效制剂：尽可能使用一天一次给药而有持续 24h 降压作用的长效药物，以有效控制夜间血压与晨峰血压，从而更有效地预防心血管疾病发生。

（3）联合用药：以增加降压效果又不增加不良反应，在低剂量单药治疗疗效不满意时，可以采用两种或多种降压药物联合治疗。事实上，2、3 级高血压为达到目标血压常需联合治疗。对血压 ≥160/100mmHg 或中危及以上患者，起始即可采用小剂量两种药联合治疗，或用小剂量固定复方制剂。

（4）个体化：根据患者具体情况和耐受性及个人意愿或长期承受能力，选择适合患者的降压药物。

**5. 常用降压药种类**

常用降压药物包括钙拮抗剂、血管紧张素转换酶抑制剂（ACEI）、血管紧张素 Ⅱ 受体阻滞剂（ARB）、利尿剂和 β 受体阻滞剂五类。此外，α–受体阻滞剂或其他种类降压药有时亦可应用于某些高血压人群。

钙拮抗剂、ACEI、ARB、利尿剂和 β 受体阻滞剂及其低剂量固定复方制剂，均可作为降压治疗的初始用药或长期维持用药。

（三）高血压的综合干预

因为高血压可以伴随很多心血管疾病危险因素，故在积极治疗高血压同时应考虑患者总体心血管危险，进行综合干预、处理并存临床疾患。尤其对吸烟、高胆固醇血症、肥胖、高同型半胱氨酸血症、血糖异常及伴随糖尿病、冠心病、脑血管病、肾脏病、外周血管病等进行相关治疗。

# 三、社区卫生服务中心几项重要工作

（一）高血压患者的双向转诊

社区卫生服务中心作为高血压诊治的主体及中层医疗机构，既承担着将疑难、危急重症高血压患者向县医院转送的任务，又承担着社区卫生服务站对难以处理的高血压患者的转诊会诊。对于经县医院诊断明确，病情稳定的患者，又将患者转回社区卫生服务中心进行治疗及日常管理。具体包括以下三项。

社区卫生服务中心初诊高血压患者向二级以上医疗机构转诊的条件：①怀疑继发性高血压者。②合并严重靶器官损害，心血管疾病及并发疾病。③处于青少年、妊娠期或哺乳期，同时血压高于正常者。

社区卫生服务中心随诊的高血压患者向二级以上医疗机构转诊的条件：①经优化治疗方案用药 2~3 个月，血压不达标者。②血压控制平稳的患者，再度出现血压升高并难以控制者。③随访过程中出现新的严重临床疾病患者。④患者服降压药后出现不能解释或难以处理的不良反应。⑤高血压伴发多重危险因素或靶器官损害而处理困难者。

上级医院转回基层社区的条件：①高血压诊断已明确。②治疗方案已确定。③血压及伴随临床情况已控制稳定。

## （二）利用联合门诊平台，充分发挥首席医护的专业指导作用

我国基本公共卫生服务项目主要由乡镇卫生院和社区卫生服务中心负责组织实施，让村卫生室、社区卫生服务站分别接受乡镇卫生院和社区卫生服务中心的业务管理，并合理承担基本公共卫生服务任务。所以城市高血压管理中，社区卫生服务中心的管理与诊疗模式直接影响到管理成效与诊疗效果。目前家庭健康档案的建立，全科医生负责制已经成为高血压管理的常态。如何进一步提升高血压的管理质量，不但需要细化管理流程及要素，更需要建立区别于全科医生管理、治疗的平台。据此，我国部分发达地区，已经建立了预约门诊、联合门诊等优质、高效服务。对于社区内血压控制不良者；出现并发症者；连续 2 次诊疗干预不能有效改善者；疾病涉及多专科，经单一门诊不能解决者可通过预约门诊形式转诊至联合门诊。联合门诊主要有两种形式：一是中心各科联合门诊，由慢病首席医生在慢病管理中心联合坐诊，原则上至少每月一次；二是与上级医院联合门诊，原则上安排每季一次。联合门诊在中心与上级医院与社区卫生服务站的双向转诊、远程会诊方面发挥了不可忽视的积极作用。

联合门诊平台的工作主体是首席医生与首席护士，是高血压复杂情况处理的执行者，对高血压患者的责任医生及责任护士起着主要的指导与沟通作用。高血压首席医生与首席护士常常是社区卫生服务中心的医疗骨干，接受上级医疗中心的连续性技能培训，拥有出色的专业诊疗能力。并且通过联合门诊平台与上级医疗中心专家取得了密切联系，比社区全科医生更具有医疗会诊资源。同时，首席医生与首席护士更具备人文关怀特点，对不同类型的高血压患者给予细致的沟通、药物调整、针对性健康宣教，打造高血压患者的"会员化"服务。

## （三）高血压患者分类健康教育

高血压是危害我国居民健康最常见的心血管病，其本身可发展为高血压危象危及生命。同时它还是脑卒中、心肌梗死、肾衰竭等疾病的重要危险因素。因此，全科医生及全科护士除了对患者进行常规诊疗，还应重视对高血压患者进行健康宣教及管理。

高血压一旦患病不能根治，往往需要终身服药，并且随着随访情况适当调整，如何指导家庭血压监测及科学服药是健康宣教的一大主题。高血压又是可防

可控的，养成健康的生活方式可以预防其发生，即使已患高血压，也可通过规律用药结合健康生活方式使其降至目标水平。不同的高血压患者存在的体质状态、不良生活方式及合并症都不同，所以对高血压患者进行分类健康教育显得十分必要。它不同于全面宣教，能做到有的放矢，切实提高健康教育成效。

**1. 知晓自己的血压**

（1）家庭血压监测：越来越多的证据表明，作为高血压传统诊断"金标准"的诊室血压已经不能反映患者真实的血压水平及心血管风险，诊室外血压测量成为诊室血压的重要补充，其中家庭血压监测为重要组成部分。家庭是高血压防治的基本单位，指导患者的家庭血压监测是进行有效综合干预及规范化管理的关键。

（2）高血压日记本的推广使用：随着居民生活水平的提高，高血压患者自我管理的意识与能力也在逐步提升。进行家庭血压监测并进行及时记录是自我管理的重要组成部分。家庭血压监测所得到的血压数据能很好地反映血压的长时变异，为临床医生完善诊治方案提供第一手资料。高血压日记本应在基层高血压防治单位进行大力推广使用。具体内容可包括：姓名、年龄、住址、日期及具体时间、基本病史、服用药物时间、药物种类、出现不良反应的时间、不良反应的表现等。

**2. 纠正高血压患者的常见认识治疗误区**

高血压作为慢性病、多发病，许多诊治观念极易在邻里街坊传播。澄清这一疾病存在的认识误区，对科学规范地防治高血压产生不可忽视的作用。常见的认识误区有：凭感觉用药，根据症状估计血压高低；不愿意过早服药；很多年轻患者被诊断为高血压后，不愿意服药，担心降压药会产生"抗药性"；血压正常了就停药；单纯依靠药物治疗高血压，忽视改善生活方式；自行购药服用；只服药、不看效果；血压降得越快、越低越好；过分关注血压数值与精神紧张；迷信保健品、保健仪器的降压作用；过分信任所谓的纯天然降压药物；随意改变服药次数及服药时间；随意掰服药物；拒绝同时服用其他改变危险因素及靶器官损害的药物。

**3. 根据不同不良生活方式及体质特点进行分类干预**

根据我国高血压人群特点，多数高血压患者均存在不同程度的不良生活方式，在高血压的发生发展中起着严重的不良效应，因此社区卫生服务中心的医务人员应根据患者的实际情况进行分类等干预。常见的不良生活方式有高盐饮食、超重和肥胖、吸烟、饮酒、缺乏运动、精神焦虑、睡眠障碍等。详细内容请参看第九章《积极开展健康教育》。

（沈　敏）

# 第十八章 各地区和各职业人群的高血压处理

不同地区、不同职业人群高血压的发病机制是相同的，但是又受不同的危险因素的影响，导致血压有不同的表现形式，其处理原则也是有差别的。本规范主要针对不同人群的处理，提高乡村和社区高血压的总体控制率。

## 一、不同地区人群高血压的特点和处理

（一）寒冷地区高血压特点和处理

我国北方，春夏秋冬四季气候变化明显，每个季节的气温均变化很大，血压的变化规律尤为明显。心血管事件存在季节聚集现象，心力衰竭、急性冠状动脉综合征和脑卒中等心血管疾病在寒冷季节的发病率和死亡率均高于温暖季节，而血压的季节变异与心血管事件密不可分。

### 1. 寒冷地区高血压特点

（1）寒冷：环境温度对人体血压有明显影响。气温下降，会使人体血管收缩，儿茶酚胺分泌增多，小血管的痉挛会使血压升高，如果在高寒地区血压较高转入湿热地区，血压常有明显下降与好转。有证据表明，平均冬季血压比夏季血压高 12/6mmHg，气温每下降 10℃，收缩压上升 1.3/0.6mmHg。

（2）高盐饮食：摄入 3～4g/d，高血压患病率为 3%；5～15g/d 患病率 33.5%。尤其北方人喜欢腌制酸菜、咸菜和泡菜，含有大量的钠盐，平均每天多摄入 100g 腌制蔬菜可以使收缩压升高 10.3mmHg，舒张压升高 6.4mmHg。高钠饮食，使肾脏对钠和水的重吸收减少，造成钠和水潴留，从而使血容量增加及刺激血管壁收缩使周围阻力增高，最终引起血压升高。

（3）过量饮酒：外面环境寒冷，为了御寒经常大量饮酒，每日至少饮一次酒，饮酒已成为生活习惯。饮酒可使肾上腺髓质释放去甲肾上腺素及肾上腺素，酒精代谢产物乙醛也可以使体内内源性去甲肾上腺素释放。同时饮酒者肾素-血管紧张素-醛固酮系统发生变化。长期大量饮酒，导致血压反复下降升高，血压波动大，终至持续性高血压，甚至引发心血管事件的发生。

（4）高能量饮食：大量的脂肪及胆固醇高的肉食摄取，这些脂肪含有大量的饱和脂肪酸，可促进动脉粥样硬化的进展，血管弹性僵硬度增加，血压升高。

（5）运动少：根据本人身体状况，选择适当运动方式，如步行、慢跑、骑车、游泳、跳舞等，进行有氧运动。降压机制大致包括心脏生理结构变化以及神经调节和体液调节，动物实验结果表明，有氧运动可通过增加胰岛素敏感性、提高迷走神经的兴奋性，改变压力感受器和化学感受器敏感性，降低交感神经活性，从而降低血压。

**2. 寒冷地区高血压的处理**

（1）寒冷地区高血压的预防

1）一级预防主要是指怎样预防和减少高血压的发生。

2）二级预防主要是指怎样预防和减少高血压人群的靶器管损害和心脏血管病等。

3）三级预防主要是指怎样控制高血压高危患者的心血管事件的发生和发展。治疗的目的是使高血压患者的血压达标，最大限度地减少心血管疾病的发生，保护靶器官。无论什么特点的高血压患者，其治疗原则与治疗原发性高血压的治疗原则相一致。此类高血压患者处理包括非药物治疗和药物治疗，但是可根据其各地区的特点导致的病理生理的改变，在治疗上有其特殊性。

（2）冬季气温下降导致高血压患者血压升高的可能原因

1）气温下降通过激活交感神经系统进而增加肾素-血管紧张素系统的活性使血压增高。

2）气温下降通过激活 L 型钙离子通道使血压增高，血管平滑肌细胞的 L 型钙通道是钙离子内流的主要途径，寒冷暴露时间的延长，胞外的 $Ca^{2+}$ 经 L 型钙通道进入细胞内引起 $Ca^{2+}$ 浓度升高，启动了平滑肌细胞兴奋-收缩耦联机制，诱发血管收缩，直接参与了高血压的发展进程。

3）寒冷暴露通过内皮素系统使血压增高。

4）寒冷暴露通过氧化应激使血压增高。

5）人们通过多种方法来预防寒冷季节血压明显升高，如适时增加或调整降压药物，以及注意保暖等，从而降低心血管事件的发生。

（3）非药物治疗

1）低盐：饮食宜清淡，每天食盐量以 5g 为宜，其他含钠佐料如酱油、味精较多时，尤其是酱豆腐，应减少食盐摄入量。

2）低脂：饮食中应控制胆固醇、饱和脂肪酸的含量，主要是控制动物性脂肪的摄入，增加不饱和脂肪酸的含量。

3）进食一定量的优质蛋白，适量植物蛋白，避免加重肾脏的负担。

4）多吃富含钾、镁、钙和纤维素的蔬菜和水果，特别是胡萝卜、芹菜、海带、紫菜、丝瓜、木耳等蔬菜。

5）适量运动：最常见的运动形式是有氧运动。美国疾病控制中心推荐每天30min 中低强度锻炼有益于健康。有氧运动是抗高血压药物治疗的辅助手段，有锻炼习惯的高血压患者与不运动的患者相比，血压控制更平稳、昼夜节律更正常。根据不同人群及其喜好，目前运动形式多种多样，瑜伽、太极拳受到人们的喜爱，并且可取得不错的降压效果。考虑到便捷、实用、经济等因素，快步走受到大多数人的青睐，并取得良好效果。

6）戒烟限酒：吸烟促使心脏血管、脑血管及外周血管的动脉粥样硬化发生和发展。吸烟还是高血压的危险因素之一。吸烟不但可引起血压增高还能降低抗高血压药物的疗效。戒烟可降血压，减少动脉硬化的发生、发展，戒烟是高血压治疗的基石之一。

（4）药物治疗：五大类降压药物均可使用。在寒冷的地区血压不仅容易升高、血压水平也升高的明显，血压波动比较大，血压变异性大，容易造成靶器官损害，因此寒冷地区高血压患者合并冠心病和缺血性脑血管病较多，故钙拮抗剂（CCB）、血管紧张素转换酶抑制剂（ACEI）、血管紧张素Ⅱ受体阻滞剂（ARB）、β受体阻滞剂和利尿剂药物应用较为有效和普遍，根据血压水平程度、有无靶器官损害可小剂量联合用药，增加疗效，降低不良反应，不仅有效控制血压，而且保护靶器官证据明确，尤其是 CCB、β受体阻滞剂和利尿剂尤为重要。

（二）沿海地区高血压特点和处理

我国不同地区高血压患病率不同，沿海等地区高血压的患病率在全国居前列。沿海地区高盐饮食人群高血压患病率和平均血压水平均高于内陆地区。

**1. 沿海地区的高血压特点**

（1）高盐饮食：在沿海地区，居民多有高盐饮食习惯，尤其嗜食海鱼、海蜇、贝类等海产品及腌制品，高盐是高血压发病重要因素。

（2）高海产品：此类地区高血压患者多伴随高尿酸血症，当地的居民多食海产品，容易形成高尿酸血症，而长期的高尿酸血症容易导致肾脏功能的损害，肾脏功能损害又可以引起高血压、血压控制不达标、血压容易波动。

（3）气温变化：沿海地区气候比较潮湿，为祛湿祛潮，很多人通过饮酒，多高能量、高蛋白物质进行抵御，养成不良的生活习惯。

**2. 沿海地区高血压的处理**

无论哪个地区高血压处理原则都是一致的。高血压控制目标是一致的，最终目的是一致的。但是针对不同的地区，饮食环境的差异处理的方法是有其特殊性。处理包括非药物治疗和药物治疗。

（1）非药物治疗：渔民在海边长期生活，尤其是偏僻的地区，交通运输不发达，海产品的摄入量较大，其进食钠盐和高嘌呤的食物较多，容易导致血容量增多，血压不容易控制。其次尿酸增高，痛风的患者较多，也是心血管疾病的重要危险因素之一。长期的尿酸增高容易导致肾功能损害，因此，对于渔民来讲，控盐和减少高嘌呤食物的摄入至关重要。

1）合理饮食：2010 年《中国高血压防治指南》建议减少脂肪、尤其饱和脂肪酸的摄入，增加不饱和脂肪酸的摄入，补充适量的优质蛋白，补充钾和钙如绿叶菜、鲜奶、豆制品等，多吃蔬菜和水果。

2）戒烟、限酒：吸烟是已经被证明了的心血管疾病发生的重要危险因素，吸烟时释放的物质，可刺激交感神经释放肾上腺素和去甲肾上腺素，从而引起血压升高。大量饮酒后体内肾上腺皮质激素和儿茶酚胺等内分泌激素升高，通过肾素血管紧张素系统激活使血压升高，因此戒烟、限酒至关重要。

3）控制体重：中国人正常 BMI 为 $19\sim24kg/m^2$，$>24kg/m^2$ 为超重、$>28kg/m^2$ 为肥胖，减轻体重可减轻胰岛素抵抗、有助于降压，尤其舒张压。

（2）药物治疗：五大类降压药物均可选择，沿海地区的高盐饮食使得水钠潴留，血容量增加，可使用利尿剂为首选，同时因当地居民的海产品的食用量较大，尿酸的含量增高，容易引起痛风的发作，肾功能损害，因此利尿剂的种类、剂量和作用的不同部位的选择十分重要。利尿剂导致的高尿酸血症呈剂量依赖性，其发生机制与利尿剂竞争性抑制尿酸排泄、血容量不足以及肾小管尿酸重吸收增加有关。已患痛风者不宜使用利尿剂。建议经过权衡利弊后排除可能造成尿酸升高的利尿剂，避免使用噻嗪类利尿剂。有研究显示 ARB 氯沙坦等可纠正噻嗪类利尿剂产生的高尿酸血症，可与促进远端肾小管对尿酸的排泄有关。因此该类利尿剂和 ARB 联合使用，可减少高尿酸血症的发生。

（三）高原地区高血压特点和处理

高原性高血压是指进入高原后，体循环动脉压增高，以舒张压增高为主，脉压相对缩小，血红蛋白高于 180g/L，持续存在可伴有一定临床症状，返回平原后血压恢复至原来水平，且可排除其他原因所致的高血压状态。沙特阿拉伯的一项研究显示高海拔地区血压比低海拔地区明显增高，相对于海平面居民，高海拔地区 45 岁以上的男性和女性具有明显较高发生高血压的风险。高原地区因其特别的地理环境，相对于非高原地区，高血压的患病率明显较高。

**1. 高原地区高血压的特点**

（1）高盐饮食：本地区居民喜食肉类，尤以当地出产的腌制后的肉，脂肪含量高，盐的摄入量大。

（2）性别差异：由于当地民族习俗，以男为尊，故男性较女性进食更多的肉类食物，植物和新鲜蔬菜少，承担较少的劳动任务，不爱运动，故而男性肥胖率显著高于女性。

（3）临床表现：患者的临床表现除头痛、失眠等症状多见外，其恶心、呕吐、气促、心悸等高原病症状较原发性高原病为多。

（4）体征：患者体征上常有心脏轻度增大，心前区可闻及轻度收缩期杂音，肺动脉瓣听诊区第二音亢进或分裂，心率较快，发绀等，这些改变与血压高低、高血压时间持续长短无关。

（5）合并症：高原高血压患者多属轻度高血压，合并心脑肾损害者少见或轻微，治疗效果好。

（6）预后：经过长期观察，高原高血压症一般预后良好，回到平原 1～60 天内，多数人血压恢复正常，各种临床症状可随之消失。

（7）海拔影响：高原地区海拔高、空气含氧量低、气压低、气温低，使外周交感神经活动、肾素-血管紧张素-醛固酮及肾上腺髓质激素分泌增强造成血管收缩，外周阻力增加，血压上升。

（8）缺氧影响：高原缺氧可以促进内皮素的释放，直接收缩血管，增加外周阻力也是高血压病重要的发病原因。

**2. 高原地区高血压的处理**

所有高血压的易患人群和高血压患者均应进行高血压的健康教育，使大家了解高血压、认识高血压、重视高血压。在治疗上包括非药物治疗和药物治疗。

（1）非药物治疗：同寒冷地区高血压患者的治疗相同。

（2）药物治疗：在实践中要注意，高原缺氧可使有的个体发生肺动脉高压，选用钙拮抗剂较为适合，可降低肺动脉高压；合并慢性高原性心脏病的患者，使用肾素血管紧张素转换酶抑制剂为首选；合并慢性高原性红细胞增多症时，注意利尿剂的使用，避免血容量减少，血液黏稠度高，引起肾前性缺血和高凝状态。北方的天气与南方比，天气比较寒冷，长期的生活习惯导致盐的摄入量大、吸烟、大量饮酒，以及由于气候寒冷，外周血管容易收缩，血压上升，在药物的选择上要注意利尿剂、β 阻滞剂的使用。

## 二、各职业人群高血压的特点和处理

研究表明特殊人群暴露于高血压病危险因素的机会较多，是罹患高血压病的高危人群，且接触高血压危险因素的种类和程度各异。

（一）司机人员的高血压特点和处理

司机高血压多发的原因是多方面的。重庆市一项研究对 746 名平均驾龄为 8.65 年的男性汽车驾驶员进行调查显示，高血压标化患病率为 28.3%，其中客车司机患病率为 33.7%，货车司机为 22.4%，出租车司机为 19.05%。驾龄、平均每天开车时间、驾驶车型、工作紧张感与高血压患病率密切相关。

**1. 高血压特点**

（1）长期精神紧张：司机是注意力需要极度集中，精神紧张而体力活动又较少的特殊职业，这一行业比较特殊，要求注意力高度集中，长期的精神紧张，刺激在大脑内构成兴奋灶，使皮层对血管运动中枢的调节失常，血管收缩的神经冲动占优势，引起小动脉紧张度增强，血压升高。

（2）疲劳驾驶：尤其长途车司机，长期坐着不动，一路疲劳奔波，通宵达旦地工作，无法正常睡觉，躯体和四肢关节保持不动，初期心血管反应能克服肌张力对血管的压力，能满足身体局部能源供应和清除代谢产物的需要，时间久了，则会造成局部肌肉缺氧、乳酸堆积易引起全身乏力疲劳，其次劳动强度大时，能使收缩压上升 60 ~ 80mmHg。舒张压不变或稍上升，致使脉压变大。

**2. 高血压的处理**

所有高血压的易患人群和高血压患者均应进行高血压的健康教育，使大家了解高血压、认识高血压、重视高血压。加强非药物治疗的重要性，使得高血压高危人群、正常高限的人群进行预防高血压的发生，高血压人群血压达标，减少心血管事件，保护靶器官。在司机高血压人群中应该注意其以下特殊性：

合理设计司机的座椅，以达到尽可能让司机身体舒适，防止过早出现疲劳状态。

坚持劳逸结合的原则，合理安排工作强度，开车时司机轮换制度，防止疲劳驾驶，避免司机精疲力竭地超负荷工作，消除引起精神紧张的各种因素，注意休息。

定期做体检，经过严格体检，方可上岗，为司机建立健康档案，实行网络管理，定期随访和个体指导，应根据各地的具体情况进行，以便及早发现和预防。

（1）非药物治疗：改变司机高血压人群的不良生活习惯，司机在驾驶车辆时一个姿势持续时间过久、工作单调、重复，容易疲劳、困倦，为维持兴奋状态，很多人喜欢吸烟，而且每天吸烟量很大。因此戒烟至关重要，可逐渐戒烟，每日减量，减少戒烟时的戒断症状，也可以服用戒烟药物，边服药边戒烟，尤其戒烟时注意产生的不适现象，给予对症处理。疲倦时小睡片刻，多给自己一点睡眠时间；失眠时下午六时后避免刺激性食物（如浓茶和辛辣的食物）；犯烟瘾时可注意力转移做别的事情。在戒烟的同时注意饮食的控制，避免体重的增加。

（2）药物治疗：五大类降压药物都可以作为常用药物。在选择药物时，根据司机人员工作的需要，尽量不选择利尿剂；司机在工作时吸烟严重，吸烟时交感神经兴奋，心率加快，可使用β受体阻滞剂；其他药物选择无特殊性。

### （二）海员的高血压特点和处理

高血压是海员的常见病。海员高血压的患病率呈上升趋势，患病年龄也趋向年轻化，已成为影响远洋船员健康的主要问题。研究显示海员高血压患病率为44.9%，德国的研究显示患病率为49.7%，我国研究显示海员高血压患病率为19.19%～35.9%。大量海员高血压普查资料表明，由于远洋船员的特殊工作环境、航海工作特点、生活环境等职业相关因素和航海人员不良的生活方式，致使船员相对从事其他工作的人群高血压患病率增高。

**1. 高血压特点**

工作环境主要指机舱内的噪声、振动、颠簸和突发台风袭击的危险等。生活方式主要是指膳食结构不均衡（多脂肪、少蔬菜、多烟酒），生活空间狭小，缺少体育锻炼。工作紧张、劳累，易引起焦虑和精神紧张，使船员产生应激，引起机体的心理、生理反应，致使血压升高。心理应激，海上漂泊寂寞、忧虑、生活单调、缺乏广泛的人际交流等。

**2. 高血压的处理**

对海员的预防工作，应重视健康教育，注意改善海员的工作环境，更新设备，减少噪声，同时注重改善饮食结构，增加运动场地，疏导和放松心理，减轻心理应激。海员在船舶上工作，高盐饮食，药物的选择注重利尿的使用。

### （三）钢铁工人高血压特点和处理

钢铁工人作为一类特殊的职业劳动者，长期暴露在高温、噪声等多种职业有害因素下，作业时体力消耗较大且存在一定精神应激，从而引起血压的异常改变。炼钢作业环境同时存在高温和噪声等污染，可能是诱发炼钢工人高血压患病率升高的主要因素。

**1. 高血压特点**

（1）高温影响：在工业生产中，由于高温，车间内存在多种热源，常可产生高温或高温高湿或高温伴强热辐射等特殊作业条件，在这种环境下进行生产劳动，会使心脏活动增强，心肌收缩的频率和强度以及心输出量增加。由于长期在高温环境下作业，机体水分大量流失，血液浓缩，血液的黏稠度增高，而且为增加散热还要向扩张的皮肤血管网输送大量血液，使心脏负荷增加，导致血压明显增高。

（2）噪声影响：噪声引起高血压的发病机制是作业工人长期暴露在噪声下，可引起儿茶酚胺类物质和去甲肾上腺素合成释放增加，通过肾上腺素能受体，引起血管收缩，外周阻力增加，使血压升高。

## 2. 高血压的处理

在钢铁工人高血压人群中应该注意以下特殊性：控制作业场所温度和噪声强度，改善作业环境，噪声作业人员应增强自我健康保护意识，加强工人防护措施是预防职业人群高血压病的重要手段，工作时佩戴耳塞等防护措施，降低噪声接触水平，将危害降到最低。

五大类降压药物均可使用。但因其工作环境的特殊性，在药物选择上应该注意：其工作环境为高温，出汗多，电解质紊乱，注意补液，慎用利尿剂，避免血容量减少，形成肺栓塞。高温出汗导致血管扩张，血压下降，注意降压药物的选择，血压维持在 140/90mmHg 左右，避免血压过低出现重要脏器灌注不足的现象，导致心血管事件的发生。噪声可使交感神经系统兴奋，可使用 β 受体阻滞剂。

（屈丰雪）

# 第十九章　各年龄人群高血压处理

老人、小孩和妇女在乡村与社区居民中占的比例很大，这些人群在高血压患病规律诊断与处理方面有一定特殊性。控制好这几个人群的血压，是落实我国基本公共卫生服务的重要内容。乡村与社区卫生机构必须认真抓好，科学规范这几个人群高血压防治的内容尤其重要。

## 一、老年人高血压的特点和处理

根据 1999 年世界卫生组织/国际高血压学会（WHO/ISH）《高血压防治指南》规定，年龄≥65 岁、持续或 3 次以上非同日坐位血压收缩压（SBP）≥140mmHg（1mmHg=0.133kPa）和（或）舒张压（DBP）≥90mmHg，定义为老年高血压。若 SBP≥140mmHg，DBP<90mmHg，则称为老年单纯收缩期高血压（ISH）。

### （一）老年人高血压的特点

（1）在老年人群中，单纯收缩期高血压、脉压增大、直立性低血压、餐后低血压、血压波动大、夜间血压升高和晨峰高血压比较多见。

（2）老年高血压常不仅仅单纯血压增高，常常合并许多其他疾病：动脉粥样硬化性疾病如冠心病、脑血管病、外周血管病，肾功能不全，血脂异常，糖尿病，老年痴呆，失眠，睡眠呼吸暂停低通气综合征及肿瘤等疾病。

（3）血压常常很难达标，尤其是单纯收缩期高血压，舒张压<60mmHg，更容易发生或加重靶器官损害，这显著增加心血管死亡率与全因死亡率。

### （二）老年高血压处理

**1. 启动治疗**

老年人高血压，当收缩压≥140mmHg 时即应进行降压药物治疗。<80 岁的老年高血压患者。如果能够耐受，收缩压在 140~159mmHg 也应该开始降压药物治疗。

**2. 治疗的目标值**

2010 年《中国高血压防治指南》提出的 65 岁以上的老年人降压目标值为

140/90mmHg，对于 80 岁以上的高龄老年人，降压目标值仍应是 150/90mmHg。

2011 年《老年高血压的诊断和治疗中国专家共识》推荐血压<150/90mmHg，若患者能耐受，可进一步将血压降至 140/90mmHg 以下。

2014 年美国成人高血压处理指南建议年龄<60 岁的患者降压目标值为<140/90mmHg，≥60 岁的患者降压目标值为<150/90mmHg，若治疗后 SBP 较低（如<140mmHg）且能耐受治疗，无影响健康或生活质量的不良反应，无需调整治疗方案。

目前尚未明确脑卒中急性期的患者积极降压的意义，对此类患者不应积极降压。对于稳定期的脑血管病患者降压目标应为<140/90mmHg。

对于伴有双侧颈动脉≥70% 狭窄的老年高血压患者的降压治疗应慎重，SBP 一般不低于 150mmHg。

### 3. 老年人高血压治疗的原则

对于合并其他疾病的老年高血压患者，去除各种引起血压波动的诱因，避免使用加重或诱发心血管并发症的药物，逐步降低血压，降压速度不宜过快，避免血压波动，保护靶器官，在患者能耐受降压治疗的前提下，在数周内逐渐使血压达标。治疗原则分为非药物治疗和药物治疗。

（1）非药物治疗：老年人高血压患者经常合并许多其他危险因素，或合并许多其他疾病。

1）低盐饮食：老年人随着年龄的增长，味觉逐渐减退，盐摄入量增加，要严格控制盐的摄入。

2）低脂饮食：随着年龄增长，机体代谢率下降，胃肠道功能减退，消化能力下降，脂肪代谢和胃排空能力差，使得脂质在血管壁沉积，因此，要控制脂类的摄入，尤其是不饱和脂肪酸的摄入。

3）戒烟限酒：吸烟是已经被证明了的心血管疾病发生的重要危险因素，吸烟时释放的物质可刺激交感神经释放肾上腺素和去甲肾上腺素，从而引起血压升高。大量饮酒后体内肾上腺皮质激素和儿茶酚胺等内分泌激素升高，通过肾素-血管紧张素系统激活使血压升高，因此戒烟、限酒至关重要。

4）改善睡眠：随着年龄增长，很多老年人睡眠质量差、失眠、多梦、易醒，睡着时打鼾，并经常有睡眠呼吸暂停低通气现象的出现，从而导致血压升高，尤其晨峰血压多见。

5）控制焦虑抑郁：老年人经常遭受到病痛的折磨，失眠容易导致焦虑抑郁，而焦虑抑郁可刺激交感神经释放儿茶酚胺增多，导致血压增高。焦虑抑郁的有效控制，可有助于平稳血压和降低血压的作用。

6）适当运动：随着年龄的增长，活动耐量和活动强度较年轻时明显减低，活动由原来的中等强度的运动减为低等强度。

（2）药物治疗：治疗老年高血压的理想降压药物应符合条件包括平稳，长效；安全，不良反应少；服药简便。

在高血压治疗过程中，测血压时不仅要测量卧位血压，更重要的是要观察立位血压，发现无症状性体位性低血压（OH）患者，寻找更适合老年人的卧立位血压值。既保护重要脏器供血，又保证立位时血压水平不至于过低，尽量减少OH所致的老年人摔伤及发生意外。因此，应测量老年人的立位血压以评估降压治疗的体位效应，避免直立性低血压及过度降低血压。

常有的五大类降压药物利尿剂、钙拮抗剂（CCB）、血管紧张素转换酶抑制剂（ACEI）或血管紧张素Ⅱ受体阻断剂（ARB）和β受体阻滞剂均可用于老年高血压的治疗。

1）无合并症的药物选择：起始治疗可单用利尿剂，钙拮抗剂，尤其是单纯收缩期高血压，β受体阻滞剂不作为首选；若血压高于目标值20/10mmHg，可考虑给予两药联合治疗作为初始用药方案；大多数老年高血压患者，往往需要两种或两种以上的降压药物控制血压；同时注意患者的危险因素，规范危险因素的管理。

2）合并冠心病与慢性心力衰竭药物选择：可选β受体阻滞剂。对于合并稳定性心绞痛或心肌梗死后的老年高血压患者，首选治疗药物是β受体阻滞剂。若用药后血压降低不理想或心绞痛仍然发作，应加用长效二氢吡啶类钙拮抗剂。也可考虑加用ACEI类药物，尤其是对于左心室射血分数（LVEF）低下或合并心衰者。对于合并心衰者，若无高钾血症和严重肾功能异常，还应考虑加用醛固酮受体拮抗剂。心肌梗死后患者禁用有内在拟交感活性的β受体阻滞剂（如普拉洛尔、氧烯洛尔、吲哚洛尔等）。

3）合并心律失常：对于合并房颤等室上性快速型心律失常的老年高血压患者，可考虑给予β受体阻滞剂，维拉帕米或地尔硫䓬等药物控制心室率。合并复杂室性心律失常的老年高血压患者，可考虑给予β受体阻滞剂。

4）合并脑血管疾病：合并脑卒中或短暂脑缺血发作（TIA）的老年高血压患者，降压药物可选择联用利尿剂和CCB。降低高血压患者脑卒中的风险，关键在于有效的降低血压，而不在于选择何种降压药物。

5）合并肾脏疾病：对于合并CKD患者，如能耐受其血压应控制在130/80mmHg以下。为达到降压目标，常需要联合3种或3种以上降压药物，包括襻利尿剂，首选ACEI/ARB治疗，与其他降压药物相比，能更好地延缓伴蛋白尿（尿白蛋白>300mg/d）的非糖尿病性CKD的恶化，扩张血管、减少醛固酮分泌、促进肾脏排钠、减少蛋白尿，改善肾功能、延缓肾功能不全的进展。当肌酐水平为 3~4mg/ml 或血钾在正常高限或以上，应慎用 ACEI/ARB；二氢吡啶类 CCB 也有一定的肾脏保护作用，而且降压作用强，无引起高血钾的不良反应，适宜伴肾功能不全的老年高血压患者应用。如有体液潴留者，应选用小剂量襻利尿剂，同时要注意电解质紊乱的不良反应。

6）合并糖尿病：如能耐受血压应降至<130/80mmHg，常常需要多种药物治疗才能达到。药物选择取决于合并症，有糖尿病（DM）和肾功不全的老年高血压患者，起始治疗应当用 ACEI 或 ARB 治疗，ACEI 与氨氯地平合用治疗，合并 DM 患者疗效优于与噻嗪类利尿剂合用。噻嗪类利尿剂会升高血糖，增加新发 DM 的风险。

α 受体阻滞剂是老年男性合并前列腺增生的常用降压药物之一，但要严格注意起不良反应，例如体位性低血压。尤其随着年龄的增长，肾功能逐渐下降，在使用醛固酮时，注意监测血钾和肾功能不全。

# 二、儿童高血压的特点和处理

儿童处于生长发育阶段，血压呈连续性分布，随年龄、身高、性别而变化，正常血压和高血压之间无绝对的分界线，不能以一个单纯的血压指标作为其高血压的诊断标准。

目前我国儿童高血压诊断多采用百分位法。对于个体而言，在至少 3 次血压测量中收缩压和（或）舒张压均大于同年龄、同性别、同身高正常儿童血压的第 95 百分位，诊断高血压。儿童血压以受情绪、环境等因素的影响，因此诊室血压常不能完全真实反应血压情况。

（一）诊断标准

**1. 百分位数血压值判断法**

以儿童群体血压数据为基础，构建儿童的血压百分位曲线，并选取相应的百分位数血压值作为高血压的诊断标准。2004 年美国国家高血压教育项目第 4 次报告提出的儿童高血压标准。具体标准设定为 SPB 和（或）DBP 位于同年龄、同性别、同身高百分位儿童血压水平的第 90 到 95 百分位之间，或血压≥120/80mmHg，诊断高血压前期；血压水平超过第 95 百分位及以上，诊断儿童高血压。但是我国儿童生长发育特点与美国并不相同。2010 年米杰提出我国 3~17 岁儿童高血压诊断标准见表 19-1、表 19-2。

表 19-1　中国 3~17 岁男性儿童血压参考标准 （mmHg）

| 年龄（岁） | 收缩压（SBP） | | | | 舒张压（DBP-K4） | | | | 舒张压（DBP-K5） | | | |
|---|---|---|---|---|---|---|---|---|---|---|---|---|
| | P50 | P90 | P95 | P99 | P50 | P90 | P95 | P99 | P50 | P90 | P95 | P99 |
| 3 | 90 | 102 | 105 | 112 | 57 | 66 | 69 | 73 | 54 | 66 | 69 | 73 |
| 4 | 91 | 103 | 107 | 114 | 58 | 67 | 70 | 74 | 55 | 67 | 70 | 74 |
| 5 | 93 | 106 | 110 | 117 | 60 | 69 | 72 | 77 | 56 | 68 | 71 | 77 |
| 6 | 95 | 108 | 112 | 120 | 61 | 71 | 74 | 80 | 58 | 69 | 73 | 78 |
| 7 | 97 | 1 | 115 | 123 | 62 | 73 | 77 | 83 | 59 | 71 | 74 | 80 |
| 8 | 98 | 1 | 117 | 125 | 63 | 75 | 78 | 85 | 61 | 72 | 76 | 82 |
| 9 | 99 | 1 | 119 | 127 | 64 | 76 | 79 | 86 | 62 | 74 | 77 | 83 |
| 10 | 101 | 1 | 120 | 129 | 64 | 76 | 80 | 87 | 64 | 74 | 78 | 84 |
| 11 | 102 | 117 | 122 | 131 | 65 | 77 | 81 | 88 | 65 | 75 | 78 | 84 |
| 12 | 103 | 119 | 124 | 133 | 66 | 78 | 81 | 88 | 65 | 75 | 78 | 84 |
| 13 | 104 | 120 | 125 | 135 | 66 | 78 | 82 | 89 | 65 | 75 | 79 | 84 |
| 14 | 106 | 122 | 127 | 138 | 67 | 79 | 83 | 90 | 65 | 76 | 79 | 84 |
| 15 | 107 | 124 | 129 | 140 | 69 | 80 | 84 | 90 | 66 | 76 | 79 | 85 |
| 16 | 108 | 125 | 130 | 141 | 70 | 81 | 85 | 91 | 66 | 76 | 79 | 85 |
| 17 | 110 | 127 | 132 | 142 | 71 | 82 | 85 | 91 | 67 | 77 | 80 | 86 |

注：P50 为各年龄组平均正常血压；P90≤BP<P95 为正常高值血压；P95≤BP<P99 为高血压；BP≥P99 为严重高血压。

表 19-2　中国 3~17 岁女性儿童血压参考标准 （mmHg）

| 年龄（岁） | 收缩压（SBP） | | | | 舒张压（DBP-K4） | | | | 舒张压（DBP-K5） | | | |
|---|---|---|---|---|---|---|---|---|---|---|---|---|
| | P50 | P90 | P95 | P99 | P50 | P90 | P95 | P99 | P50 | P90 | P95 | P99 |
| 3 | 89 | 101 | 104 | 110 | 57 | 66 | 68 | 72 | 55 | 66 | 68 | 72 |
| 4 | 90 | 102 | 105 | 112 | 58 | 67 | 69 | 73 | 56 | 67 | 69 | 73 |
| 5 | 92 | 104 | 107 | 114 | 59 | 68 | 71 | 76 | 57 | 68 | 71 | 76 |
| 6 | 93 | 106 | 110 | 117 | 61 | 70 | 73 | 78 | 58 | 69 | 72 | 78 |
| 7 | 95 | 108 | 112 | 120 | 62 | 72 | 75 | 81 | 59 | 70 | 73 | 79 |
| 8 | 97 | 111 | 115 | 123 | 63 | 74 | 77 | 83 | 60 | 71 | 74 | 81 |
| 9 | 98 | 112 | 117 | 125 | 63 | 75 | 78 | 85 | 61 | 72 | 76 | 82 |
| 10 | 99 | 114 | 118 | 127 | 64 | 76 | 80 | 86 | 62 | 73 | 77 | 83 |
| 11 | 101 | 116 | 121 | 130 | 65 | 77 | 80 | 87 | 64 | 74 | 77 | 83 |
| 12 | 102 | 117 | 122 | 132 | 66 | 78 | 81 | 88 | 65 | 75 | 78 | 84 |
| 13 | 103 | 118 | 123 | 132 | 66 | 78 | 81 | 88 | 65 | 75 | 78 | 84 |
| 14 | 104 | 118 | 123 | 132 | 67 | 78 | 82 | 88 | 65 | 75 | 78 | 84 |

续表

| 年龄（岁） | 收缩压（SBP） | | | | 舒张压（DBP-K4） | | | | 舒张压（DBP-K5） | | | |
|---|---|---|---|---|---|---|---|---|---|---|---|---|
| | P50 | P90 | P95 | P99 | P50 | P90 | P95 | P99 | P50 | P90 | P95 | P99 |
| 15 | 104 | 118 | 123 | 132 | 67 | 78 | 82 | 88 | 65 | 75 | 78 | 84 |
| 16 | 104 | 119 | 123 | 132 | 68 | 78 | 82 | 88 | 65 | 75 | 78 | 84 |
| 17 | 105 | 119 | 124 | 133 | 68 | 79 | 82 | 88 | 66 | 76 | 78 | 84 |

注：P50 为各年龄组平均正常血压；P90 ≤ BP<P95 为正常高值血压；P95 ≤ BP<P99 为高血压；BP ≥ P99 为严重高血压。

## 2. 以年龄换算定值判断法

目前公认的平均血压与年龄的换算公式为：

婴儿平均 SBP=［68+（月龄×2）］mmHg；≥1 岁 SBP=［80+（年龄×2）］mmHg

各年龄组儿童的 DBP=（SBP×2/3）mmHg。

SBP 或 DBP 高于同年龄段的平均血压 20mmHg 即可诊断为高血压。

简化的诊断标准，即婴幼儿 SBP>100/60mmHg，学龄前儿童 SBP>110/70mmHg，学龄期儿童 SBP>120/80mmHg，18 岁以上 SBP>140/90mmHg，即可诊断高血压。此标准仅考虑年龄因素，难免误诊或漏诊。

## （二）儿童高血压的病因与特点

### 1. 病因鉴别

高血压分为原发性和继发性高血压，对于 10 岁以下儿童，少见原发性高血压，年龄越小，继发性高血压可能性越大。对于青少年，高血压病因更接近于成人，以原发性高血压为主。对于已经确诊为高血压的儿童，可通过详细询问病史和体格检查，可分析导致高血压的病因，见表 19-3 ~ 表 19-5。

**表 19-3　不同年龄阶段儿童高血压的常见病因**

| 年龄 | 病因 |
|---|---|
| 新生儿 | 肾动脉栓塞、肾动脉狭窄、肾静脉栓塞、先天性主动脉缩窄、先天性肾实质异常、动脉导管未闭、支气管肺发育不良、颅内出血 |
| 1 岁 | 先天性主动脉缩窄、肾实质病变、肾血管疾病 |
| 1 ~ 6 岁 | 肾实质病变、肾血管疾病、内分泌病变、先天性主动脉缩窄、原发性高血压、医源性高血压（如药物[a]、术后）、大动脉炎 |
| 6 ~ 12 岁 | 肾实质病变、原发性高血压、肾血管疾病、内分泌疾病、先天性主动脉缩窄、医源性高血压（如药物[a]、术后）、大动脉炎 |
| 12 ~ 18 岁 | 原发性高血压、肾实质病变、肾血管疾病、医源性高血压、内分泌疾病、先天性主动脉缩窄、大动脉炎、结缔组织疾病 |

**表 19-4　根据病史的采集提示的病因**

| 病史 | 提示高血压的可能病因 |
| --- | --- |
| 头痛、视力模糊、惊厥、晨起呕吐 | 颅内压升高 |
| 心悸、心动过速 | 儿茶酚胺过多 |
| 泌尿系感染病史、水肿、尿色异常、无尿 | 肾脏疾病 |
| 多汗 | 儿茶酚胺过多、甲状腺功能异常 |
| 近期猩红热或脓疱疾病史 | 感染后肾小球肾炎 |
| 使用拟交感药物、皮质类固醇 | 药物不良反应 |
| 高血压家族史 | 原发性高血压 |
| 过度体重增长 | 肥胖 |
| 盐过多摄入 | 原发性高血压 |
| 家庭和学校的压力大 | 原发性高血压 |

**表 19-5　根据体格检查提示的病因**

| 体格检查异常 | 提示高血压的可能病因 |
| --- | --- |
| 肥胖 | 原发性高血压 |
| 向心性肥胖 | Cushing 综合征、皮质类固醇应用 |
| 生长迟缓 | 慢性肾脏病 |
| 心动过速 | 儿茶酚胺过多（嗜铬细胞瘤、神经母细胞瘤）甲状腺功能亢进 |
| 上肢血压>下肢血压 | 主动脉缩窄 |
| 满月脸 | Cushing 综合征、皮质类固醇应用 |
| 甲状腺肿大 | 甲状腺功能亢进 |
| 眼底改变 | 严重高血压，常为继发性高血压 |
| 视盘水肿 | 颅高压 |
| 痤疮、多毛、皮纹 | Cushing 综合征、皮质类固醇应用 |
| 苍白、多汗 | 嗜铬细胞瘤 |
| 腹部杂音 | 肾血压疾病 |
| 腹部包块 | 肾积水、多囊性肾病、肾脏肿瘤、神经母细胞瘤 |
| 两性畸形/男性化 | 肾上腺增生症 |
| 肌无力 | Liddle 综合征、高醛固酮血症 |

## 2. 儿童高血压的特点

儿童高血压不同于成人高血压，具有以下特点。

（1）症状不典型：儿童高血压临床表现和成人不一样，多数没有症状，容易被忽略，常在体格检查时发现，有的表现为头痛，但无特异性，常误诊为其他系统疾病。

（2）常有高血压家族史：有家族史占 50% 以上，50% 以上的儿童常伴有肥胖。

（3）血压水平高且顽固：血压水平高，不容易控制，对降压药物不敏感，无家族史是儿童青少年继发性高血压的特点。

（4）并发症较少：儿童及青少年对高血压的耐受性很好，一般不会发生脑卒中、心肌梗死和肾功能不全等并发症。

### （三）儿童高血压的处理

早期发现血压升高，应从儿童开始，每年检查 1 次血压，做到早发现，早治疗，并采取保健措施，预防心血管疾病的发生。原发性高血压儿童要进行药物和非药物治疗。非药物治疗 6 个月血压仍未达标，需要启动药物治疗。

诊治的过程中，尤其注意：不能由偶然的一次血压升高就给予治疗，必须按高血压诊断程序，确诊后再进行治疗；血压水平愈高者，继发性可能性愈大，要做全面的鉴别诊断。应根据靶器官损害情况制定降压策略：

合并靶器官损害时，血压应降至第 90 百分位以下；

未合并靶器官损害时，血压应降至第 95 百分位以下。

#### 1. 非药物治疗

（1）增强体力活动：积极参加体育锻炼，缺乏体育锻炼容易使脂肪堆积，体重增加。体育运动有助于降低儿童尤其是超重者的 BMI 并改善其血管功能。减少静坐活动（看电视或打电子游戏），应少于每天 2h。注意在高血压 II 期血压未控制时，要限制竞争性体育运动。

（2）控制饮食并调整饮食结构：低脂牛奶，特别是肥胖儿童，限制甜食，不饮含糖的饮料，禁食油煎、高脂肪食品等垃圾食品，鼓励多食蔬菜、水果和粗粮。

（3）减轻体重：体重减轻 4 ~ 5kg，血压可下降 5 ~ 10mmHg。控制体重可降低血压对钠盐的敏感性，减少血脂异常和胰岛素抵抗等高血压的危险因素

（4）限盐：每日盐的摄入量减少到 2 ~ 3g，血压平均下降 5 ~ 8mmHg。

（5）心理平衡：消除引起精神紧张的因素，合理安排学习和休息，避免熬夜，减轻学业造成的精神负担。

#### 2. 药物治疗

（1）治疗原则：①采用较小的剂量可以获得可能的疗效，单药开始，治疗 4

周后血压下降不明显，可逐步增加剂量或更换药物，以获得最佳疗效。②选用不影响儿童正常发育、不良反应小，药效为长效、谷峰比值高的药物。③为使降压效果增大，不增加不良反应，可小剂量联合用药，血压控制满意，可逐步减少药物剂量，最小剂量维持，不可骤然停药。

（2）目前已有20多个针对儿童及青少年高血压药物的临床研究，下列药物通过了美国食品药品监督管理局（FDA）批准可用于儿童及青少年高血压治疗。

1）CCB：目前已有氨氯地平和非洛地平的儿童临床研究，氨氯地平被批准可用于治疗儿童高血压，非洛地平和硝苯地平尚未证实治疗儿童高血压的安全性及有效性。

2）ACEI：是治疗儿童高血压的常用药物，对慢性肾功能不全的患儿有明显的肾脏保护作用，可明显减轻蛋白尿。依那普利、福辛普利、赖诺普利和贝那普利均通过FDA批准，用于治疗儿童高血压。而卡托普利目前无大型临床研究证实其治疗儿童高血压的有效性，并且该药为短效药物，容易造成血压波动。

3）ARB：为治疗儿童高血压的常用药物之一。大量儿童临床研究证实其药物的安全有效，尤其对慢性肾功能不全的患儿。氯沙坦、缬沙坦、坎地沙坦、奥美沙坦均通过FDA批准用于治疗儿童高血压，但是厄贝沙坦尚未被证实治疗儿童高血压的安全性及有效性。

4）β受体阻滞剂：能改善心衰患者的临床症状，而且可明显地减少心血管事件。目前仅有美托洛尔通过FDA批准用于治疗儿童高血压。比索洛尔和卡维地洛尚未建立治疗儿童及青少年高血压的有效性及安全性。

## 三、妇女高血压的特点和处理

女性在不同的时期内分泌变化，使其血压的变化规律不同于男性。女性因受年龄、月经周期、妊娠、分娩、泌乳、绝经及药物等多方面的影响，女性高血压比男性高血压更为复杂。正常妇女40岁以前收缩压低于男性，而绝经后尤其60岁以后明显高于男性。有研究显示40岁以前女性的血压可以随着月经周期而波动。

（一）女性高血压的特点

### 1. 月经周期

月经周期包括滤泡期、排卵期和黄体期，其间雌激素水平是不断波动的，血压也随其波动。在月经周期中，雌激素能通过减少儿茶酚胺的分泌来影响交感神经系统的兴奋性，降低血压，并能通过降低血管紧张性和血管阻力来防止妇女心血管疾病的发生。另外，经前期紧张综合征也可影响血压。女性的血压波动与月经周期、绝经前后的激素水平有关。其波动的程度远远高于男性，绝经期后的女性由于血压波动所导致心血管事件也高于男性。

### 2. 妊娠期

妊娠期高血压综合征严重影响母婴健康，是孕产妇和围生期婴儿死亡的主要原因。妊娠 20 周后，孕妇发生高血压、蛋白尿及水肿称为妊娠期高血压综合征。早期临床表现为妊娠高血压，伴或不伴有水肿、蛋白尿。进一步发展表现为先兆子痫、子痫。妊娠期高血压复发率20% ~ 50%。先兆子痫比孕期血压正常女性未来发生高血压的危险性增加。妊娠期慢性高血压患者出现蛋白尿，血清肌酐>1.4mg/d 时可增加胎儿流产和肾脏疾病恶化危险性。

### 3. 绝经前后

研究证实绝经期前高血压发病率明显低于男性，绝经后高血压发病率比绝经前明显增加，甚至可达 2 倍。围绝经期雌、孕激素水平开始降低。雌激素对血管紧张素转换酶的产生有抑制作用，这可能与绝经后血压上升关系最为密切。雌激素的减少还可导致绝经后妇女脑卒中的发病率较高，但随机化试验已证明，应用激素替代治疗的女性脑卒中的风险也增加。雌激素对血管紧张素转换酶（ACE）的产生有抑制作用，这与闭经后血压上升关系最为密切。雌激素水平降低后对肾素–血管紧张素系统（RAS）的抑制作用减弱，使不同程度的血管收缩和 RAAS 系统的活性增高，是产生绝经期高血压的重要原因。

## （二）女性高血压的处理

女性高血压控制策略与男性是一致的。五大类降压药物对所有人群均可受益。但是不同的药物有不同的适应证，不同的年龄段、危险因素的不同，药物使用不同。如 ACEI 和 ARB，可能有增加胎儿发育畸形；ACEI 类导致咳嗽及 CCB 致周围血管性水肿的不良反应，女性发生率比男性相对高；利尿剂更易使女性引起低钠血症，而男性容易产生痛风。

### 1. 非药物治疗

减轻体重，限制食盐，减少膳食脂肪，补充适量优质蛋白质，注意补充钾和钙，多吃蔬菜和水果，戒烟限酒，增加体力活动，减轻精神压力，保持平衡心理，降低心血管事件。美国心脏病协会最新指南建议每天适当强度锻炼持续30min 以上。并推荐饮食要富含水果、蔬菜和谷类及高纤维食物。每周至少消费鱼油含量丰富的鱼类两次。每天饱和脂肪酸的用量应<10%，如果<7%最好。胆固醇的用量<300mg/d，盐摄入量<5g/d。

## 2. 药物治疗

药物治疗的直接目标是降低血压，长远目标是减少心、脑、肾、血管等靶器官的损害，降低心血管事件的危险度。药物选择应根据患者的具体情况个体化治疗。鉴于女性常合并有肥胖、高胰岛素血症及胰岛素抵抗，以及肾素-血管紧张素系统和交感神经系统亢进，故治疗上以血管紧张素转换酶抑制剂（ACEI）和血管紧张素Ⅱ受体拮抗剂（ARB）和β受体阻滞剂为主。并针对女性不同时期的血压变化进行相关的治疗。

（1）青少年女性（7～25岁）：主要是预防高血压的发生（尤其有高血压家族史的）。养成健康的生活方式，少食油炸食品，限制甜食，增加放学后的运动。

（2）中青年女性（25～40岁）：体重控制不良是高血压的主要原因，同时规律的月经周期中的雌激素水平的变化也是血压波动的原因之一，由于这部分女性雌激素水平良好，其保护性作用可使RAAS活性相对正常；针对经前综合征的血压特点，对于月经中高血压的患者，建议周期性使用小剂量利尿剂（经前1～2天以及经期和经后1～2天加利尿剂），也可配一定的镇静剂进行血压的调整；此年龄段女性甲状腺功能亢进比例相对高，可使用一定β受体阻滞剂。

（3）妊娠前和妊娠期间慢性高血压：妊娠前有高血压患者一定要明确高血压的原因，是否有靶器官损伤。特别要排除嗜铬细胞瘤因分娩时更容易发作，有较高的死亡率。计划怀孕者禁忌使用ACEI和ARB类抗高血压药物。妊娠期间降压药物的使用一定要慎重。妊娠3个月内血压持续在160/100mmHg以上者建议终止妊娠，持续妊娠会对母体及胎儿带来不利的影响并导致自然流产，使用降压药物的治疗会影响胎儿的正常发育；对于高血压伴靶器官损害者需应用抗高血压药以控制血压，特别血压达到150/100mmHg以上者在妊娠期均不应给予降压治疗；能使用ACEI及ARB，在3个月内尽可能不服用任何降压药物，孕5～7个月可以选用甲基多巴、β受体阻滞剂和钙拮抗剂。

（4）更年期高血压：该时期主要与绝经后体内雌激素水平低下有关，因此有效地调节体内激素水平，服用β受体阻滞剂可以改善交感兴奋性对高血压的影响。ACEI或ARB可以改善低雌激素诱发的RAAS激活。尤其更年期高血压常见单纯收缩期高血压，钙拮抗剂应作为首选。

（屈丰雪）

# 第二十章　基层继发性高血压筛查建议

继发性高血压是由全身系统各脏器的某一种疾病引起的高血压，当查出具体疾病并有效去除或控制原发疾病后，作为继发性高血压可被治愈或明显控制。继发性高血压在高血压人群中占5%～10%。乡村与社区医生可能认识不足，继发性高血压患者的原发疾病常被忽略以致延误诊断。提高对继发性高血压的认识，及时明确原发疾病并针对原发疾病处理将会大大降低因高血压造成的高致死率及致残率。因此，明确乡村与社区对继发性高血压筛查思路，及时发现可能的原发疾病，送县医院尽早处理十分重要。

## 一、乡村与社区继发性高血压筛查思路

### （一）了解特点

乡村与社区医疗机构设备设施有限，检测手段有限，对继发性高血压患者完成确定诊断存在困难。因此，建立适合乡村与社区的继发性高血压筛查思路非常必要。临床常见的继发性高血压原因有：肾脏疾病和肾血管疾病；原发性醛固酮增多症、库欣综合征、嗜铬细胞瘤和甲状腺疾病；主动脉缩窄；大动脉炎；睡眠呼吸暂停低通气综合征和妊娠期高血压疾病。乡村与社区医生应了解常见类型继发性高血压患者的临床特点，从询问病史、查体和基本化验检查时就应注意发现这些继发性高血压。

**1. 人群特点**

（1）性别：年轻女性发病要考虑到大动脉炎和甲亢等内分泌疾病。如果妊娠期女性出现高血压要想到妊娠期高血压。

（2）年龄：年龄轻，要排除大动脉炎、主动脉缩窄、肾实质疾病和肾血管疾病。老年突发高血压排除肾动脉狭窄。

**2. 发病特点**

（1）血压特点：一般发病早且无家族史，如30岁以前患病且血压水平高，一般达2～3级；血压波动大；突发重度高血压、病情进展快；夜间高血压。

（2）对降压药物反应：常规降压治疗效果差；对血管紧张素转换酶抑制剂（ACEI）或血管紧张素受体拮抗剂（ARB）敏感，注意排除肾动脉狭窄。

靶器官损害和心血管疾病：较早出现靶器官损害及心血管疾病，如眼底检查发现与病程及年龄不相符的眼底改变、左室肥厚和蛋白尿。

### 3. 伴有原发疾病的临床表现

伴有内分泌功能紊乱的临床表现；有低血钾或肌无力病史；血尿、泡沫尿和腰背疼痛要警惕肾实质疾病；经常感冒、发热伴随高血压要排除大动脉炎；嗜铬细胞瘤患者血压波动性明显，阵发性血压增高伴心动过速、头痛、出汗和面色苍白等症状；原发性醛固酮增多症以长期高血压伴顽固的低血钾为特征，可有肌无力周期性瘫痪，部分患者头痛伴夜尿增多；皮质醇增多症除高血压外，有向心性肥胖、满月脸、水牛背、皮肤紫纹、毛发增多和血糖增高。

### （二）如何发现

### 1. 系统问病史

强调询问血压情况，应从中学问起，了解不同年龄段的血压水平。这有助于了解血压升高的原因。此外注意了解患者身高、体重的变化和血压的关系。

询问患者高血压患病时间、平时血压水平、对不同类型降压药物的反应、最高最低血压及血压昼夜波动的变化规律及伴随的症状及体征。如患者患病时间长、血压水平高、平时血压控制不佳，注意询问及查找有无靶器官损害和心血管疾病的线索。应用利尿剂是否有乏力和低血钾。低血钾的原因：①摄入不足，进食差。②丢失过多。腹泻、长期使用利尿剂及某些继发性高血压如原醛。如血钾水平<3mmol/L，则继发性高血压可能性大。继发性高血压所致低钾血症，一般补钾治疗后，血钾补至正常水平所需的时间长。关注患者发现高血压之前是否有感冒、发热、腰酸、腰痛、急慢性肾病、主动脉缩窄等疾病病史，询问尿液性状、夜尿量及次数、下肢水肿否、血肌酐水平、是否有夜间打鼾伴呼吸暂停情况、有无高血糖及其出现时间与高血压发生的时间关系、急慢性肾病史、第二性征发育及月经状况，是否有服用激素、甘草类药物和避孕药等药物病史。妊娠期出现高血压者，应询问高血压发生的时间、是否合并蛋白尿、水肿和子痫、妊娠结束后血压状况，以鉴别是否为妊娠期高血压。遇到语速快、主诉多且症状分散在多个系统和动态血压平稳却诉自测血压高的患者，询问睡眠状况和精神创伤史，排除精神疾病引起的高血压。有肥胖、吸烟饮酒史、高血压家族史者，尤其常规药物治疗效果佳者，则患原发高血压可能性大。询问是否有心慌、出汗、烦躁及是否伴随阵发性血压升高排除甲亢和嗜铬细胞瘤。

**2. 注重体征，寻找可能原发疾病**

体格检查时应测量双上肢血压、听颈动脉部位和腰腹部血管音。

四肢血压可以检测早期动脉硬化的存在，还在筛查大血管疾病方面发挥重要作用。下肢血压低于上肢血压，双上肢血压差大于 20mmHg 可能有大血管病变，如大血管畸形（先天性主动脉缩窄）、多发性大动脉炎和动脉硬化闭塞性疾病等。应进一步查动脉多普勒、CTA 或血管磁共振，明确病因。

心率增快、大便不成形伴次数增多及突眼，甲亢可能性大；发现下肢黏液性水肿，应查甲状腺功能，排除甲状腺疾病；伴库兴面容或第二性征改变应注意排除内分泌性高血压；听诊注意颈部、腹部和腰部杂音，了解颈动脉狭窄、主动脉缩窄和肾动脉狭窄的存在与否。肥胖、颈部短粗和小下颌，注意询问是否夜间打鼾病、伴呼吸间歇及憋醒情况，排除睡眠呼吸暂停低通气综合征。

**3. 检查结果异常**

肢体动脉弹性除可以检测早期动脉硬化的存在，还在筛查大血管疾病发挥重要作用，如大血管畸形（先天性主动脉缩窄）、多发性大动脉炎和动脉硬化闭塞性疾病等。进一步检查参见"四肢血压"。

心电图或超声检查发现左心室肥厚与病程和血压水平不符；高血压伴低血钾要按诊疗思路排除继发性高血压；顽固低血钠要排除肾上腺皮质功能减退症；中量至大量蛋白尿伴有管型提示肾小球疾病，尿常规检查示红细胞管型提示肾小球炎症，B 超示双肾萎缩、肾皮质回声增强、皮髓交界不清提示肾性高血压。

## 二、几种常见继发性高血压的诊断与处理

### （一）肾实质性高血压

**1. 临床特点**

肾实质性高血压是最常见的继发性高血压之一，其血压升高常为难治性，是青少年患高血压急症的主要病因。由于高血压自身没有典型的表现症状，所以高血压的诊断一般都是在肾脏疾病诊断的时候被发现和诊断。常见的肾脏实质性疾病包括急、慢性肾小球肾炎、多囊肾；慢性肾小管-间质病变（慢性肾盂肾炎、梗阻性肾病）；代谢性疾病肾损害（痛风性肾病、糖尿病肾病）；系统性或结缔组织疾病肾损害（狼疮性肾炎、硬皮病）；也较于遗传性肾脏疾病（Liddle 综合征）、肾脏肿瘤（肾素瘤）等。不同的原发或继发性肾脏实质病变，伴发出相应

的临床表现，如腰酸背疼、血尿、泡沫尿、少尿、水肿、贫血、电解质紊乱等。

**2. 拟诊条件的确定**

通常情况下，可以通过肾功能检查和影像学检查以及尿常规检查就可以得到诊断。

肾实质性高血压的诊断依赖于：①肾脏实质性疾病病史。蛋白尿、血尿及肾功能异常多发生在高血压之前或同时出现。②体格检查往往有贫血貌、肾区肿块等。③常用的实验室检查。血、尿常规检查；血电解质（钠、钾、氯）、肌酐、尿酸、血糖、血脂检查；24h尿蛋白定量或尿白蛋白/肌酐比值（ACR）、12h尿沉渣检查，如发现蛋白尿、血尿及尿白细胞增加，则需进一步行中段尿细菌培养、尿蛋白电泳、尿相差显微镜检查，明确尿蛋白、红细胞来源及排除感染；肾脏B超可了解肾脏大小、形态及有无肿瘤；如发现肾脏体积及形态异常，或发现肿物，则需进一步做肾脏CT/MRI以确诊并查病因。④眼底检查。⑤有条件的医院可行肾脏穿刺及病理学检查。

肾实质性高血压需与高血压引起的肾脏损害和妊娠高血压相鉴别，肾实质性高血压肾脏病变的发生常先于高血压或与其同时出现；血压水平较高且较难控制、易进展为恶性高血压；蛋白尿/血尿发生早、程度重、肾脏功能受损明显。患肾实质性高血压者多于妊娠20周内出现高血压伴蛋白尿或血尿，易发生先兆子痫或子痫，分娩后仍有高血压。

**3. 处理原则**

肾实质性高血压应低盐饮食（每日<6g）；大量蛋白尿及肾功能不全者，宜选择摄入动物优质蛋白，并限制在0.3~0.6g/（kg·d）。在针对原发病进行有效治疗的同时，积极控制血压<130/80mmHg，有蛋白尿的患者应首选ACEI或ARB作为降压药物；长效钙拮抗剂、利尿剂、β受体阻滞剂、α受体阻滞剂均可作为联合治疗的药物；如肾小球滤过率<30ml/min或有大量蛋白尿时，噻嗪类利尿剂无效，应选用袢利尿剂治疗。ACEI或ARB类药物是有蛋白尿的肾实质性高血压患者降压治疗的首选。这些肾素血管紧张素系统抑制剂的药物不仅能够有效地降低患者的血压水平，还能够对患者的肾脏进行有效的保护，从而能够成功地将患者进入终末期肾病的进程推迟，这些药物对于中重度肾功能不全者也有很大的帮助；对于重度肾功能不全的患者转县医院进一步诊治。

**（二）原发性醛固酮增多症（原醛症）**

原醛症是由于肾上腺皮质发生病变导致分泌过多的醛固酮，出现水钠潴留，血容量增多，肾素–血管紧张素系统的活性受抑制的临床综合征。

### 1. 临床特点

高血压、低血钾、夜尿增多、低血浆肾素和高血浆醛固酮的临床综合征，常见原因是肾上腺腺瘤、肾上腺增生，临床上还可见于腺癌和糖皮质激素可调节性醛固酮增多症（GRA）等不常见原因。

### 2. 拟诊条件的确定

在难治性高血压中近20%的患者有低血钾。乡村与社区医生对早发高血压或顽固性高血压，伴有持续性或利尿剂引起的低血钾（血钾<3.5mmol/L）、肾上腺嗜铬细胞瘤性高血压和有原醛症家族史的高血压患者进行原醛症的筛查。对高血压伴低肾素低血钾、碱血症，血皮质醇正常，血浆醛固酮与肾素活性测定及比值（ARR），阳性（>20）者，疑诊原醛症。

### 3. 处理原则

肾上腺增生患者可口服螺内酯药物治疗和肾上腺瘤所致原醛症，手术治疗摘除腺瘤。

高血压的处理：对于上述治疗方法无效或不能选择的患者，可选用血管紧张素转换酶抑制剂（ACEI）、血管紧张素Ⅱ受体阻滞剂（ARB）和钙拮抗剂单药治疗或联合治疗。单独应用排钾利尿剂容易出现低钾血症，已有低钾血症的患者应慎用。排钾利尿剂与螺内酯合用，可减少低钾血症的发生。

### （三）嗜铬细胞瘤

### 1. 临床特点

持续性或阵发性高血压，伴典型的嗜铬细胞瘤三联征，即阵发性"头痛、多汗、心悸"，同样可造成严重的心、脑、肾血管损害；大量儿茶酚胺进入血液引发高血压危象、低血压休克及严重心律失常等"嗜铬细胞瘤危象"。高血压伴有以下情况之一：①为阵发性、持续性或持续性高血压伴阵发性加重；压迫腹部、活动、情绪变化或排大、小便可诱发高血压发作；一般降压药物治疗常无效。②发作时伴头痛、心悸、多汗三联症表现。③同时有体位性低血压。④伴糖、脂代谢异常、腹部肿物。⑤伴有心血管、消化、泌尿、呼吸、神经系统等相关体征，但不能用该系统疾病解释的。

**2. 拟诊条件的确定**

怀疑嗜铬细胞瘤的应转县医院进行临床评估及确诊检查。尿儿茶酚胺（>1500nmol/L）、尿3-甲基，4-羟基-扁桃酸（VMA）、尿3-甲氧基肾上腺素（MN）、尿3-甲氧基去甲肾上腺素（NMN）升高或发作时血儿茶酚胺升高（NE >1500pg/ml，E>300pg/ml）。B超、CT扫描、MRI、生长抑素受体显像和[131]I-MIBG试验有利于定位诊断。

**3. 处理原则**

多数嗜铬细胞瘤为良性，手术切除是最有效的治疗方法，但手术有一定的危险性，术前需做好充分的准备；[131]I-MIBG治疗目前是除手术切除肿瘤以外最有价值的治疗方法，主要用于恶性及手术不能切除的嗜铬细胞瘤的治疗。嗜铬细胞瘤血压增高幅度大，一般各类降压药物均可以应用。α肾上腺素能受体阻滞剂和（或）β肾上腺素能受体阻滞剂可用于改善嗜铬细胞瘤间断或持续地释放儿茶酚胺激素作用于肾上腺素能受体后，引起的持续性或阵发性高血压、心动过速、心律失常等临床症状。用β肾上腺素能受体阻滞剂前，使用α肾上腺素能受体阻滞剂以防高血压加重。

（四）库欣综合征

库欣综合征即皮质醇增多症，其主要病因分为ACTH依赖性或非依赖性库欣综合征两大类；前者包括垂体ACTH瘤或ACTH细胞增生（即库欣病）、分泌ACTH的垂体外肿瘤（即异位ACTH综合征）；后者包括自主分泌皮质醇的肾上腺腺瘤、腺癌或大结节样增生。

**1. 临床特点**

库欣综合征患者有以下临床特点：①向心性肥胖、水牛背、锁骨上脂肪垫；满月脸、多血质；皮肤菲薄、瘀斑、宽大紫纹、肌肉萎缩。②高血压、低血钾、水肿、碱中毒。③糖耐量减退或糖尿病。④骨质疏松或有病理性骨折、泌尿系结石。⑤性功能减退，男性阳痿，女性月经紊乱、多毛、不育等。⑥儿童生长、发育迟缓。⑦神经、精神症状。⑧易感染、机体抵抗力下降。⑨消化道溃疡。

**2. 拟诊条件的确定**

怀疑患者为库欣综合征，应转上级医院进一步诊治。库欣综合征的诊断分三步，首先确定皮质醇增多，第二明确是否ACTH依赖性，第三步为病灶定位。根据临床表现，并符合实验室依据中的①、②、③三条者即可诊断。实验室依据：①血浆皮质醇昼夜节律消失，0 点皮质醇>5μg/dl。②尿游离皮质醇升高（UFC正常值不超过 276nmol/24h）。③小剂量地塞米松抑制试验不被抑制。血皮质醇和尿游离皮质醇不被抑制到对照正常值以下。④11pm 唾液皮质醇的水平高于正常。胰岛素诱发低血糖试验时血皮质醇无明显上升。

血浆 ACTH 测定：测定血浆 ACTH 对皮质醇症的病因鉴别有较大价值。正常值 20～100pg/ml，Cushing 病 ACTH 在正常值上限或略高于正常值；异位 ACTH患者都高于正常值，半数以上>300pg/nmol；肾上腺皮质瘤或肾上腺腺癌患者ACTH 低于正常值。

肾上腺 CT、B 超、MRI，蝶鞍 X 线，垂体 CT、MRI 检查可发现相应病变。

### 3. 处理原则

治疗目标是尽可能恢复正常的血浆皮质醇水平。不同病因的库兴综合征治疗方法不同。包括手术治疗、放疗和药物治疗。在高血压的处理中，各类降压药物均可应用，一般单药或联合用药血压可能不能达标。如伴低钾血症时慎用排钾利尿剂。

（1）垂体性 Cushing 病：经蝶窦显微手术切除垂体瘤或微腺瘤，尽可能保留正常垂体组织。垂体放疗是术前术后的重要辅助治疗。术后复发患者结合病情综合应用垂体放疗、药物治疗或肾上腺次全切除术。因某种原因不能行垂体手术且病情重者，可行肾上腺次全切除术。

（2）肾上腺腺瘤：手术摘除腺瘤时尽量保留正常肾上腺组织。肾上腺腺癌应尽早手术。已有远处转移者，术后应加放疗或化疗。血浆皮质醇水平仍高者需综合应用阻滞肾上腺皮质激素合成的药物。

（3）异位 ACTH 综合征：尽早发现原发癌肿病灶，尽早据病情选择手术、放疗或化疗。轻症或不愿手术患者，可用药物治疗（调控 ACTH 释放的药物或抑制肾上腺类固醇激素合成的药物）。

（五）肾动脉狭窄

肾动脉狭窄的根本特征是肾动脉主干或分枝狭窄，导致患肾缺血，肾素血管紧张素系统活性明显增高，引起高血压及患肾功能减退。

### 1. 临床特点

肾动脉狭窄患者的临床特点是：①恶性或顽固性高血压。②原来控制良好的高血压失去控制。③高血压并有双肾区或者腹部血管杂音。④高血压合并血管闭塞证据（冠心病，颈部血管杂音，周围血管病变）。⑤无法用其他原因解释的血清肌酐升高。⑥血管紧张素转换酶抑制剂（ACEI）或紧张素Ⅱ受体拮抗剂（ARB）降压幅度非常大或诱发急性肾功能不全。⑦与左心功能不匹配的发作性肺水肿。⑧高血压并两肾大小不对称。

**2. 拟诊条件的确定**

肾动脉狭窄诊断目的包括：①明确病因。②明确病变部位及程度。③血流动力学意义。④血管重建是否能获益。由于肾动脉狭窄的临床表现多无特异性，需结合临床线索做进一步诊断性检查。目前有许多无创诊断方法，主要包括两方面：肾动脉狭窄的解剖影像学诊断（多普勒超声、磁共振血管造影、计算机断层血管造影）和功能学诊断（卡托普利肾图、分肾肾小球滤过率、分肾静脉肾素活性），可根据临床需要和实际能获得的检查项目及医院的技术实力予以选择。经动脉血管造影目前仍是诊断肾动脉狭窄的金标准，用于确定诊断及提供解剖细节。如肾动脉主干或分枝直径狭窄<50%，病变两端收缩压差<20mmHg 或平均压差<10mmHg，则有血流动力学的功能意义。

**3. 处理原则**

改善狭窄、控制血压、改善和保护肾脏功能是肾血管性高血压的治疗原则。目前，对狭窄≥75%的患者采用支架置入手术或者是经皮肾动脉球囊扩张手术的方法来治疗。肾动脉狭窄所造成的肾功能损伤的严重程度决定该方法取得的降压功能以及对肾脏功能的改善作用。双肾动脉狭窄忌用 ACEI 和 ARB 类降压药物。单肾动脉狭窄可以应用 ACEI 和 ARB 类降压药物，应注意肾功能和尿量变化。肾血管性高血压可以应用除 ACEI 和 ARB 类其他任何一类降压药物。

（六）主动脉缩窄

**1. 临床特点**

先天性主动脉缩窄者表现为年轻时即存在高血压，因此就诊而发现主动脉缩窄。表现为上肢高血压，而下肢脉弱或无脉，双下肢血压明显低于上肢（ABI<0.9），听诊缩窄血管周围有明显血管杂音。获得性主动脉狭窄主要包括大动脉炎、动脉粥样硬化及主动脉夹层剥离等所致的主动脉狭窄。肾动脉开口水平远端的腹主动脉狭窄一般不会导致高血压。

**2. 拟诊条件的确定**

根据临床表现结合无创检查即可诊断，如多普勒超声、磁共振血管造影、计算机断层血管造影可明确缩窄的部位和程度。一般认为如果病变的直径狭窄≥50%，且病变远近端收缩压差≥20mmHg，则有血流动力学的功能意义。

### 3. 处理原则

首选外科手术，对于不能手术或术前的患者，各类降压药物均可应用，降压过程中应注意患者是否出现下肢乏力症状，如果有可能此时血压水平对患者来说偏低了。

### （七）大动脉炎

大动脉炎（TA）是一种累及主动脉及其主要分支的慢性进行性非特异血管炎性疾病，肺动脉亦常受累。受累血管表现为血管壁全层炎性改变，血管病变以狭窄和闭塞为主要表现，亦可因炎症损害中层动脉壁而致动脉扩张或动脉瘤形成。它多发于30岁以前的青年女性，高血压是常见临床表现之一。分布存在地域差异，中国、日本等亚洲国家报道居多，南美洲、欧美国家相对较少。其发病机制目前尚不清楚。一般认为是自身免疫损伤造成的大血管炎症所致并与遗传因素相关。

### 1. 临床特点

大动脉炎患者临床常表现为血沉增快、C反应蛋白升高、血清抗主动脉抗体滴度增高。大动脉炎累及动脉部位广泛，因病变部位、程度的不同，临床表现各异。常表现为全身炎性反应及其受累脏器缺血症状，如头晕、视力减退、晕厥、卒中、高血压、心衰、肱动脉或股动脉搏动减弱或消失等。在局部症状或体征出现前数周，患者可有全身不适、易疲劳、发热、食欲缺乏、出汗、体重下降、肌痛、关节炎和结节红斑等非特异症状。

### 2. 诊断标准

以下6项指标满足3项即可以诊断：①发病年龄≤40岁，出现症状或体征时年龄<40岁。②肢体间歇性运动障碍，活动时一个或更多肢体出现乏力、不适或症状加重，尤其以上肢明显。③一侧或双侧肱动脉搏动减弱。④双侧上肢收缩压差>10mmHg。⑤一侧或双侧锁骨下动脉或腹主动脉闻及杂音。⑥动脉造影异常，主动脉一级分支或上下肢近端的大动脉狭窄或闭塞，病变常呈局灶或节段性，且不由动脉硬化、纤维肌发育不良或类似原因引起。

### 3. 临床表现与机制

高血压常为大动脉炎的首发临床表现，表现为年轻患者顽固性高血压，60%

以上的大动脉炎患者合并高血压。大动脉炎引起继发性高血压原因有多种，最常见病因是大动脉炎累及肾动脉，造成一侧或双侧肾动脉综窄引起的肾血管性高血压；此外大动脉炎累及胸、降主动脉，造成严重狭窄引起主动脉狭窄性高血压，高血压的发生可因机械阻力增加所致，也可能与肾脏缺血后释放肾素增多有关，心排出血液大部分流向上肢而可引起上肢血压高，下肢血压低或测不到；大动脉炎继发性主动脉瓣关闭不全所致的收缩期高血压；接受糖皮质激素治疗的患者可能因较重的水钠潴留引起或加重高血压。此外，少数患者因长期血管炎症易导致动脉硬化引起或加重高血压。

**4. 处理原则**

给予综合治疗，降压治疗的同时监测疾病的活动性，必要时应用激素和（或）免疫抑制剂控制大动脉炎活动性，TNF-α 拮抗剂对于上述治疗难以控制活动性的难治性大动脉炎有较好的疗效。酌情给予抗栓、抗动脉硬化等综合性治疗措施，必要时可考虑选择介入或手术治疗。

血压控制水平须兼顾全身血管病变情况，大动脉炎继发高血压一般较难控制，常需联合用药，降压药物选择应考虑血管累及部位、引起高血压的原因、药源性影响等因素，如双侧肾动脉狭窄患者不宜选择肾素血管紧张素系统抑制剂，激素致水钠潴留须联用适量利尿剂。单纯降压药物治疗难以控制者，如有介入治疗指征者，可行介入治疗；不宜采取介入治疗但有外科手术适应证时，可采用手术治疗。患者术后可减少降压药物种类和用量，如术后血压重新升高，常提示病情复发。

（八）阻塞性睡眠呼吸暂停低通气综合征

睡眠呼吸暂停低通气综合征是指由于睡眠期间咽部肌肉塌陷堵塞气道，反复出现呼吸暂停或口鼻气流量明显降低，临床上主要表现为白昼嗜睡、睡眠打鼾，频繁发生呼吸暂停的现象，可分为阻塞性、中枢性和混合性三型，以阻塞性睡眠呼吸暂停低通气综合征（OSAHS）最为常见。OSAHS 常可引起高血压、心律失常、急性心肌梗死等多种心血管疾病。临床至少 30% 的高血压患者合并 OSAHS，而 OSAHS 患者中高血压发生率高达 50%～80%。血压升高往往表现为夜间高血压、清晨高血压和难以控制的高血压。OSAHS 与高血压有着密切的关系，其机制不清。认为主要与睡眠时呼吸暂停所致的间断性低氧血症、睡眠片段化，交感神经系统活性持续性增加、RAAS 被激活，血浆醛固酮水平升高、内皮功能紊乱及氧化应激加重内皮功能紊乱使内源性一氧化氮（NO）生成受抑制，血管舒张减少和血管收缩增强，最终导致血压升高、血浆内皮素-1 的浓度升高、另外，有人提出血管紧张素转换酶基因的插入/删除多态性和 OSAHS 的相互作用也是高血压发展的一个可能的机制。

### 1. 临床特点

OSAHS 患者的临床特点有以下几方面：①夜间打鼾，严重者可以憋醒。②睡眠行为异常。③白天嗜睡、乏力，严重者可随时入睡。部分患者精神行为异常。④个性变化。部分患者可出现性功能障碍；查体：患者多有肥胖、短颈、鼻息肉；鼻甲、扁桃体及腭垂肥大；软腭低垂、咽腔狭窄、舌体肥大、下颌后缩及小颌畸形。

### 2. 拟诊条件的确定

多导睡眠监测是诊断 OSAHS 的"金标准"。诊断标准为每晚 7h 睡眠中，呼吸暂停及低通气反复发作在 30 次以上和（或）呼吸暂停低通气指数 ≥5 次/小时；呼吸暂停是指口鼻气流停止 10s 以上；低通气是指呼吸气流降低到基础值的 50% 以下并伴有血氧饱和度下降超过 4%。

### 3. 处理原则

减轻体重和运动、限酒、侧卧睡眠和避免使用镇静催眠药物等生活方式的改善对 OSAHS 很重要，口腔矫治器对轻、中度 OSAHS 有效；而中、重度 OSAHS 往往需用 CPAP；对有鼻、咽、腭、颌解剖异常的患者可考虑相应的外科手术治疗。改善通气状况后，患者血压水平大多较之前降低。

降压药物选择：合并 OSAHS 的高血压患者应用 β 受体阻滞剂降压效果好；因 OSAHS 高血压患者，左室肥厚发生概率高，可以选择 ACEI 或 ARB 类降压药物。此外，选择半衰期长的药物，可以控制覆盖夜间和清晨时段血压水平。

（九）妊娠高血压

### 1. 流行病学

妊娠合并高血压的患病率占孕妇的 5%～10%，其中 70% 是与妊娠有关的高血压，其余 30% 在怀孕前即存在高血压。

### 2. 妊娠合并高血压的类型

妊娠合并高血压的类型包括慢性高血压、妊娠期高血压和先兆子痫三类。慢性高血压指的是妊娠前即证实存在或在妊娠的前 20 周即出现的高血压。妊娠期高血压为妊娠 20 周以后发生的高血压，不伴有明显蛋白尿，妊娠结束后血压可以恢复正常。先兆子痫定义为发生在妊娠 20 周以后的血压升高伴临床蛋白尿（24 h 尿蛋白≥300mg）；重度先兆子痫定义为血压≥160/110mmHg，有大量蛋白尿，并出现头痛、视力模糊、肺水肿、少尿和实验室检查异常（如血小板计数下降、肝酶异常），常合并胎盘功能异常。

### 3. 处理原则

非药物治疗的目标（限盐、富钾饮食、适当活动、情绪放松）是有效的治疗方法，应作为药物治疗的基础。由于所有降压药物对胎儿的安全性均缺乏严格的临床验证，药物选择和应用受到限制。妊娠期间的降压用药不宜过于积极，治疗的主要目的是保证母子安全和妊娠的顺利进行。治疗的策略、用药时间的长短及药物的选择取决于血压升高的程度，以及对血压升高所带来危害的评估。在接受非药物治疗措施以后，血压≥150/100mmHg 时应开始药物治疗，治疗目标是将血压控制在 130~140/80~90mmHg。

### 4. 妊娠合并高血压的处理

（1）轻度妊娠高血压：药物治疗并不能给胎儿带来益处，也没有证据可以预防先兆子痫的发生。此时包括限盐在内的非药物治疗是最安全的，有效的处理方法。对于怀孕前高血压、存在靶器官损害或同时使用多种降压药物的患者，应根据妊娠期间血压水平调整药物剂量，原则上采用尽可能少的药物种类和剂量，同时应充分告知患者，妊娠早期用药对胎儿重要脏器发育影响的不确定性。

（2）重度妊娠合并高血压：治疗的主要目的是最大程度降低母亲的患病率和病死率。对重度先兆子痫，建议静脉应用硫酸镁，密切观察血压、键反射和不良反应，并确定终止妊娠的时机。

降血压药物的选择：必要时谨慎使用降压药物。常用的静脉降压药物有甲基多巴、拉贝洛尔和硫酸镁；口服药物包括 β 受体阻滞剂或钙通道阻滞剂；硫酸镁是治疗严重先兆子痫的首选药物。妊娠期间禁用 ACEI 或 ARB。

*（十）甲状腺疾病*

### 1. 甲状腺功能亢进（甲亢）

（1）临床特点：怕热、多汗、易饥饿、心率增快、腹泻、容易激动、伸手细微震颤等高代谢综合征、甲状腺肿大、眼征。女性可有月经稀少，男性可有阳痿。

高血压的特点：收缩压高、舒张压低、脉压增大、平均动脉压无明显变化。

（2）拟诊条件的确定：高代谢综合征、甲状腺肿大、眼征临床表现，实验室检查有血清总甲状腺素（$TT_4$）和总三碘甲状腺原氨酸（$TT_3$）升高或仅 $TT_3$ 升高，$FT_3$ 升高和 $FT_4$ 正常或升高，血清促甲状腺激素（TSH）多是降低的。TRH 兴奋实验无反应、$T_3$ 抑制试验不被抑制、甲状腺摄$^{131}$I 率增加，且高峰前移。甲状腺超声可确定甲状腺位置、外形、大小、有无结节及初步判定结节的性质。此外，可测定抗甲状腺球蛋白抗体（TGAb）、抗甲状腺过氧化物酶（TPOAb）和促甲状腺激素受体抗体（TRAb）的含量。Graves 病 TRAb 是阳性。炎性甲亢不合并甲状腺相关性眼病，甲状腺摄$^{131}$I 率检查是被抑制的、TRAb 是阴性的；不需治疗。

（3）处理原则：甲亢治疗有三种方法，抗甲状腺药物治疗、放射碘治疗和手术治疗。

抗甲状腺药物治疗适应范围广，药物治疗适合甲亢孕妇、儿童、甲状腺轻度肿大的患者，治疗一般需要 1～2 年，治疗中需要根据甲状腺功能情况增减药物剂量。抗甲状腺药物有两种——咪唑类和硫氧嘧啶类，代表药物分别为甲巯咪唑（又称"他巴唑"）和丙硫氧嘧啶（又称"丙嘧"）。硫脲药物抑制甲状腺内的碘有机化，减少甲状腺激素的合成。药物治疗应注意药物相关不良反应，包括粒细胞减少、药物过敏、肝功能受损、关节疼痛和血管炎等。

放射碘适合甲状腺中度肿大或甲亢复发的患者。放射碘对孕妇和哺乳妇女是绝对禁忌证。手术治疗适合那些甲状腺肿大显著，或高度怀疑甲状腺恶性肿瘤的，或甲状腺肿大有压迫气管引起呼吸困难者。

高血压的处理：甲亢继发高血压时，首要治疗原则是治疗甲亢。甲亢控制了，甲状腺激素减少，甲状腺激素对心脏的直接作用和依赖儿茶酚胺对心血管的间接作用减弱。使增强的心肌收缩力、增快的心率、增加的排血量恢复，进而使升高的收缩压下降。此外，甲亢时升高的肾素-血管紧张素-醛固酮系统活性、甲状腺激素通过扩血管物质如一氧化氮等，导致外周血管扩张、阻力减少、心排量增加，收缩压升高、舒张压下降。随着甲状腺激素减少，收缩压下降、舒张压恢复，高血压得以改善。硫脲药物不抑制甲状腺摄碘和已合成激素的释放，则治疗初期应加用 β 受体阻滞剂，如普萘洛尔、美托洛尔等，可以立即纠正心脏高动力状态和室上性心律失常，减少心脏高输出，缓解心动过速、怕热、焦虑和降低血压。普萘洛尔还有抑制外周 $T_4$ 向 $T_3$ 转化的作用。如应用 β 受体阻滞剂，血压仍不能降至正常，还可联用 ACEI、ARB、利尿剂和钙拮抗剂。

## 2. 甲状腺功能减退症（甲减）

（1）临床特点：成人发生甲减时，一般早期表现无明显特异性，部分患者有畏寒、乏力、表情淡漠、面色苍白、水肿、体重增加、唇厚舌大、皮肤粗厚、毛发稀疏、声音低顿等表现。

心血管表现有心率减慢、心包积液，约10%患者伴高血压；神经系统表现有记忆力减退、智力低下、嗜睡；其他系统表现有黏液性水肿、便秘、性功能紊乱等。

高血压特点：舒张压升高、外周血管阻力正常或轻度升高、动脉压中度升高。

（2）拟诊条件的确定：临床有甲状腺功能减退的典型表现，结合实验室检查 TSH 升高、$TT_3$、$TT_4$、$FT_3$、$FT_4$、$rT_3$ 均下降和甲状腺摄 $^{131}I$ 率减低，即可诊断。测定 TSH 兴奋实验甲状腺摄 $^{131}I$ 率、TRH 兴奋实验和甲状腺抗体，可明确甲减的类型为原发性、垂体性、下丘脑性，还是免疫性。

1）原发性甲减症：TSH 明显升高同时伴游离 $T_4$ 下降。亚临床型甲减症血清 $TT_4$、$TT_3$ 值可正常，而血清 TSH 轻度升高，血清 TSH 水平在 TRH 兴奋剂试验后，反应比正常人高。

2）垂体性甲减症：血清 TSH 水平低或正常或高于正常，对 TRH 兴奋试验无反应。应用 TSH 后，血清 $TT_4$ 水平升高。

3）下丘脑性甲减症：血清 TSH 水平低或正常，对 TRH 兴奋试验反应良好。

4）周围性甲减（甲状腺激素抵抗综合征）：中枢性抵抗者 TSH 升高，周围组织抵抗者 TSH 低下，全身抵抗者 TSH 有不同表现。

但部分患者仅表现为高血压，通过甲状腺功能检查，才能发现病因。因此，对于舒张性高血压，尤其是老年人舒张性高血压，要注意检查甲状腺功能。

（3）处理原则：甲状腺功能减退症需终生替代治疗，口服甲状腺片或左甲状腺素为主。以保持甲状腺功能正常，达到临床甲状腺功能减退症状和体征消失、血清 TSH 维持在正常值范围为目标。凡病因清楚而又能治愈的甲状腺功能减退，应针对病因进行治疗。患者服用了抗甲亢药物或碘剂所引起的甲状腺功能减退，可不必补充左甲状腺素片，只需停药观察，一般在停药后会自发恢复正常甲状腺功能。

治疗的剂量取决于患者的病情、年龄、体重和个体差异。成年患者 L-$T_4$ 替代剂量为 $50\sim200\mu g/d$，平均 $125\mu g/d$。甲状腺片替代治疗剂量为 $60\sim180mg/d$。年龄 $\leqslant50$ 岁、既往无心脏病史患者起始剂量可以尽快达到完全替代剂量；>50 岁患者服用 L-$T_4$ 前要常规检查心脏状况，一般从 $25\sim50\mu g/d$ 开始，每日 1 次，口服，每 $4\sim6$ 周增加 $25\mu g$；甲状腺片的起始剂量为 $15\sim30mg/d$，以后每 2 周增加 $15\sim30mg$，直至达到治疗目标。患缺血性心脏病者起始剂量宜小，调整剂量宜慢，防止诱发和加重心脏病。存在腺垂体功能减退病情较重者，应在皮质激素治疗后开始甲状腺激素的替代治疗，以免发生肾上腺皮质功能不全。

高血压的处理：甲减继发高血压经过甲状腺激素治疗后，多数自然缓解，并不需要特殊处理。因为甲减患者血浆醛固酮升高、钠潴留、血管加压素增高、红细胞生成素增加与外周血管张力变化导致舒张期血压升高；心钠素减低引起血压升高。随着甲减纠正，血浆醛固酮、血管加压素、红细胞生成素下降和心钠素升高，血压因而下降。如血压仍不能达标，可选用 ACEI、ARB、利尿剂和钙拮抗剂。甲减患者通常代谢率低、心率偏慢，因而很少选择 β 受体阻滞剂。

（曾　荣）

# 第二十一章　乡村与社区育龄期
# 女性血压管理建议

妊娠和产子对于女性和家庭是十分重要的事情，然而在妊娠过程中出现的各种不良状况都可能对结局产生不利影响。妊娠期高血压疾病是导致母婴死亡的一大杀手，因此积极进行血压管理，预防、发现和处理妊娠期高血压疾病，对于育龄期女性至关重要。

育龄期女性的血压管理，以宣教、随访为主要形式，这是乡村与社区等基层医疗机构最容易实施的。村卫生所/社区卫生服务站是育龄期女性血压管理的第一线，乡卫生院/社区卫生服务中心来指导、督查和发现问题，他们把发现的育龄期女性患者转诊到县医院内科和妇产科共同解决问题。各级医疗机构相互配合，最大限度地解决育龄期女性血压问题，能为母婴健康提供强有力的保障。本规范适用于育龄期且有生育意愿的女性妊娠前、中、后的血压管理。

## 一、妊娠期女性血压管理的重要性

### （一）妊娠期高血压综合征的定义

妊娠期高血压疾病（妊娠期高血压综合征）是妊娠期常见的疾病，是指妊娠女性出现的血压异常增高，以高血压、水肿、蛋白尿、抽搐、昏迷、心肾衰竭、甚至发生母儿死亡为临床特点。分为以下四类：①妊娠期高血压。②子痫前期–子痫。③慢性高血压（任何原因）。④慢性高血压并发子痫前期。

### （二）流行病学及危害

我国妊娠期高血压疾病在孕妇中的患病率为 9.4% ~ 10.4%。其所造成的孕产妇死亡率约占妊娠相关疾病死亡率的 10% ~ 16%，是孕产妇死亡的第二大原因，仅次于产科出血。研究发现，妊娠期高血压综合征患者较一般孕妇更易出现以下几种情况：胎儿窘迫、新生儿窒息、孕妇产后出血、剖宫产、围生儿死亡和新生儿出生体重低等。子痫前期患者这些情况发生的概率比一般妊娠期高血压患者更高。另外，妊娠期高血压疾病可显著增加胎儿生长受限、胎盘早剥、弥散性血管内凝血、脑水肿、急性心力衰竭以及急性肾衰竭的风险，是孕产妇和胎儿死亡的重要原因。由此可见，妊娠期高血压疾病不论对母亲还是婴儿都会带来严重的危害，要采取有效的方法进行科学的管理和预防，降低疾病的发生率。

（三）血压管理是妊娠期高血压综合征预防、发现和处理的关键

由于妊娠女性，人数众多，而早期发现妊娠期高血压综合征只需测量血压，因此，可以在乡村与社区医疗机构进行妊娠期高血压疾病筛查。

降压治疗是妊娠期高血压疾病综合治疗的重要组成部分。合理控制血压就可以减少子痫发生，预防心血管意外、胎盘早剥等严重并发症。因此，妊娠前后的血压管理十分重要。

慢性高血压合并妊娠的治疗包括非药物治疗与药物治疗，其治疗目标是预防高血压急症的发生并尽可能延长健康妊娠的时间。降压治疗的目的是预防子痫、心血管意外和胎盘早剥等严重危害母胎健康的急性事件发生。由于妊娠期高血压综合征的症状为全身小动脉痉挛，不同于普通成年人高血压，因此降压治疗也绝不能生搬硬套，否则可能会对母婴造成更大伤害。根据美国妇产科医师学会《妊娠期高血压疾病指南 2013 版》的建议，对于收缩压＜160mmHg，舒张压＜105mmHg且无终末期靶器官损害的慢性高血压女性（即轻至中度高血压的孕妇），并不建议其行抗高血压药物治疗，因为抗高血压药物虽可降低发展为重度子痫前期的风险，但在子痫前期或子痫中，胎盘早剥和围产儿死亡的发生率没有改变，而且可能增加小于胎龄儿的发生风险及胎儿畸形的风险。对持续性收缩压≥160mmHg 或舒张压≥105mmHg 的慢性高血压女性（即重度高血压孕妇）应行抗高血压药物治疗，并维持血压在 120/80mmHg 至 160/105mmHg 之间。对于有靶器官损伤的女性，其降压的目标血压应为收缩压＜140mmHg，舒张压＜90mmHg。

# 二、妊娠期女性血压管理的内容

（一）妊娠前的血压管理

在妊娠前及早发现育龄期女性血压异常，并在妊娠前得到较好的控制，是提高妊娠质量、保证孕产妇的安全和胎儿顺利出生的关键。因此，对于有妊娠意愿的女性应检测血压，如血压正常可准备妊娠。如血压升高，则应嘱患者及时到上级医疗机构就诊，查明高血压原因，在必要时进行干预，降压药物可选用不影响妊娠的药物。在达到妊娠要求后才能在这些医疗机构的指导下妊娠。具体内容如下。

**1. 村卫生室和社区卫生服务站的工作**

村卫生室或社区卫生服务站要对管辖区域内的育龄期女性进行宣教，每人测

量一次血压，并且叮嘱她们在准备妊娠前再来测量血压。非同日血压均低于140/90mmHg 的女性可准备妊娠。测量血压的注意事项如下：

测量手臂的选择：第一次检查时应测量左、右上臂血压。因为约 20% 的人左右上臂血压差别>10mmHg，称为臂间血压差异。臂间血压差异持续>20mmHg时高度提示上肢动脉闭塞及主动脉缩窄，应提醒患者到县医院就诊。当左右上臂血压不一致时，采用数值较高侧手臂测量的血压值。

测量手臂的位置：测量血压时气囊位置应该与右心房水平同高，坐位时右心房水平位于胸骨中部第四肋水平。卧位时使用小枕支托以使上臂与腋中线同高。

测量次数：每次测量前应在静坐或静卧 5min 后再测血压。患者的第一次血压测量结果往往是较高的。因此每次测量血压至少 3 次，中间间隔 1min，取 2 次接近值的平均值作为患者的血压。如果两次测量值相差 5mmHg，应再进行测量，计算 3 次的平均血压值。

**2. 乡卫生院和社区卫生服务中心的工作**

对于发现血压升高的女性，则要嘱其尽快到乡卫生院或社区卫生服务中心就诊，检查高血压原因。对于原发性高血压患者，乡卫生院或社区卫生服务中心应指导其改变生活方式，戒烟、远离被动吸烟、低盐低脂饮食、防止过度紧张劳累和熬夜等不良生活习惯，经调整生活方式后血压正常者可妊娠。血压仍不达标者要到县医院启动药物治疗，血压正常后妊娠。如怀疑继发性高血压，则应及时转诊到县医院检查和治疗原发病，经治疗后血压达标则可考虑妊娠，若血压仍异常，则应再次寻找原因，调整治疗，在血压达标后方可考虑妊娠。若血压始终无法达标，则应嘱患者到县级以上医疗机构积极治疗原发性高血压或继发性高血压的原发病，由上级医疗机构决定是否应延缓或放弃妊娠。

**3. 了解用药原则**

根据 2012 年《妊娠期高血压疾病血压管理中国专家共识》，妊娠期间可以服用的药物包括：①甲基多巴，首选用药。②拉贝洛尔，优先考虑。③美托洛尔缓释剂，可考虑选用，但需注意加强对胎儿的监测，警惕心动过缓与低血糖的发生。④硝苯地平，可用于妊娠早中期患者。⑤噻嗪类利尿剂，妊娠前已服用噻嗪类利尿剂治疗的孕妇可继续应用，妊娠期间发生全身性水肿、急性心力衰竭或肺水肿者也可选用，如并发子痫前期则应停止服用。

乡村与社区医疗机构虽然没有给妊娠女性用药的权利，但必须了解用药原则，以提醒那些正在服用影响母胎安全药物的女性及时到上级医疗机构调整用药。对于有条件、有意愿妊娠的女性，如果有高血压又需要服用降压药物的情况，一定要选择妊娠期可以使用的药物。

（二）妊娠期间的血压管理

对于乡村与社区医疗机构来说，女性妊娠期间的血压管理最重要的工作就是随访和健康宣教。随访主要是对血压和症状的监测，健康宣教则是对生活方式的指导。妊娠期高血压综合征的治疗并不作为乡村与社区医疗机构的工作重点，产检、药物的应用及其他处理应嘱患者到上级医疗机构进行咨询和治疗。

**1. 随访**

对于存在以下高危因素的孕妇，应嘱其积极关注血压，如发现血压升高应及时到上级医疗机构就诊。妊娠期高血压综合征的高危因素包括：①初产。②前次妊娠并发子痫前期。③慢性高血压和（或）慢性肾脏疾病。④血栓病史。⑤多胎妊娠。⑥体外受精-胚胎移植。⑦子痫前期家族史。⑧1 型糖尿病或 2 型糖尿病。⑨肥胖。⑩系统性红斑狼疮。⑪高龄（≥40 岁）。

嘱孕妇半月至少来测量一次血压，每次产检时也要测量血压。若发现血压升高或有升高趋势，则应每周测量血压。如血压有变化随时到上级医疗机构就诊。鼓励患者在家中自备血压计，最好使用台式水银柱血压计，乡村与社区医疗机构应指导有能力的患者家属掌握血压计的使用，以便在家中每日为孕妇测量并记录，每天尽量选择同一时段测量。

另外，妊娠期高血压综合征以高血压、水肿、蛋白尿、抽搐、昏迷、心肾衰竭等为症状，每次随访孕妇时应注意询问是否有以上症状，如有出现，则应密切监测血压，并做下一步处理。

**2. 健康宣教**

非药物治疗适用于所有妊娠期高血压综合征患者，普及非药物治疗知识的关键就在于健康宣教。多项研究表明，对孕妇采取科学有效的健康宣教，可预防或降低妊娠期高血压疾病的发生。而对于已患有妊娠期高血压综合征的孕妇则可使其重视疾病，提高防控意识，有效控制血压上升和体重增长，保障母婴健康。

（1）集体宣教：给孕妇发放宣教手册，定期进行健康讲座，使孕妇了解基本的孕期生理卫生、身体变化及与本病有关的医学知识，避免影响健康的危险因素。嘱患者一定要按时产检。

（2）生活指导：孕期生活有规律，戒烟，远离二手烟，忌大量饮酒，保证休息和充足睡眠。孕中期以后尽量采取左侧卧位，抬高下肢15°，减少子宫对腹主动脉及下腔静脉的压迫，增加回心血量，改善子宫和胎盘的灌注，防止发生胎儿宫内窘迫。坚持做一些低强度的运动，尤其是有氧运动。另外，妊娠孕妇情绪不稳定也是诱导妊高征发生的重要因素，医生应对焦虑患者进行心理疏导，让她们稳定情绪，放松心情，减少心理因素对血压的影响。

（3）饮食指导：一般应选择优质蛋白质、优质脂肪、高维生素和膳食纤维的健康饮食，保证补充足够的铁和钙剂，保证牛奶、新鲜蔬菜和水果的量。不提倡严格限盐，但可适当低盐饮食。另外，一定要强调不能过分补充营养，关注体重增长速度，肥胖不仅对孕妇的血糖及血压有负面影响，还会增加新生儿未来发生肥胖及糖尿病的风险。

**3. 妊娠期高血压疾病的诊断**

（1）妊娠期高血压：孕 20 周后新发血压≥140/90mmHg，无蛋白尿，产后 12 周内恢复正常。

（2）子痫前期：出现高血压同时伴有以下表现：①血小板减少（血小板计数<100×10⁹/L）。②肝功能损害（血清转氨酶水平为正常参考值 2 倍以上）。③肾功能损害（血肌酐升高大于 97.2μmol/L 或为正常参考值 2 倍以上）。④肺水肿。⑤新发生的脑功能或视觉障碍。

（3）子痫：在子痫前期基础上新发抽搐，可在产前、产时或产后发作。

（4）慢性高血压伴妊娠：指妊娠 20 周前收缩压≥140mmHg 或舒张压≥90mmHg，并持续至产后。

（5）慢性高血压并发子痫前期：妊娠 20 周前后新发蛋白尿并满足下列条件之一的患者即可诊断为慢性高血压并发子痫前期：①血压突然升高，或在原先降压药物治疗基础上需要加药。②突然出现其他临床指征，如肝酶升高。③血小板<100×10⁹/L。④出现自觉症状，如右上腹疼痛、剧烈头痛。⑤肺充血或肺水肿。⑥肾功能不全（血肌酐浓度≥97.24μmol/L，或患者无其他肾脏疾病时，肌酐浓度升高 2 倍）。⑦突然出现大量持续性蛋白尿。

这些疾病均可由县医院妇产科和内科诊断和处理，乡村与社区医疗机构应负责及时发现问题，及时上送，协助上级医疗机构做好随诊工作。

（三）产后的血压管理

妊娠期高血压患者的血压会在产后 12 周以内逐渐恢复正常，而慢性高血压女性会继续保持升高的水平。所以，妊娠期高血压综合征产后血压转归可分为以下几种：①血压恢复正常。②血压先下降至正常，半年到一年后回升。③血压继续升高。④随着年龄增长血压逐渐升高。乡村与社区医疗机构在这一阶段的工作重点是观察血压（至少 3 年）、哺乳期用药问题以及帮助产妇产后恢复。美国妇产科医师学会《妊娠期高血压疾病指南 2013 版》建议慢性高血压女性在产后继续行降压治疗，并鼓励母乳喂养。在哺乳期可选择母乳中浓度较低的药物，如普萘洛尔、拉贝洛尔和甲基多巴。不可应用利尿剂，因为利尿剂可能会减少奶量并影响母乳喂养。乡村与社区医疗机构应嘱慢性高血压女性在产后及时到上级医疗机构调整降压药物，以维持血压水平在安全范围内（收缩压 ≤160mmHg 和舒张压 ≤100mmHg）。若产后出现了子痫前期的症状体征，则应尽快到上级医疗机构就诊。

如患者有再次妊娠的计划，则应按照本建议重新评价。

综述所述，血压管理对于育龄期女性妊娠前后的整个过程都有着十分重要的作用。乡村与社区医疗机构应认真履行职责，不断总结经验，定期与上级医疗机构交流学习，为广大女性顺利度过妊娠期、安全产下健康宝宝保驾护航。

（余振球　穆以璠）

# 第四篇

## 心血管疾病危险因素控制

# 第二十二章 戒 烟

WHO比喻吸烟的危害猛于非典和海啸。目前全世界吸烟人数约有13亿，每年有490万人死于烟草相关疾病。占总死亡构成的1/10，预计2030年该数目将升至1000万，其中的700万分布在发展中国家，占总死亡构成的1/6。烟草相关死亡已占目前全球死因构成的第1位，到2025年其死亡总数将超过肺结核、疟疾、生产期和围产期并发症及艾滋病的总和。我国烟草危害十分严重。《2007年中国控制吸烟报告》显示，我国现有吸烟人数超过3亿，约占全球吸烟者总数的1/3；遭受被动吸烟危害的人数是5.4亿；每年死于吸烟相关疾病的人数约为100万，因吸"二手烟"（被动吸烟）导致死亡的人数已超过10万。《2008年中国控制吸烟报告》进一步显示，我国现有13~18岁青少年1.3亿，据保守估算，青少年现在吸烟者约1500万，尝试吸烟者不少于4000万；我国青少年尝试吸烟率和现在吸烟率逐年上升，开始吸烟年龄呈现低龄化趋势。因此加强戒烟教育和落实戒烟有很重要的意义，必须做好。

## 一、概 述

### （一）吸烟对心血管系统的危害

**1. 卷烟烟雾中的有害成分**

卷烟烟雾是由4000多种的化合物组成的复杂混合物，由存在于气相中的挥发物和存在于颗粒中的半挥发物及非挥发物组成，其中气体占95%，如氮、氧、二氧化碳、一氧化碳及氢化氰类、挥发性亚硝胺、烃类、氨、挥发性硫化物、酚类、醛类。另外5%为颗粒物，如烟焦油、尼古丁（烟碱）等。在这些化合物中，含有250多种有毒有害物质，尼古丁是成瘾的物质，煤焦油、一氧化碳、氢氰酸、氨及芳香化合物等是主要的有毒物质，其中69种为已知的致癌物。在所有癌症的死因中，与烟草相关的大概占到30%。

吸烟相关疾病导致死亡前3位依次是肺癌、慢性阻塞性肺疾患支气管炎和冠心病。烟草相关疾病的发病高峰一般在吸烟流行20~30年后出现。现今烟草消费的后果将使未来20~30年的烟草相关疾病的病死率继续上升。20世纪60年代初，高血压和吸烟先后被确立为心血管疾病的重要危险因素。现已证明，吸烟的高血压患者更易发生或加重靶器官的损害。吸烟对冠状动脉、脑血管和全身外周血管均造成损害，其构成高血压危险因素的病理基础之一是动脉硬化。吸烟使高血压患者的血压比不吸烟高血压患者升高的更为明显，尤以夜间相差更为显著。吸烟能降低抗高血压药物的治疗效果。

**2. 吸烟对心血管系统的危害机制**

（1）吸烟导致内皮功能损害：主要表现为内皮舒张功能受损、促炎症状态和促血栓形成。促进白细胞和单核细胞黏附到血管壁，导致内皮细胞分泌的促凝因子（PAI-1）和抗凝因子（tPA）失衡以及抗栓因子（NO、前列腺素）分泌减少。血管内皮功能损伤与烟草烟雾中的氧自由基和尼古丁相关。

（2）吸烟导致血栓形成：吸烟是急性心血管事件的重要危险因素。具体机制可能包括：内皮细胞分泌 NO 减少致血小板激活；内皮细胞 tPA 生成减少，PAI-1生成增加，动脉粥样硬化斑块内组织因子、血管细胞间黏附分子（VCAM-1）生成增加。单核-巨噬细胞聚集增加；血小板释放大量的血栓素 A2，促进血小板黏附聚集；动脉粥样硬化斑块中基质金属蛋白酶（MMP）活性增加，导致斑块不稳定。

（3）吸烟导致机体处于炎症状态：炎症与动脉硬化密切相关，吸烟使体内白细胞、C 反应蛋白（CRP）、纤维蛋白原增加，促进白细胞向血管壁的黏附，激活单核细胞，导致动脉粥样硬化发生发展。

（4）吸烟导致动脉粥样硬化性血脂异常：包括低 HDL-C 血症、高 TG 血症、极低密度脂蛋白胆固醇（VLDL-C）升高和氧化低密度脂蛋白胆固醇（oxLDL-C）增加。烟草烟雾中的尼古丁与血脂异常密切相关，其机制包括尼古丁加速脂溶解导致游离脂肪酸增加，尼古丁导致胰岛素抵抗。

（5）吸烟导致冠脉痉挛：临床研究发现，吸烟者冠脉痉挛风险增加 2.41 倍。冠脉内超声研究显示，吸烟促进冠脉收缩，增加冠脉总血管阻力。此外，吸烟可导致内皮 NO 生成减少，增加冠脉血管平滑肌细胞 RhoA/Rho 肌酶（ROK）表达，均与冠脉痉挛密切相关。

（6）吸烟导致胰岛素抵抗：吸烟者糖尿病发病风险增加，糖尿病患者增加胰岛素用量，糖尿病大血管并发症风险和微血管并发症的风险增加，机制可能与尼古丁有关，氧化应激和交感神经激活以及皮质醇和生长激素的分泌增加可能是其作用机制。

（二）流行病学

吸烟造成心血管疾病发病年轻化，使首次发生急性心肌梗死（AMI）的时间提前 10 年，使冠心病的患病风险增加 2 倍，使 AMI 的患病风险增加数倍且与吸烟数量呈线性关系。人群越年轻，吸烟的危害越大。

吸烟使猝死的风险增加 3 倍以上，使缺血性卒中的风险增加 90%，蛛网膜下腔出血的风险增加 190%。

吸烟使外周血管疾病的患病风险增加 10 ~ 16 倍，70% 的下肢动脉硬化闭塞症和几乎所有的血栓闭塞性脉管炎都与吸烟有关。

吸烟者死于主动脉瘤的风险显著增加，且与每天吸烟的支数有明显的量效关系。

### （三）戒烟的意义

#### 1. 短期（<1 年）的获益

戒烟使白细胞计数下降，血小板聚集率下降，血纤维蛋白原浓度下降，血 H-LDL 水平增加，使动脉顺应性改善，使心肌梗死（MI）患者冠脉患者内皮功能改善。

戒烟 2 个月，心率和血压开始下降；戒烟 6 个月，心血管疾病各危险参数值降低，动脉僵硬度得到改善；戒烟 1 年，冠心病发病风险降低 50%。

戒烟 1 年后，卒中再发风险降低 20%，戒烟 5 年后卒中再发风险降到与不吸烟者相同。

#### 2. 长期（>1 年）的获益

戒烟使冠心病的远期死亡风险降低 36%，远高于任何一项其他的二级预防措施。使 MI 后的死亡风险降低 46%。

戒烟使冠脉介入治疗后的心血管死亡相对风险降低 44%，使冠脉旁路移植术后的心血管死亡相对风险降低 75%。

戒烟者与持续吸烟者相比，发生心搏骤停的绝对风险降低 8%，戒烟使间歇性跛行静息痛发生率降低 16%。

戒烟是挽救生命最经济有效的干预措施，每挽救一个生命所花费的费用较降压及降脂治疗少得多。

#### 3. 公共场所戒烟的益处

一项纳入多个国家相关研究的荟萃分析显示，公共场所的戒烟能使该地区的 MI 住院率有较明显的下降。

# 二、戒 烟 处 理

## （一）戒烟干预相关内容

### 1. 烟草依赖定义

1998 年 WHO 正式将烟草依赖作为一种慢性高复发性疾病列入国际疾病分类（ICD-10），确认烟草是目前对人类健康的最大威胁。存在戒断症状或已经患有心血管疾病的患者经过吸烟危害教育，仍然吸烟或戒烟后复吸，提示患者存在烟草依赖。尼古丁依赖程度可根据国际通用的尼古丁依赖量表（FTND）得分来确定，见表22-1。诊断为尼古丁高度依赖的患者戒烟后复吸的可能性较大，戒断症状会比较明显。

表 22-1　烟草依赖评估量表（FTND）

| 评估内容 | 0 分 | 1 分 | 2 分 | 3 分 |
|---|---|---|---|---|
| 您早晨醒来后多长时间吸第一支烟？ | >60min | 31~60min | 6~30min | ≤5min |
| 您是否在许多禁烟场所很难控制吸烟？ | 否 | 是 | | |
| 您认为哪一支烟最不愿意放弃？ | 其他时间 | 晨起第一支 | | |
| 您每天吸多少支卷烟？ | ≤10 支 | 11~20 支 | 21~30 支 | >30 支 |
| 您早晨醒来后第 1 个小时是否比其他时间吸烟多？ | 否 | 是 | | |
| 您患病在床时仍旧吸烟吗？ | 否 | 是 | | |

0~3 分：轻度烟草依赖；4~6 分：中度烟草依赖；≥7 分：重度烟草依赖。

### 2. 识别戒断症状

戒断症状定义为吸烟者戒烟后出现的各式各样的症状，表现为吸烟者戒烟后出现烦躁不安、易怒、焦虑、情绪低落、注意力不集中、失眠、心率降低、食欲增加、体重增加等，会对戒烟者造成极度的困扰，是戒烟失败的主要原因。烟草戒断的症状量表见，表22-2。

表 22-2　烟草戒断症状量表

| 项目 | 评分 |
|---|---|
| 吸烟的冲动 | |
| 易激惹、受挫感或生气 | |
| 难以集中注意力 | |

| 项目 | 评分 |
| --- | --- |
| 食欲增加 | |
| 情绪低落 | |
| 焦虑 | |
| 坐立不安 | |
| 入睡困难 | |
| 睡眠易醒 | |

以上各项为戒烟者在过去一天中的感受，以 0 ~ 4 分计分。完全没有：0 分；轻微：1 分；中度：2 分；严重：3 分；非常严重 4 分。

（二）戒烟的方法和效果

烟草依赖包括有心理依赖和生理依赖，因此需要掌握心理治疗的基本原则、动机干预的基本技能，了解烟草依赖的生理表现，能够处理戒断症状，知晓如何使用戒烟药物。

**1. 治疗心理依赖**

（1）心理支持治疗：多采用正面乐观的语言，避免消极及歧视的言语，注意多展示关爱，而非片面追求戒烟理论。帮助患者找到有说服力的戒烟理由，并在门诊就诊时反复强化。

（2）行为指导：给予患者戒烟建议，告知吸烟的危害和戒烟的益处，促进患者进入戒烟思考期及准备期，帮助患者选择一个合适的开始戒烟日，帮助患者寻找社会支持，给予患者处理戒断症状的技巧，提供戒烟药物资料。戒烟后患者体重增加的机制包括心理因素及生物学因素。一般戒烟过程中体重会增加 3 ~ 4kg。在患者开始戒烟时，要提醒患者注意饮食控制，增加运动量，尽可能避免用食物取代对烟草的渴望。

**2. 药物治疗**

一线戒烟药物包括伐尼克兰、尼古丁替代治疗（NRT）相关制剂和安非他酮。

（1）伐尼克兰：作用机制为高选择性 $\alpha_4\beta_2$ 尼古丁乙酰胆碱受体部分激动剂，对该受体有独特的双向调节作用。其激动剂作用可缓解吸烟者对尼古丁的渴求和戒断症状，而同时其拮抗作用又能阻止尼古丁对大脑内受体的结合从而减少吸烟的快感，降低对吸烟的期待，大大减少复吸的可能性，可是戒烟率提高 2.33 倍。

1）使用方法：患者应设定戒烟日期并在此日期前1~2周开始服用本品。第1~3天；0.5mg/d；第4~7天：0.5毫克/次，2次/天；第8天开始1mg/d，治疗疗程12周。对于经12周治疗戒烟成功的患者，可考虑续加一个12周疗程，剂量可为在戒烟疗程结束时1毫克/次，2次/天。由于在戒烟疗程结束的最初阶段，患者的复吸风险较高，可考虑在戒烟疗程结束时，逐渐减量至停药。肝功能损伤者不需要调整剂量，重度肾功能损伤者减量使用。

2）不良反应：恶心是最常见的不良反应，此外还有睡眠异常、便秘、胀气、呕吐等。

3）注意事项：有报告出现严重精神神经症状、自杀、血管神经性水肿和超敏反应、严重皮肤反应。当观察患者出现上述症状或表现时应立即停止服用药物，同时给予相应治疗。2011年的荟萃分析显示应用伐尼克兰后某些心血管事件的频率高于安慰剂。国内外心血管专家对此结果认为应慎重对待，伐尼克兰导致心血管不良事件的频率较低，戒烟的获益更大。仍建议伐尼克兰作为一线戒烟药物。

（2）尼古丁替代治疗（NRT）：NRT相关制剂包括尼古丁贴片、咀嚼剂、吸入剂、鼻喷剂和舌下含片5种，效果相差无几。作用机制为制剂中的尼古丁递送至大脑中烟碱乙酰胆碱受体产生"脱敏作用"。使用一段时间后，戒烟者对尼古丁摄取量逐渐降至最低，进而解除烟瘾。

1）使用方法：尼古丁咀嚼胶：成人剂量的选择应根据吸烟者对烟草的依赖程度而定，重度依赖的吸烟者以及用2mg尼古丁咀嚼胶无效者，应选用4mg尼古丁咀嚼胶；其他选用2mg尼古丁咀嚼胶。大部分吸烟者每天需用8~12片合适剂量的咀嚼胶，每天最大剂量不超过24片。疗程长短因人而异，临床经验显示一个疗程只是需要3个月，然后逐渐减少咀嚼胶的用量。当每天只需1~2片咀嚼胶时，疗程便可结束，不主张使用尼古丁咀嚼胶超过1年。尼古丁贴片：在完全停止吸烟的当天开始使用高剂量的规格（15mg/16h），至少持续12周，此后，在4周以上的时间内逐渐降低剂量，整个疗程应大于16周。开始12周内，每天使用1片15mg/16h的尼古丁贴剂，随后2周内，每天使用1片10mg/16h的尼古丁贴剂；最后2周内，每天使用5mg/16h的尼古丁贴剂。

2）不良反应：因给药途径不同而引起皮肤过敏、口腔、咽、鼻、喉不适及恶心等消化道症状。

3）注意事项：尼古丁咀嚼剂和舌下含片必须在餐后或饮用酸性饮料15min后使用，气道高反应性吸烟者应避免使用吸入剂及鼻喷剂。

4）禁忌证：不稳定性或恶化性心绞痛、AMI、严重心律失常者。有严重心血管疾病患者、血管痉挛、未能控制的高血压、中重度肝脏疾病、严重肾脏疾病、十二指肠和胃溃疡患者慎重使用。

（3）安非他酮：作用机制为通过增加伏隔核和蓝斑部位的神经突触间隙去甲肾上腺素（NE）、5-羟色胺（5-HT）及多巴胺（DA）的浓度降低吸烟者对尼古丁的渴求，同时不引起戒断症状；通过增加中枢 NE、5-HT 及 DA 含量，减少与烟草戒断综合征相关的一些症状的发生。

1）使用方法：在确定戒烟日的前 1 周开始服用，前 3 天 150mg/d，后 4 天剂量不变但改为 150 毫克/次，2 次/天，2 次服药间隔时间不少于 8h，晚上忌用，第 2 周至治疗结束又恢复前 3 天的用法，为期 7～12 周。

2）不良反应：困倦和口干，也有湿疹及其他过敏性反应引起的瘙痒、荨麻疹、血管神经性水肿等。

3）注意事项：服药期间不能与金刚烷胺、氟西汀等同时使用，以免引发某些精神病症状；肝肾功能损害者慎用。

4）禁忌证：癫痫发作患者；使用其他含有安非他酮成分药物的患者；现在或既往诊断为贪食症或厌食症患者；不能与单胺氧化酶（MAO）抑制剂合用，两药服用间隔至少应该为 14 天；突然戒酒或停用镇静剂的患者。

（三）随访和复吸处理

我国一项研究显示，我国急性冠脉综合征患者 6 个月戒烟率为 64.6%，复吸率为 38.1%，复吸主要原因是渴求占 90.32%，尼古丁依赖评分 4 分以上是预测患者复吸的独立危险因素。出院后 2 个月内是患者复吸的高发时间，因此应在患者出院或戒烟成功 2 个月内加强随访，防止复吸。

（周　绮）

## 参 考 文 献

心血管疾病戒烟干预中国专家共识组. 2012. 心血管疾病戒烟干预中国专家共识，中国心血管病研究，10（3）：161-167.
世界卫生组织烟草或健康合作中心. 2015. 中国临床戒烟指南. 北京：人民卫生出版社：12-19.

# 第二十三章　糖尿病的防治

糖尿病是一组以高血糖为主要特征的临床综合征，当血糖升高到一定程度，临床上可以出现典型的烦渴、多饮、多尿、体重下降等症状。血糖的重度升高可导致酮症酸中毒、高渗性昏迷等急性代谢紊乱，甚至危及生命。长期无明显临床症状的高血糖状态下也可以引起微血管并发症，包括视网膜病变、肾脏病变和神经病变，以及与慢性高血糖相关的大血管病变，如冠心病、脑卒中、下肢动脉供血不足等。尤其是高血压患者合并糖尿病时病变发生的更加明显。因此，乡村与社区医生一定要在高血压患者中发现、诊断与处理糖尿病。

## 一、糖尿病的发病机制

糖尿病的病因是遗传和环境因素。在遗传缺陷的基础上，环境因素的作用可以导致糖尿病的发病，但是至今对于多数糖尿病患者的遗传基础仍然知之甚少。糖尿病的基本病理生理基础是胰岛素抵抗和胰岛素缺乏，事实上不论两者谁发生在前，在相互作用的动态发病过程中往往最终都合并发生。

高血糖的产生主要来自胰岛素的缺乏和周围胰岛素敏感组织特别是骨骼肌、脂肪对胰岛素的抵抗。临床上最常见的糖尿病是不同程度的胰岛素抵抗及 B 细胞失代偿所导致的血糖的缓慢升高，它与年龄、饮食、肥胖、其他生活方式、高血压、相关脂代谢紊乱密切相关。

糖尿病的微血管并发症主要与血糖升高有关，但大血管并发症则与胰岛素抵抗相关因素有关，包括高胰岛素和高胰岛素原血症、高血压、肥胖、血脂异常、年龄老化、凝血纤溶异常、内皮细胞功能紊乱等，这些被称为胰岛素抵抗或代谢综合征的临床表现在胰岛素抵抗型糖尿病甚为常见。糖尿病的慢性并发症的发生与糖尿病的病因、病理生理基础及相关改变有密切的联系，糖尿病的血管并发症是糖尿病致死致残、预后不良的主要原因，一半以上的糖尿病患者死于心血管疾病。

## 二、糖尿病的诊断标准

糖尿病的临床诊断应依据静脉血浆血糖而不是毛细血管血的血糖检测结果。若无特殊提示，文中所提到的血糖均为静脉血浆葡萄糖水平值。血糖的正常值和糖代谢异常的诊断切点主要依据血糖值与糖尿病特有的慢性并发症（糖尿病视网膜病变）和糖尿病发生风险的关系来确定。目前常用的诊断标准和分类有 WHO（1999 年）标准和 ADA（2003 年）标准。本规范采用 WHO（1999 年）糖代谢状态分类和糖尿病诊断、标准（表 23-1 和表 23-2），空腹血浆葡萄糖或 75g 糖负荷后的 2h 血糖值可单独用于流行病学调查或人群筛查。但我国资料显示仅查空腹血糖，糖尿病的漏诊率较高，理想的调查是同时检查空腹血糖及糖负荷后 2h 血糖值，糖负荷试验其他时间点血糖不作为诊断标准。建议已达到糖调节受损的人群，应行糖负荷试验检查，以降低糖尿病的漏诊率。

**表 23-1　糖代谢状态分类（WHO1999）**

| 糖代谢分类 | 静脉血浆葡萄糖（mmol/L） | |
| --- | --- | --- |
| | 空腹血糖（FPG） | 糖负荷后 2h 血糖（2hPG） |
| 正常血糖 | <6.1 | <7.8 |
| 空腹血糖受损（IFG） | 6.1~7.0 | <7.8 |
| 糖耐量减低（IGT） | <7.0 | 7.8~11.1 |
| 糖尿病 | ≥7.0 | ≥11.1 |

注：IFG 和 IGT 统称为糖调节受损，也称为糖尿病前期。

**表 23-2　糖尿病的诊断标准**

| 诊断标准 | 静脉血浆葡萄糖水平（mmol/L） |
| --- | --- |
| （1）典型糖尿病症状（多饮、多尿、多食、体重下降）加上随机血糖检测 | ≥11.1 |
| 或加上 | |
| （2）空腹血糖（FPG）检测 | ≥7.0 |
| 或加上 | |
| （3）葡萄糖负荷后 2h 血糖检测 | ≥11.1 |
| 无糖尿病症状者，需改日重复检查 | |

注：空腹状态指至少 8h 未进食热量；随机血糖指不考虑上次用餐时间，一天中任意时间的血糖，不能用来诊断空腹血糖受损或糖耐量异常。

　　此外，急性感染、创伤或其他应激情况下可出现暂时性血糖增高，若没有明确的糖尿病病史，就临床诊断而言不能以此时的血糖值诊断糖尿病，须在应激消除后复查，再确定糖代谢状态。

# 三、糖尿病的防治

## （一）糖尿病防治中的三级预防

### 1. 2型糖尿病防治中的三级预防概念

一级预防的目的是预防2型糖尿病的发生；二级预防的目标是在已诊断的2型糖尿病患者中预防糖尿病并发症的发生；三级预防的目标是延缓已发生的糖尿病并发症的进展、降低致残率和病死率，并改善患者的生存质量。

### 2. 2型糖尿病防治中的一级预防策略

（1）2型糖尿病危险因素的干预策略：2型糖尿病发生风险高低主要取决于危险因素的数量和危险度，有些因素可以改变，有些因素不能改变（表23-3）。近年来的多项Meta分析提示，部分他汀类调脂药物与糖尿病的发生风险轻度增加相关，但其在心血管疾病方面的获益远大于这种危害。预防2型糖尿病应采取分级管理和高危人群优先的干预策略。

**表23-3　2型糖尿病的危险因素**

| 不可改变的危险因素 | 可改变的危险因素 |
| --- | --- |
| 年龄 | 糖尿病前期（糖耐量异常或合并空腹血糖受损）（最重要的危险因素） |
| 家族史或遗传倾向 | 代谢综合征 |
| 种族 | 超重、肥胖、抑郁症 |
| 妊娠糖尿病史或巨大儿生产史 | 饮食热量摄入过高、体力活动减少 |
| 多囊卵巢综合征 | 可增加糖尿病风险的药物 |
| 宫内发育迟缓或早产 | 致肥胖或糖尿病的社会环境 |

（2）高危人群的糖尿病筛查：2型糖尿病的一级预防应按照高危人群和普通人群的不同进行分级管理。由于我国人口众多，在全人群中通过血糖检测筛查糖尿病前期患者或系统性地发现其他高危人群不具有可行性，所以高危人群的发现主要依靠机会性筛查（如健康体检或在进行其他疾病的诊疗时）。

成年人糖尿病高危人群的定义：在成年人（>18岁）中，具有下列任何一个及以上的糖尿病危险因素者。①年龄≥40岁。②有糖调节受损时。③超重（BMI≥24kg/m²）或肥胖（BMI≥28kg/m²）和（或）中心型肥胖（男性腰围≥90cm，女性腰围≥85cm)。④静坐生活方式。⑤一级亲属中有 2 型糖尿病家族史。⑥有巨大儿(出生体重≥4kg)生产史或妊娠糖尿病史的妇女。⑦有高血压或正在接受降压治疗。⑧血脂异常或正在接受调脂治疗。⑨动脉粥样硬化性心血管疾病患者。⑩有一过性类固醇糖尿病病史者。⑪多囊卵巢综合征(PCOS)患者。⑫长期接受抗精神病药物和(或)抗抑郁药物治疗的患者。

儿童和青少年中糖尿病高危人群的定义:在儿童和青少年(≤18 岁)中,超重或肥胖且合并下列任何一个危险因素者。①一级或二级亲属中有 2 型糖尿病家族史。②存在与胰岛素抵抗相关的临床状态(如黑棘皮病、高血压、血脂异常、PCOS)。③母亲怀孕时有糖尿病史或被诊断为妊娠期糖尿病。

对于成年人的糖尿病高危人群,不论年龄大小,宜尽早开始进行糖尿病筛查,对于除年龄外无其他糖尿病危险因素的人群,宜在≥40 岁时开始筛查。对于儿童和青少年的糖尿病高危人群,宜从 10 岁开始,青春期提前的个体推荐从青春期开始。首次筛查结果正常者,宜每 3 年至少重复筛查一次。空腹血糖检查是简单易行的糖尿病筛查方法,宜作为常规的筛查方法,但有漏诊的可能性。条件允许时,应尽可能行 OGTT 筛查。暂不推荐将糖化血红蛋白(HbA1c)检测作为乡村与社区人员常规的筛查方法。

(3)普通人群的糖尿病筛查:为了提高糖尿病筛查的有效性,应根据糖尿病风险程度进行有针对性的糖尿病筛查。

(4)强化生活方式干预预防 2 型糖尿病:多项随机对照研究显示,糖耐量减低人群接受适当的生活方式干预可延缓或预防 2 型糖尿病的发生。2013 版《中国 2 型糖尿病防治指南》建议,糖尿病前期患者应通过饮食控制和运动以降低糖尿病的发生风险,并定期随访,给予社会心理支持,以确保患者良好的生活方式能够长期坚持;定期检查血糖;同时密切关注其他心血管疾病危险因素(如吸烟、高血压、血脂紊乱等),并给予适当的干预措施。具体目标是:①使超重或肥胖者 BMI 达到或接近 $24kg/m^2$,或体重至少减少 5% ~ 10%。②每日饮食总热量至少减少 400 ~ 500kcal。③饱和脂肪酸摄入占总脂肪酸摄入的 30% 以下。④中等强度体力活动,至少保持在 150 分钟/周。

### 3. 2 型糖尿病防治中的二级预防的策略

(1)血糖控制:研究结果显示处于糖尿病早期阶段的糖尿病患者中,有效的血糖控制可以显著降低糖尿病微血管病变的发生风险。研究还显示,在肥胖或超重人群中,二甲双胍的使用与心肌梗死和死亡的发生风险显著下降相关。对于新诊断和早期 2 型糖尿病患者,采用严格控制血糖的策略以降低糖尿病并发症的发生风险。

（2）血压控制、血脂控制和阿司匹林的应用：2013 版《中国 2 型糖尿病防治指南》建议，在没有明显糖尿病血管并发症但具有心血管疾病危险因素的 2 型糖尿病患者中，采取降糖、降压、调脂（主要是降低 LDL-C）和应用阿司匹林治疗，以预防心血管疾病和糖尿病微血管病变的发生。

### 4. 2 型糖尿病防治中的三级预防的策略

（1）血糖控制：多项研究结果显示，在年龄较大、糖尿病病程较长并具有多个心血管危险因素或已经发生过心血管病变的人群中，采取强化血糖控制的措施并不能降低心血管疾病和死亡的发生风险。相反，ACCORD 研究还显示，在上述人群中，强化血糖控制与全因死亡的风险增加相关。因此，在此类患者中，要充分平衡强化血糖控制的利弊，在血糖控制目标的选择上采用个体化的策略，并制定以患者为中心的糖尿病管理模式。

（2）血压控制、血脂控制和阿司匹林的使用：2013 版《中国 2 型糖尿病防治指南》建议，对于年龄较大、糖尿病病程较长和已经发生过心血管疾病的 2 型糖尿病患者，应在个体化血糖控制的基础上，采取降压、调脂（主要是降低 LDL-C）和应用阿司匹林的措施，以降低心血管疾病反复发生和死亡的风险，并且降低糖尿病微血管病变的发生风险。

### 5. 2 型糖尿病综合控制目标

2 型糖尿病的理想控制目标视患者的年龄、合并症、并发症等不同而异（表 23-4）。治疗未能达标不代表治疗失败，控制指标的任何改善对患者都将有益。制定综合调控目标的首要原则是个体化，应根据患者的年龄、病程、预期寿命、并发症或合并症病情严重程度等进行综合考虑。HbA1c 是反映长期血糖控制水平的主要指标之一。对大多数非妊娠成年 2 型糖尿病患者而言，合理的 HbA1c 控制目标为<7.0%。更严格的 HbA1c 控制目标适合于病程较短、预期寿命较长、无并发症、未合并心血管疾病的 2 型糖尿病患者，其前提是无低血糖或其他不良反应。相对宽松的 HbA1c 目标（如<8.0%）可能更适合于有严重低血糖史、预期寿命较短、有显著的微血管或大血管并发症，或有严重合并症、糖尿病病程很长和尽管进行了糖尿病自我管理教育、适当的血糖监测、接受有效剂量的多种降糖药物包括胰岛素治疗仍很难达到常规治疗目标的患者。在治疗调整中，可将 HbA1c≥7.0% 作为 2 型糖尿病启动临床治疗或需要调整治疗方案的重要判断标准。糖尿病合并高血压的情况临床常见。较年轻和病程较短的患者，血压较易控制在 130/80mmHg 以下，老年患者血压目标值可适当放宽至 150/90mmHg。

表 23-4　2 型糖尿病综合控制目标

| 指标 | 目标值 |
| --- | --- |
| 血糖（mmol/L） | |
| 　空腹 | 4.4～7.0 |
| 　非空腹 | 10.0 |
| 糖化血红蛋白（%） | <7.0 |
| 血压（mmHg） | <130/80 |
| 总胆固醇（mmol/L） | <4.5 |
| 高密度脂蛋白胆固醇（mmol/L） | |
| 　男性 | >1.0 |
| 　女性 | >1.3 |
| 三酰甘油（mmol/L） | <1.7 |
| 低密度脂蛋白胆固醇（mmol/L） | |
| 　未合并冠心病 | <2.6 |
| 　合并冠心病 | <1.8 |
| 体质指数（kg/m$^2$） | <24 |
| 尿白蛋白排泄率［μg/min（mg/g）］ | |
| 　男性 | <2.5（22.0） |
| 　女性 | <3.5（31.0） |
| 主动有氧活动（分/周） | ≥150.0 |

不同人群血糖控制目标是有区别的，几类特殊人群的血糖控制目标：

（1）妊娠糖尿病和糖尿病合并妊娠：空腹、餐前或睡前血糖 3.3～5.3mmol/L，餐后 1h≤7.8mmol/L；或餐后 2h≤6.7mmol/L；HbA1C 尽可能控制在 6.0% 以下。

（2）儿童和青少年 1 型糖尿病：0～6 岁：餐前 5.6～10.0mmol/L，睡前/夜间 6.1～11.1mmol/L，HbA1c7.5%～8.5%；6～12 岁：餐前 5.0～10.0mmol/L，睡前/夜间 5.6～10.0mmol/L，HbA1c<8.0%；13～19 岁：餐前 5.0～7.2mmol/L，睡前/夜间 5.0～8.3mmol/L，HbA1c<7.5%。

（3）儿童和青少年 2 型糖尿病：在避免低血糖的前提下，空腹血糖< 7.0mmol/L，HbA1c 尽可能<7.0%。

（4）老年糖尿病（年龄≥60 岁，WHO 界定>65 岁）：强调根据患者情况确定个体化血糖控制目标，HbA1c 控制目标应适度放宽。

### （二）2 型糖尿病的医学营养治疗

医学营养治疗包括对患者进行个体化营养评估、营养诊断、制定相应的营养干预计划并在一定时期内实施和监测，是糖尿病及其并发症的预防、治疗、自我管理以及教育的重要组成部分。

**1. 医学营养治疗的目标**

医学营养治疗的目标有以下 5 个方面：①维持合理体重。超重/肥胖患者减重的目标是 3~6 个月减轻体重的 5%~10%。消瘦者应通过合理的营养计划恢复并长期维持理想体重。②提供均衡营养的膳食。③达到并维持理想的血糖水平，降低糖化血红蛋白水平。④减少心血管疾病的危险因素，包括控制血脂异常和高血压。⑤减轻胰岛素抵抗，降低胰岛 β 细胞负荷。

**2. 营养素**

（1）脂肪：膳食中由脂肪提供的能量不超过饮食总能量的 30%。饱和脂肪酸摄入量不应超过饮食总能量的 7%，尽量减少反式脂肪酸摄入。单不饱和脂肪酸是较好的膳食脂肪来源，在总脂肪摄入中的供能比宜达到 10%~20%。多不饱和脂肪酸摄入不宜超过总能量摄入的 10%，适当增加富含 ω-3 脂肪酸的摄入。食物中胆固醇摄入量<300mg/d。

（2）碳水化合物：膳食中碳水化合物所提供的能量应占总能量的 50%~60%。低血糖指数食物有利于血糖控制。每日定时进餐，尽量保持碳水化合物均匀分配。

（3）蛋白质：肾功能正常的糖尿病个体，推荐蛋白质的摄入量占供能比的 10%~15%，保证优质蛋白质摄入超过 50%。有显性蛋白尿的患者蛋白质摄入量应限制在每日每千克体重 0.8g。从肾小球滤过率（GFR）下降起，应实施低蛋白饮食，推荐蛋白质摄入量每日每千克体重 0.6g，为防止发生蛋白质营养不良，可补充复方 α-酮酸制剂。

（4）饮酒：不推荐糖尿病患者饮酒，若饮酒应计算酒精中所含的总能量。女性每天饮酒的酒精量不超过 15g，男性不超过 25g，每周不超过 2 次。应警惕酒精可能诱发的低血糖，避免空腹饮酒。

（5）膳食纤维：建议糖尿病患者达到膳食纤维每日推荐摄入量，即 14g/1000kcal。

（6）盐：食盐摄入量限制在每日 6g 以内，合并高血压患者更应严格限制摄入量。

（7）微量营养素：糖尿病患者容易缺乏 B 族维生素、维生素 C、维生素 D 以及铬、锌、硒、镁、铁、锰等多种微量营养素，可根据营养评估结果适量补充。

### （三）2 型糖尿病的运动治疗

运动锻炼在 2 型糖尿病患者的综合管理中占重要地位。应遵循的原则：

运动治疗应在医生指导下进行。运动前要进行必要的评估，特别是心肺功能和运动功能的医学评估。

空腹血糖>16.7mmol/L、反复低血糖或血糖波动较大、有糖尿病酮症酸中毒等急性代谢并发症、合并急性感染。增殖性视网膜病、严重肾病、严重心脑血管疾病等情况下禁忌运动，病情控制稳定后方可逐步恢复运动。

成年糖尿病患者每周至少 150min（如每周运动 5 天，每次 30min）中等强度（50% ~70% 最大心率，运动时有点用力，心跳和呼吸加快但不急促）的有氧运动。

中等强度的体育运动包括：快走、打太极拳、骑车、乒乓球、羽毛球和高尔夫球。较强体育运动为舞蹈、有氧健身操、慢跑、游泳、骑车上坡。

如无禁忌证，每周最好进行 2 次抗阻运动，锻炼肌肉力量和耐力。

加强运动前后的血糖监测，运动量大或激烈运动时应建议患者临时调整饮食及药物治疗方案，以免发生低血糖。

### （四）高血糖的药物治疗

根据最新版国家基本药物目录糖尿病用药部分，乡村与社区医疗机构常备的糖尿病用药有：

二甲双胍：片剂、胶囊、肠溶（片剂、胶囊）：0.25g、0.5g；

格列本脲：片剂：2.5mg；

格列吡嗪：片剂、胶囊：5mg；

格列美脲：片剂：1mg、2mg；

阿卡波糖：片剂、胶囊：50mg；

胰岛素：动物源胰岛素注射液（短效、中效、长效和预混）：400 单位；

重组人胰岛素注射液（短效、中效和预混 30R）：300 单位、400 单位。

本规范介绍的部分药物在乡村与社区医疗机构缺乏或不具备使用的条件，希望通过介绍，医生在日常慢病管理工作中对于应用了此类药物的患者能有比较好的了解，能给予他们一定的指导和帮助。

### 1. 口服降糖药物

高血糖的药物治疗多基于纠正导致人类血糖升高的两个主要病理生理改变——胰岛素抵抗和胰岛素分泌受损。根据作用效果的不同，口服降糖药可分为主要以促进胰岛素分泌为主要作用的药物（磺脲类、格列奈类、DPP-4 抑制剂）和通过其他机制降低血糖的药物（双胍类、TZDs、α-糖苷酶抑制剂）。磺脲类和格列奈类直接刺激胰岛素 B 细胞分泌胰岛素；DPP-4 抑制剂通过减少体内 GLP-1 的分解而增加 GLP-1 浓度并进而促进胰岛 B 细胞分泌胰岛素；双胍类的主要药理作用是减少肝脏葡萄糖的输出；TZDs 的主要药理作用为改善胰岛素抵抗；α-糖苷酶抑制剂的主要药理作用为延缓碳水化合物在肠道内的消化吸收。

糖尿病的医学营养治疗和运动治疗是控制 2 型糖尿病高血糖的基本措施。在饮食和运动不能使血糖控制达标时应采用包括口服药物在内的治疗。

（1）二甲双胍：目前临床上使用的双胍类药物主要是盐酸二甲双胍。双胍类药物的主要药理作用是通过减少肝脏葡萄糖的输出和改善外周胰岛素抵抗而降低血糖。HbA1c 降低幅度约 1.0% ~ 1.5%。许多国家和地区组织制定的糖尿病诊治指南中推荐二甲双胍作为 2 型糖尿病患者控制高血糖的一线用药和药物联合中的基本用药。二甲双胍可以减轻体重，可以减少肥胖的 2 型糖尿病患者心血管事件和死亡，二甲双胍的治疗与主要心血管事件的显著下降相关。单独使用二甲双胍不导致低血糖，但与胰岛素或胰岛素促泌剂联合使用时可增加低血糖发生的风险。二甲双胍的主要不良反应是胃肠道反应，从小剂量开始并逐渐加量是减少其不良反应的有效方法。双胍类药物禁用于肾功能不全（血肌酐水平男性>132.6μmo/l，女性大于 123.8μmo/l 或 GFR<45ml/min）、肝功能不全、严重感染、缺氧或接受大手术的患者。在造影检查使用碘化造影剂时，应暂停用。

（2）α-糖苷酶抑制剂：α-糖苷酶抑制剂通过抑制碳水化合物在小肠上部的吸收而降低餐后血糖，适用于以碳水化合物为主要食物成分和餐后血糖升高的患者。HbA1c 降低幅度约 0.5%。国内上市的 α-糖苷酶抑制剂有阿卡波糖、伏格列波糖和米格列醇。α-糖苷酶抑制剂能使体重下降，可以与双胍类、磺脲类、TZDs 或胰岛素合用。α-糖苷酶抑制剂的常见不良反应为胃肠道反应如腹胀、排气等。从小剂量开始，逐渐加量是减少不良反应的有效方法。单独服用本类药物不会发生低血糖，并可减少餐前反应性低血糖的风险；老年患者使用无需调整服药剂量和次数，亦不增加低血糖发生，且耐受性良好。合用 α-糖苷酶抑制剂的患者如果出现低血糖，治疗时需使用葡萄糖或蜂蜜，而食用蔗糖或淀粉类食物纠正低血糖的效果差。

（3）磺脲类药物：磺脲类药物属于胰岛素促泌剂，主要药理作用是通过刺激胰岛 B 细胞分泌胰岛素，增加体内的胰岛素水平而降低血糖。HbA1c 降低幅度约 1.0% ~ 1.5%。磺脲类药物的使用与糖尿病微血管病变和大血管病变发生的风险下降相关。目前我国上市的磺脲类药物主要为格列本脲、格列美脲、格列齐特、格列吡嗪和格列喹酮。磺脲类药物如果使用不当可导致低血糖，特别是老年患者和肝、肾功能不全者，磺脲类药物还可导致体重增加。有肾功能轻度不全者，宜选择格列喹酮。患者依从性差时，建议每天只需服用 1 次的磺脲类药物。消渴丸是含有格列本脲和多种中药成分的固定剂量复方制剂。消渴丸的降糖效果与格列本脲相当。

（4）噻唑烷二酮类药物（TZDs）：TZDs 主要通过增加靶细胞对胰岛素作用的敏感性而降低血糖。HbA1c 降低幅度为 1.0% ~ 1.5%。目前在我国上市的TZDs 主要有罗格列酮和吡格列酮。TZDs 单独使用时不导致低血糖，但与胰岛素或胰岛素促泌剂联合使用时可增加低血糖发生的风险。体重增加和水肿是 TZDs 常见不良反应。有心力衰竭、活动性肝病或转氨酶升高超过正常上限 2.5 倍及严重骨质疏松和有骨折病史的患者应禁用本类药物。

（5）格列奈类药物：为非磺脲类胰岛素促泌剂，我国上市的有瑞格列奈和米格列奈。HbA1c 降低幅度约 0.5% ~ 1.5%。本类药物主要通过刺激胰岛素的早时相分泌而降低餐后血糖。此类药物需要在餐前即刻服用，可单独使用或与其他降糖药联合应用（磺脲类除外）。格列奈类药物的常见的不良反应是低血糖和体重增加，但低血糖的风险和程度较磺脲类药物轻，可以在肾功能不全的患者中使用。

（6）格列汀类药物（DPP-4 抑制剂）：DPP-4 抑制剂通过抑制 DPP-4 而减少 GLP-1 在体内的失活，使内源性 GLP-1 的水平升高。GLP-1 以葡萄糖浓度依赖的方式增加胰岛素分泌，抑制胰高血糖素分泌。HbA1c 降低幅度约 0.4% ~ 0.9%。目前在我国上市的 DPP-4 抑制剂有西格列汀、沙格列汀、维格列汀、利格列汀和阿格列汀。单独使用 DPP-4 抑制剂不增加低血糖的风险，对体重的作用为中性或增加。沙格列汀、阿格列汀不增加心血管病变、胰腺炎及胰腺癌发生的风险。在有肾功能不全的患者中使用西格列汀、沙格列汀、阿格列汀和维格列汀时，应注意按照药物说明书来减少药物剂量。在有肝、肾功能不全的患者中使用时，利格列汀不需要调整剂量。

## 2. GLP-1 受体激动剂

GLP-1 受体激动剂通过激动 GLP-1 受体而发挥降低血糖的作用。GLP-1 受体激动剂以葡萄糖浓度依赖的方式增加胰岛素的分泌、抑制胰高血糖素的分泌，并能延缓胃排空，通过中枢性的食欲抑制来减少食量。HbA1c 降低幅度约 0.5% ~

2.0%。目前国内上市的 GLP-1 受体激动剂为艾塞那肽和利拉鲁肽，均需皮下注射。GLP-1 受体激动剂可有效降低血糖，并有显著降低体重和改善三酯甘油、血压和体重的作用。单独使用 GLP-1 受体激动剂不明显增加低血糖发生的风险，可以单独使用或与其他口服降糖药联合使用。GLP-1 受体激动剂常见不良反应为胃肠道症状（如恶心、呕吐等），主要见于初始治疗时，不良反应可随治疗时间延长逐渐减轻。

### 3. 胰岛素

（1）概述：胰岛素治疗是控制高血糖的重要手段。1 型糖尿病患者需要依赖胰岛素维持生命，也必须使用胰岛素控制高血糖并降低糖尿病并发症的发生风险。2 型糖尿病患者虽不需要胰岛素来维持生命，但当口服降糖药物效果不佳或存在口服药禁忌时，仍需使用胰岛素，以控制高血糖并减少糖尿病并发症的发生危险。根据来源和化学结构的不同，胰岛素可分为动物胰岛素、人胰岛素和胰岛素类似物。根据作用特点的差异，胰岛素又可分为超短效胰岛素类似物、常规（短效）胰岛素、中效胰岛素、长效胰岛素（包括长效胰岛素类似物）和预混胰岛素（包括预混胰岛素类似物）。胰岛素类似物与人胰岛素相比控制血糖的能力相似，但在模拟生理性胰岛素分泌和减少低血糖发生风险方面类似物优于人胰岛素。

（2）胰岛素的起始治疗：①1 型糖尿病患者在发病时就需要胰岛素治疗，且需要终身胰岛素替代治疗。②新发病 2 型糖尿病患者如有明显的高血糖症状、发生酮症或酮症酸中毒，可首选胰岛素治疗。待血糖得到良好控制和症状得到显著缓解后再根据病情确定后续的治疗方案。③新诊断糖尿病患者与 1 型糖尿病鉴别困难时可首选胰岛素治疗。待血糖得到良好控制和症状得到显著缓解后再根据病情确定后续的治疗方案。④2 型糖尿病患者在生活方式和口服降糖药联合治疗的基础上，如血糖仍未达到控制目标，即可开始口服降糖药和胰岛素的联合治疗。一般，经过较大剂量多种口服降糖药物联合治疗后仍 HbA1c>7.0% 时，即可考虑启动胰岛素治疗。⑤在糖尿病病程中（包括新诊断的 2 型糖尿病），出现无诱因的体重显著下降时，应该尽早使用胰岛素治疗。⑥根据患者具体情况，可选用基础胰岛素或预混胰岛素起始胰岛素治疗。

胰岛素的起始治疗中基础胰岛素的使用：①基础胰岛素包括中效人胰岛素和长效胰岛素类似物。当仅使用基础胰岛素时，保留原有口服降糖药，不必停用胰岛素促泌剂。②使用方法。继续口服降糖药治疗，联合中效胰岛素或长效胰岛素类似物睡前注射。起始剂量为 0.2U/（kg·d）。根据患者空腹血糖水平调整胰岛素用量，通常每 3~5 天调整 1 次，根据血糖水平调整 1~4U 直至空腹血糖达标。③如 3 个月后空腹血糖控制理想但 HbA1c 不达标，应考虑调整胰岛素治疗方案。

胰岛素的起始治疗中预混胰岛素的使用：①预混胰岛素包括预混入胰岛素和预混胰岛素类似物。根据患者血糖水平，可选择每日 1~2 次的注射方案。当使用每日 2 次的注射方案时，应停用胰岛素促泌剂。②每日 1 次预混胰岛素。起始的胰岛素剂量一般为 0.2U/（kg·d），晚餐前注射。根据患者空腹血糖水平调整胰岛素用量，通常每 3~5 天调整 1 次，根据血糖水平调整 1~4U 直至空腹血糖达标。③每日二次预混胰岛素。起始的胰岛素剂量一般为 0.2~0.4U/（kg/d），按 1:1 的比例分配到早餐前和晚餐前。根据空腹血糖和晚餐前血糖分别调整早餐前和晚餐前的胰岛素用量，每 3~5 天调整 1 次，根据血糖水平每次调整的剂量为 1~4U，直到血糖达标。④1 型糖尿病在蜜月期阶段，可短期使用预混胰岛素每日 2~3 次注射。预混胰岛素不宜用于 1 型糖尿病的长期血糖控制。

（3）短期胰岛素强化治疗方案：对于 HbA1c>9.0% 或空腹血糖>11.1mmol/L 的新诊断 2 型糖尿病患者可实施短期胰岛素强化治疗，治疗时间在 2 周至 3 个月为宜，治疗目标为空腹血糖 3.9~7.2mmol/L，非空腹血糖≤10.0mmol/L，可暂时不以 HbA1c 达标作为治疗目标。胰岛素强化治疗时应同时对患者进行医学营养及运动治疗，并加强对糖尿病患者的教育。胰岛素强化治疗方案包括基础-餐食胰岛素治疗方案（多次皮下注射胰岛素或持续皮下胰岛素输注）或预混胰岛素每天注射 2~3 次的方案。具体方法如下：①多次皮下注射胰岛素。基础+餐时胰岛素每日 1~3 次注射。根据睡前和三餐前血糖水平分别调整睡前和三餐前的胰岛素用量，每 3~5 天调整一次，根据血糖水平每次调整的剂量为 1~4U，直到血糖达标。②每日 2~3 次预混胰岛素（预混胰岛素每日 2 次，预混胰岛素类似物每日 2~3 次）。根据睡前和餐前血糖水平进行胰岛素剂量调整，每 3~5 天调整一次，根据血糖水平每次调整的剂量为 1~4U，直到血糖达标。③持续胰岛素皮下输注。血糖监测方案需每周至少 3 天，每天 5~7 点血糖监测。

（4）特殊情况下的胰岛素应用：初诊糖尿病患者的高血糖：对于血糖较高的初发 2 型糖尿病患者，口服降糖药物很难在短期内使血糖得到满意的控制并改善高血糖症状。临床试验显示，在血糖水平较高的初发 2 型糖尿病患者中，采用短期胰岛素强化治疗可显著改善高血糖导致的胰岛素抵抗和 β 细胞功能下降。还有围手术期、感染、妊娠等特殊情况一般在上级医院诊治患者中才会出现，若在乡村与社区医疗机构发现此类患者应立即转县医院诊治。

（周　绮）

# 参 考 文 献

中华医学会糖尿病学分会．2014．中国 2 型糖尿病防治指南（2013 版）．中华糖尿病杂志，
　　6（7）：447-498．

# 第二十四章　血脂异常的防治

大量流行病学和临床循证医学研究均证实，血脂异常尤其以低密度蛋白胆固醇（LDL-C）增高为主要表现的高胆固醇血症是动脉粥样硬化性心血管疾病（ASCVD，包括冠心病、缺血性卒中以及外周动脉疾病）最重要的危险因素。近几十年来，我国居民中血脂异常的流行趋势日趋严重，对 ASCVD 的防治形成严峻挑战。因此，了解并控制脂质代谢异常对 ASCVD 防治非常重要。

## 一、血脂异常的概述

### （一）血脂异常的定义

血脂是指血浆中所含的脂类物质。包括：①三酰甘油（TG），又称三酰甘油、三酸甘油酯或中性脂肪。②胆固醇（TC），有游离胆固醇和胆固醇酯两种形式。③磷脂，主要有卵磷脂、脑磷脂、丝氨酸磷脂、神经磷脂等。④游离脂肪酸。它们一部分来自食物，为外源性脂类物质，另一部分由肝脏、小肠黏膜等组织合成，为内源性脂类物质。无论外源或内源性脂类物质都需要经过血液运送到各组织之间。因此，血脂含量可以反映体内脂类代谢的情况。胆固醇大部分由人体合成，少部分来自饮食。三酰甘油正好相反，大部分从饮食中吸收，少量为人体合成。正常人血脂含量受膳食及生理状态的影响变化很大。

血脂分为四类：高密度脂蛋白、低密度脂蛋白、极低密度脂蛋白和乳糜微粒。血中胆固醇与低密度脂蛋白、高密度脂蛋白结合后成为 LDL-C 和高密度脂蛋白胆固醇（HDL-C）。患者往往常伴有 HDL-C 的降低。所以"高脂血症"改称"血脂异常"更为合适。

### （二）血脂异常的流行病学

随着社会的不断进步，人们的饮食结构也逐渐发生变化，高饱和脂肪酸、高能量的饮食习惯增加，导致血脂异常的患病率不断增高。

#### 1. 血脂异常的患病率

我国 ≥18 岁居民血脂异常患病率为 18.6%，男性为 22.2%，女性为 15.9%，估计全国血脂异常人数 1.6 亿。18～44 岁、45～59 岁和≥60 岁人群的血脂异常患病率分别为 17.0%、22.9% 和 23.4%。城市人群为 21.0%，农村人群为 17.7%。

### 2. 高 TC 血症患病率

我国≥18 岁人群高 TC 血症患病率为 2.9%，男性为 2.7%，女性为 3.2%。18~44 岁、45~59 岁和≥60 岁人群患病率分别为 1.8%、4.7% 和 6.1%。城市人群为 4.1%，农村人群为 2.4%。

### 3. TC 边缘性升高率

我国≥18 岁人群 TC 边缘性升高率分别为 3.9%，男女相同。18~44 岁、45~59 岁和≥60 岁人群胆固醇边缘性升高率分别为 2.6%、5.9% 和 6.2%。城市人群为 5.1%，农村人群为 3.3%。

### 4. 高 TG 血症患病率

我国≥18 岁人群高 TG 血症患病率为 11.9%，男性为 14.5%，女性为 9.9%。18~44 岁、45~59 岁和≥60 岁人群分别为 10.9%、15.7% 和 14.8%。城市人群为 14.2%，农村人群为 10.9%。

### 5. 低 HDL 血症患病率

我国≥18 岁成年人低 HDL 血症患病率为 7.4%，男性为 9.3%，女性为 5.4%。18~44 岁、45~59 岁和≥60 岁人群分别为 7.3%、7.2% 和 7.0%。城市居民为 7.1%，农村居民为 7.5%。

中年人（45~59 岁）与老年人（≥60 岁）患病率相近，提示血脂异常发病年龄趋向年轻化。男性血脂异常患病率明显高于女性，城市高于农村，但差别不大。我国血脂代谢异常类型以高三酰甘油、低高密度脂蛋白血症为主，这与西方人群以高总胆固醇血症为主要特点有所不同。

### 6. 小儿血脂异常的患病率不断增高

2004 年 4~10 月北京市 19 593 名 6~18 岁儿童青少年进行了 TC 和 TG 检测。其标准为 TC>5.2mmol/L 和（或）TG>1.7mmol/L，总检出率 9.61%，TC 增高者 1.21%，TG 增高 8.79%，TC、TG 同时增高者 0.39%。北京市儿童血脂异常较以前明显增高。

### （三）血脂异常的危害

正常的血脂可以维持生理功能：①形成胆酸。②构成细胞膜。③合成激素。

血脂的异常增高容易诱发多种疾病，存在很多并发症。血脂异常对身体的损害具有隐匿性、逐渐性、进行性以及全身性。主要对人体造成的危害如下：

### 1. 导致肝功能损伤

长期性的血脂异常会导致脂肪肝，而后的肝动脉粥样硬化受到损伤，肝小叶也受到损害，又将导致肝硬化，从而损害肝功能。

### 2. 导致血压增高的发生

血脂异常在人体内形成动脉粥样硬化以后，导致人体心肌功能紊乱，血管紧张素转换酶会大量被激活，促使血管动脉痉挛，诱发肾上腺分泌升压素，从而导致高血压。人体一旦形成高血压，就会使血管经常处于痉挛状态之下，而血管在硬化后内皮损伤，甚至出现破裂现象，形成出血性脑卒中。脑血管在栓子式血栓形成状态下淤滞，容易导致缺血性脑卒中。

### 3. 容易导致冠心病

当人体由于长期血脂异常形成动脉粥样硬化以后，使冠状动脉内血流量变小、血管腔内变窄、心肌注血量大大减少，造成心肌缺血现象，从而导致心绞痛，形成冠心病。

（四）血脂异常病因及致病机制

### 1. 高 TC 增高的病因

（1）饮食因素：较高的饱和脂肪酸、高胆固醇过多的摄入可引起血脂异常。一般认为胆固醇摄入量从 200mg/d 增加为 400mg/d，可升高胆固醇 0.13mmol/L，其机制可能与胆固醇含量增加，LDL 受体合成减少有关；饱和脂肪酸摄入量占总热卡的 14%，可导致胆固醇增高大约 0.52mmol/L，其中多数为 LDL-C，其机制可能为饱和脂肪酸抑制 LDL 受体活性。

（2）体重增加：有研究显示血浆胆固醇升高可与体重增加相关。一般认为体重增加可使胆固醇升高 0.65mmol/L。其机制：肥胖可促进肝脏输出含载脂蛋白 B 的脂蛋白，使 LDL 生成增加，或全身胆固醇合成增加，引起胆固醇池扩大，抑制 LDL 受体合成。

（3）年龄增加：有研究显示，一般年龄增加可使胆固醇含量增加 0.78mmol/L。老年人的 LDL 受体活性减退，LDL 分解代谢率降低，其机制可能随着年龄增加，胆汁酸合成减少，肝内胆固醇含量增加，进一步抑制 LDL 受体的活性。

（4）雌激素下降：40~50 岁前，女性胆固醇水平低于男性，绝经后会高于男性。雌激素可增加 LDL 受体的活性。美国妇女绝经后胆固醇可增高 0.52mmol/L。

（5）基因突变：异常基因的存在使体内 LDL 分解代谢速率降低，LDL 合成增加或 LDL 结构改变。已知有几种基因异常能引起高胆固醇血症。如 LDL 受体缺陷导致家族性高胆固醇血症。家族性 Apo B100 缺陷导致 LDL 清除率低下。

在绝大多数情况下，重度高胆固醇血症是下列多种因素共同所致：LDL 分解代谢减低，LDL 产生增加，LDL-Apo B 代谢缺陷，LDL 颗粒富含胆固醇酯。因此大多数重度高胆固醇血症是多基因缺陷与环境因素相互作用导致。

### 2. 高 TG 增高的原因

凡引起血浆中 CM 和（或）VLDL 升高的原因均可导致高三酰甘油血症。

（1）饮食因素：进食糖量的比例过高，刺激胰岛素分泌增加，出现高胰岛素血症，可促进肝脏合成三酰甘油和 VLDL 增加，因而引起血浆三酰甘油浓度升高外，高糖饮食还可诱发 Apo CⅢ 基因表达增加，使血浆 Apo CⅢ 浓度增高。血浆中 Apo CⅢ 增高可造成 LPL 活性降低，继而影响 CM 和 VLDL 中三酰甘油的水解，引起高三酰甘油血症。

（2）饮酒：对血浆三酰甘油水平也有明显影响。酒精可增加体内脂质的合成率，减少氧化脂肪酸的比例，并增加酯化脂肪酸的比例。此外，酒精还可降低 LPL 的活性，而使三酰甘油分解代谢减慢。

（3）运动：增高 LPL 活性，升高 HDL-C 水平，还可使三酰甘油在血浆中清除率增加。长期缺乏运动者血三酰甘油水平较坚持运动者升高。

（4）吸烟：增加血浆三酰甘油水平，可能与脂肪组织中 LPL 活性短暂上升有关。与正常人平均值相比较，吸烟可使血浆三酰甘油水平升高 9.1%，然而戒烟后多数人有暂时性体重增加，这可能与脂肪组织中脂蛋白脂酶活性短暂上升有关，此时应注意控制体重，以防体重增加而造成三酰甘油浓度升高。

（5）基因异常：如 LPL 和 Apo CⅡ 的基因缺陷将导致三酰甘油水解障碍，因而引起严重的高三酰甘油血症。Apo E 基因异常使 CM 和 VLDL 代谢障碍。血浆中 CM 和 VLDL 残粒浓度增加，因而常有高三酰甘油血症。

### 3. 血脂异常导致动脉硬化发生机制

基础研究发现，血浆脂质水平升高促使大量脂质尤其是 LDL，通过血管内皮进入血管壁内，在内皮下滞留的 LDL 被修饰成氧化型 LDL，后者被巨噬细胞吞噬后形成泡沫细胞。泡沫细胞不断增多融合，构成动脉粥样硬化斑块的脂质核心，同时细胞合成间质增多，血管内膜增厚，导致动脉粥样硬化病变形成，随着病程的进展，斑块在某些诱发因素作用下，斑块破裂，斑块内物质释放到血管内，使慢性心血管疾病变为急性，这种情况也就是平时常所说的心肌梗死、脑梗死、脑出血等。LDL 的致动脉粥样硬化作用与其本身相对较小、能很快穿过动脉内膜层有关。经过氧化或其他化学修饰后的 LDL，具有更强的致动脉粥样硬化作用并且大量随机化临床研究也证实降低 LDL-C 可显著减少 ASCVD 事件风险。

因此血脂异常的规范管理，对减少和控制冠心病、脑卒中及外周动脉疾病的发病有着巨大而深远的意义。

### （五）血脂异常分类

**1. 高脂血症的临床分类**

（1）高胆固醇血症：血清 TC 水平增高。
（2）混合型高脂血症：血清 TC 与 TG 水平均增高。
（3）高三酰甘油血症：血清 TC 水平增高。
（4）低高密度脂蛋白血症：血清 HDL-C 水平减低。

**2. 高脂血症的病因分类**

（1）原发性高脂血症：一般认为是环境和遗传因素相互作用的结果。轻度及中度血脂异常多是由于环境因素（如过多的高饱和脂肪或高胆固醇等食物），对药物相对比较敏感。血脂异常增高多数是遗传因素所致，遗传可通过多种机制引起血脂异常，对药物不敏感。

（2）继发性高脂血症：是继发于其他疾病。如糖尿病、肾病综合征、甲状腺功能低下、慢性阻塞性肝病（如原发性胆汁硬化）、肥胖症、酒精中毒、胰腺炎及痛风等。

另噻嗪类利尿剂、孕激素、类固醇激素亦能干扰正常血脂代谢而造成血脂异常。

## 二、血脂异常的诊断与处理

### （一）血脂异常的诊断

血脂异常的诊断以血脂异常防治对策专题组 1997 年推荐的标准为依据：总胆固醇 5.20~5.71mmol/L 为边缘升高，>5.72mmol/L 为高胆固醇血症。高密度脂蛋白胆固醇<0.91mmol/L 为低高密度脂蛋白血症。三酰甘油≥1.7mmol/L 为高

三酰甘油血症。出现高胆固醇血症、高三酰甘油血症、低高密度脂蛋白血症中的一种即判断为血脂异常（表24-1）。

表24-1　血脂水平标准

| 分层 | TC | LDL-C | HDL-C | TG |
|---|---|---|---|---|
| 合适范围 | <5.18mmol/L（200mg/dl） | 3.37mmo/L（130mg/dl） | ≥1.04mmol/L（40mg/dl） | <1.7mmol/L（150mg/dl） |
| 边缘升高 | 5.18~6.19mmol/L（200~239mmol/L） | 3.37~4.12mmol/L（130~159mg/dl） | | 1.7~2.25mmol/L（150~199mg/dl） |
| 升高 | ≥6.22mmol/L（240mmol/L） | ≥4.14mmol/L（160mg/dl） | ≥1.55mmol/L（60mg/dl） | >2.26mmol/L（200mg/dl） |
| 降低 | | | <1.04mmol/L（40mg/dl） | |

　　常规对下列人群进行血脂检测：①20岁以上的健康成年人至少每5年测量1次空腹血脂。②对于缺血性心血管疾病及其高危人群，则应每3~6个月测定1次血脂。③对于因缺血性心血管疾病住院治疗的患者，应在入院当时或入院24h内检测血脂。④建议40岁以上的男性和绝经期后女性应每年检查1次血脂。

　　《中国成人血脂防治指南》特别建议，以下人群作为应接受血脂检测的重点对象：①已有冠心病、脑血管病或周围动脉硬化病者。②有高血压、糖尿病、肥胖、吸烟者。③有冠心病或动脉粥样硬化性疾病者。④有皮肤黄色瘤者。⑤有家族性高脂血症者。

　　高脂饮食后，血脂浓度立即大幅度上升，尤其是三酰甘油，通常在3~5h后逐渐恢复稳态。所以，一般测量血脂含量应在饭后12h进行，这样才能可靠真实地反映血脂水平。

　　目前血脂异常的诊断主要依据血液监测的指标，血脂的监测包括指标见表24-1。

　　首次检查发现血脂异常，应在2~3周内复查，若仍属异常，则可确立诊断。确立存在血脂异常，则还应该进行该患者的危险分层，全面评价心血管疾病的综合危险程度。建议按照有无冠心病及其等危症、有无高血压及其他心血管危险因素的多少，结合血脂水平来综合评估心血管疾病的发病危险，将人群进行危险性分层，这可以指导临床开展血脂异常的干预，预防心血管疾病（表24-2）。

**表 24-2　血脂异常危险分层方案**

| 危险分层 | TC 5.18~6.19mmol/L（200~239mmol/L）或 LDL-C 3.37~4.12mmol/L（130~159mg/dl） | TC≥6.22mmol/L（240mmol/L）LDL-L≥4.14mmol/L（160mg/dl） |
|---|---|---|
| 无高血压且其他危险因素数<3 | 低危 | 低危 |
| 高血压或其他危险因素数≥3 | 低危 | 中危 |
| 高血压且其他危险因素数≥1 | 中危 | 高危 |
| 冠心病及其等危症 | 高危 | 高危 |

注：其他危险因素包括年龄（男≥45 岁，女≥55 岁）、吸烟、低 HDL-C 肥胖和早发缺血性心血管疾病家族史

## （二）血脂异常的处理

血脂异常治疗的重点对象包括以下方面人员：①所有血脂异常的患者。②冠心病及其他动脉粥样硬化的患者。③心血管疾病高危人群，包括有糖尿病、冠心病及早发冠心病等家族史者。

### 1. 治疗原则

治疗血脂异常用于冠心病预防时，若血脂异常者未发生过冠心病，也未发现其他部位的动脉粥样硬化性疾病，应进行一级预防。若血脂异常者有冠心病史，或发现其他部位的动脉粥样硬化性疾病，则应进行二级预防。

区别一级预防和二级预防，并根据一级预防对象有无其他危险因素及血脂水平分层防治。

以饮食治疗为基础，根据病情、危险因素、血脂水平决定是否采用或何时开始采用药物治疗。

### 2. 血脂异常治疗步骤

（1）血脂异常对象的检出。

（2）判断血脂水平及类型。

（3）根据临床上是否已有冠心病或其他部位动脉粥样硬化性疾病及无危险因素，结合血脂水平，全面评价。决定治疗措施及血脂的目标水平。

（4）分清原发性或继发性高脂血症，属后者则诊治其原发病。

（5）决定饮食治疗和生活方式调节的方法并给予指导。

（6）决定是否需要药物治疗及药物选择。

（7）防治进程的监测。

《2014 年中国胆固醇教育计划血脂异常防治建议》指出应将 LDL-C 作为主要干预靶点。无论患者心血管危险水平如何，均应进行生活方式治疗指导。部分患者在生活方式干预的基础上仍需降胆固醇药物治疗。

**3. 非药物治疗**

生活方式治疗应包括以下内容：

（1）控制饮食中胆固醇的摄入：饮食中胆固醇摄入量<200mg/d，饱和脂肪酸摄入量不超过总热量的 10%，反式脂肪酸不超过总热量的 1%。增加蔬菜、水果、粗纤维食物、富含 n-3 脂肪酸的鱼类的摄入。食盐摄入量控制在<6g/d。限制饮酒（酒精摄入量男性<25g/d，女性<15g/d）。

（2）增加体力运动：每日坚持 30~60min 的中等强度有氧运动，每周至少 5 天。需要减重者还应继续增加每周运动时间。

（3）维持理想体重：通过控制饮食总热量摄入以及增加运动量，将体质指数维持在<25kg/m$^2$。超重/肥胖者减重的初步目标为体重较基线降低 10%。

（4）控制其他危险因素：对于吸烟的患者，戒烟有助于降低 ASCVD 危险水平。

改善生活方式应作为血脂异常管理核心策略。一些轻度或低危的血脂异常患者，经有效生活方式干预可将其血脂参数控制在理想范围。即便必须应用药物中危或高危人群，积极有效的治疗性生活方式改善也有助于减少用药剂量。同时，强化生活方式干预不仅有助于降低胆固醇水平，还可以降低血压、控制血糖，有效降低 ASCVD 的发病风险。

**4. 药物治疗**

（1）他汀类：他汀类药物属于 3 羟基-甲基戊二酸辅酶 A 还原酶抑制剂，已在临床上广泛应用，大多用于降血脂和减低动脉粥样硬化的发生率。

1）作用机制：阻断细胞内羟甲戊酸代谢途径，促使肝细胞膜表面的低密度脂蛋白受体激活，其活性和数量明显增加，低密度脂蛋白受体可与低密度脂蛋白结合，加速低密度脂蛋白降解，同时，低密度脂蛋白作为合成三酰甘油的载体，也可有效降低三酰甘油水平，进而起到降低胆固醇的效果。他汀类药物还可对载脂蛋白 B-100 形成一定程度的抑制，减少三酰甘油和脂蛋白的合成和分泌。因 HMG-CoA 还原酶在午夜活性最高，故该类药物应在晚上顿服。

2）临床作用：可有效调节血脂，降低血中胆固醇含量；可抑制心血管壁细胞增殖，促使内皮功能恢复正常，降低动脉粥样硬化发生率，对于冠心病的预防有较好的效果。近年来的大型冠心病 1、2 级预防的临床试验结果一致证实，他汀类药物能有效地降低 LDL-C 水平，稍降低三酰甘油（TG）水平和升高 HDL-C 水平，显著降低冠心病（CHD）事件及脑卒中发生率，并使患者总死亡率下降。心脏保护研究（HPS）为目前国际上规模最大的试验，共入选了 20 536 例冠心病或心血管高危人群，这些患者体内胆固醇水平不高或轻度升高（TC≥3.5mmol/L），采用辛伐他汀 40mg/d 治疗，平均 5 年，其与对照比较结果显示：LDL-C 降低 37%，冠脉事件降低 24%，总死亡率降低 13%。而且他汀类药物还可逆转动脉内、中膜增厚，稳定粥样硬化斑块，发挥抗动脉粥样硬化作用；改善血管内膜功能，使内膜一氧化氮（NO）合成增多，减少应激反应、左心室肥厚发生；可有效降低糖尿病患者心血管并发症的发生率，提高临床治疗糖尿病的效果；对于血压和心室重构具有很好的调节作用，可以作为降压治疗的辅助性药物，从多个途径调节血压；可以促进骨形成，提高骨密度，降低骨质疏松症的发生率；可减慢肾小球硬化进程，缓解肾衰竭过程，减少尿蛋白，具有很好的肾脏保护作用。

3）不良反应：他汀类药物可能引起患者肌肉组织疼痛或肌无力，严重者可能导致横纹肌溶解症、肾衰竭而威胁患者的生命。横纹肌溶解症患者的肌酸激酶水平超过正常范围上限的 100 倍，伴有血清肌酐不同程度的升高，肌肉组织有不同程度的损伤，出现胞溶作用、肌红蛋白尿及肾衰竭。其发生机制可能是他汀类药物抑制甲羟戊酸和法尼醇等合成，进而使机体缺乏甲羟戊酸盐，机体内辅酶 Q10 合成出现障碍，能量有一定的抑制，细胞内钙离子异常超载，细胞出现死亡。另外，他汀类药物还会通过细胞色素 P450 同工酶的代谢，增加其肌毒性。

他汀类药物对于肝脏有一定损害，大多数他汀类药物可能被肝脏细胞色素 P450 酶代谢，天门冬氨酸氨基转移酶（AST）和胆红素有不同程度升高，巩膜和皮肤出现黄染，患者有乏力感觉。另外，在临床应用他汀类药物的过程中，发现其剂量与丙氨酸氨基转移酶（ALT）、AST 异常升高有一定相关性，在准许他汀类高剂量范围内，其 ALT、AST 异常升高发生率约为 3%。

4）不良反应的对策：首先注意减小他汀类药物的剂量，在应用过程中，其剂量从小到大逐步应用，在治疗一段时间后，确认无不良反应，再适当加大药物剂量，但仍要注意对患者不良反应的观察，从而尽可能在提高临床疗效的同时降低患者承担的风险性。

他汀类药物治疗高脂血症时，应注意观察患者肌肉损害情况，如是否有肌痛、乏力等，密切观察血中肌酸激酶的水平。

加强他汀类药物应用患者的肝功能监测，在治疗开始时对转氨酶的基线值进行测定，在治疗 3~6 个月后对转氨酶进行测定，使转氨酶在治疗过程中保持在正常范围内.特别是与贝特类药物合用时，应注意询问患者有无肌无力或肌痛症状发生，并同时监测肝、肾功能和肌酸激酶（CPK）及 ALT 有无变化，以防止发生更严重的横纹肌溶解。

注意一些他汀类药物的禁忌证，尤其是有肝功能衰竭、胆道完全性梗阻的患者不能应用他汀类药物。

常用他汀类药物常用的有七种他汀类药物可供临床选用：①阿托伐他汀，10～80mg/d。②洛伐他汀，10～80mg/d。血脂康的主要成分也是洛伐他汀。③辛伐他汀，5～40mg/d。④普伐他汀，10～40mg/d。⑤氟伐他汀，20～40mg/d。⑥匹伐他汀，1～2mg/d。⑦瑞舒伐他汀，5～10mg/d。

各种不同他汀制剂的降脂效果和防治冠心病的作用可能有所不同，但在某种剂量范围内，各种他汀类药的降低总胆固醇、LDL-C 和三酰甘油以及升高HDL-C 的疗效具可比性。不同种类与不同剂量他汀类调脂药降胆固醇效果比效见表 24-3。

表 24-3　不同种类与不同剂量他汀的降胆固醇幅度

| 剂量（mg） | 阿托伐他汀（%） | 瑞舒伐他汀（%） | 辛伐他汀（%） | 氟伐他汀（%） | 普伐他汀（%） |
|---|---|---|---|---|---|
| 5 | −45 | −26 | | | |
| 10 | −39 | −52 | −30 | −22 | |
| 20 | −43 | −55 | −38 | −22 | −32 |
| 40 | −50 | −41 | −25 | −34 | |
| 80 | −60 | −47 | −35 | | |

启动他汀不再依赖基线 LDLC 水平，而是基于循证证据明确的以下 4 类他汀获益人群要直接启动他汀治疗：①临床存在 ASCVD 的患者。②原发性 LDLC 升高≥190mg/dl 的患者。③无 ASCVD，年龄 40～75 岁，LDLC70～189mg/dl 的糖尿病患者。④无 ASCVD 或糖尿病，年龄 40～75 岁，LD-C70～189mg/dl，10 年ASCVD 风险≥7.5% 的患者。

（2）贝特类药物

贝特类也称为纤维酸类，主要包括氯贝丁酯类和苯氧乙酸类。

1）作用机制：抑制乙酰辅酶 A 还原酶，使三酰甘油合成减少；使血游离脂肪酸含量减少，三酰甘油合成原料减少；抑制 HMG-CoA 还原酶，使胆固醇合成减少；增加肝脏 LDL 受体，使 LDL 清除增加；增加肝脏脂蛋白酯酶活性，使三酰甘油清除增加；增加血清 HDL 含量，有利于脂质转运和清除；降低血糖，使脂质合成原料乙酰辅酶 A 和游离脂肪酸趋向于葡萄糖合成代谢，使脂质合成代谢减少。

2）临床作用：调脂作用，其适应证为高三酰甘油血症或以三酰甘油升高为主的混合型高脂血症。该类药物在治疗剂量下可使血浆 TG 水平降低 20% ~ 50%，TC、LDL-C 降低 10% ~15%，HDL-C 升高 10% ~15%；本类药物尚有降低血浆纤维蛋白原浓度、降低血纤溶酶原激活物抑制物（PAI）含量和凝血因子 VII 活性、抑制血小板活性和血小板聚集率等作用；降低糖调节受损患者的发生率，推迟糖尿病的发生时间。研究表明，苯扎贝特可以通过升高脂联素水平，降低新发糖尿病的发生率，故可以应用于糖尿病患者。

3）不良反应：一般轻微，主要是恶心、腹胀、腹泻等胃肠道症状，有时可出现转氨酶升高。对于肝肾功能不全者、孕妇、哺乳期妇女忌用。这类药物还可增加抗凝药物的作用，故与抗凝药物联用时，其抗凝药剂量应适当减量.

4）常用贝特类药物：以改变氯贝丁酯结构衍生出来的药物有：微粒化非诺贝特，200mg/d；苯扎贝特 600mg/d，分 3 次应用；苯扎贝特缓释剂，400mg/d；吉非罗齐，900mg/d，分 3 次或 1200mg/d，分 2 次；吉非罗齐缓释剂，900mg/d。

（3）烟酸及其衍生物：烟酸属 B 族维生素，当用量超过作为维生素作用的剂量时，可有明显的降脂作用。其服药剂量越大，疗效越明显，但不良反应也相对增多。

为克服其用量大、不良反应多的缺点，临床常用其衍生物（包括烟酸酯类药物）。烟酸的降脂作用机制尚不十分明确，可能与抑制脂肪组织中的脂解和减少肝脏中极低密度脂蛋白（VLDL）合成和分泌有关。

1）作用机制：使 VLDL 释放减少，从而使血清中 IDL 和 LDL 减少；使肠道吸收游离脂肪酸减少；使 HDL 分解减少，从而使血清 HDL 浓度增加；抑制脂肪组织分解，使血中游离脂肪酸和甘油含量减少，从而使三酰甘油合成减少；使胆固醇经肠道排泄增加。

2）临床作用：促进胆固醇氧化，促进胆固醇的肠道排泄，降低胆固醇水平，同时升高 HDL-C 及载脂蛋白 A（ApoA）水平，冠心病患者长期服用烟酸类药物，可以使胆固醇降低 10%，TG 降低 26%；降低血中纤维蛋白原水平，降低血液黏稠度。

3）不良反应：恶心、呕吐、面红、血管皮肤扩张而出现的红斑、皮肤发红、潮热、皮肤瘙痒、头痛、乏力等，并可能与前列腺素的释放有关，故可用阿司匹林和吲哚美辛对抗治疗。

4）常用烟酸类药物：烟酸，0.5 克/次，4 次/天，渐增至 1~2 克/次，3 次/天，最大剂量不宜超过 9g/d；烟酸肌醇酯，0.2~0.6 克/次，3 次/天；烟酸维 E 酯，0.1~0.2 克/次，3 次/天；阿昔莫司，0.2 克/次，3 次/天。上述药物在治疗剂量下，不但可降低 TG 及 LDL-C 的血浆浓度，同时能明显升高 HDL-C 的血浆浓度。尤其是阿昔莫司，其半衰期可达 2h，且不引起游离脂肪酸反跳和胰岛素抵抗，也不引起血尿酸增高，因此可用于糖尿病和痛风患者的治疗。

（4）胆酸螯合剂：这类药物也称为胆酸隔置剂，主要为碱性阴离子交换树脂，在肠道内能与胆酸呈不可逆结合，因而阻碍胆酸的肠肝循环，促进胆酸随大便排出体外，阻断胆汁酸中胆固醇的重吸收。同时伴有肝内胆酸合成增加，引起肝细胞内游离胆固醇含量减少，反馈性上调肝细胞表面 LDL 受体表达，加速血浆 LDL 分解代谢，使血浆胆固醇和 LDL-C 浓度降低。

1）常用药物：考来烯胺：应用方法为 4～5g，3 次/天，总量每日不超过 24g。为了减少不良反应，增加患者的耐受性，可从小剂量开始用药，1～3 个月内达最大耐受量。考来烯胺（24g/d）可使原发性高胆固醇血症患者 TC 和 LDL-C 分别下降 13.4% 与 20.3%；考来替泊（Colestipol）：常用剂量为 10～20g，1～2 次/天。考来替泊 30g/d 和烟酸 3～12g/d（根据 TC 高低决定烟酸剂量的大小），可使 TC、TG、LDL-C 分别降低 26%、22% 与 43%；HDL-C 升高 37%。

2）不良反应：该类药物在肠道内不吸收，不良反应主要表现为恶心、呕吐、腹胀、肠梗阻等。此外，该类药物可影响镁、钙、铁、锌、脂肪及脂溶性维生素和叶酸在肠道的吸收。因此，应用时要注意补充相应元素。其还可影响酸性药物的吸收，如华法林、环孢多肽等，应尽量避免两者合用。

（5）胆固醇吸收抑制剂：依折麦布是一种口服、强效的降脂药物，其作用机制与其他降脂药物不同。益适纯附着于小肠绒毛刷状缘，抑制胆固醇的吸收，从而降低小肠中的胆固醇向肝脏中的转运，使得肝脏胆固醇贮量降低从而增加血液中胆固醇的清除。依折麦布不增加胆汁分泌（如胆酸螯合剂），也不抑制胆固醇在肝脏中的合成（如他汀类）。患者在接受依折麦布治疗的过程中，应坚持适当的低脂饮食。依折麦布推荐剂量为每天 1 次，每次 10mg，可单独服用或与他汀类联合应用。10mg/d，每日一次，可以与食物一起或分开服用，同食物一起服用并不影响其口服生物利用度。

不良反应为单独应用：头痛、腹痛、腹泻；

与他汀类联合应用：头痛、乏力；腹痛、便秘、腹泻、腹胀、恶心；ALT 升高、AST 升高；肌痛。

（6）其他调脂药物：这些药物的降脂作用机理均不明确。

1）普罗布考：普罗布考又名丙丁酚，常用剂量为 0.5g，每天 2 次。本品吸收入体内后，可掺入到 LDL 颗粒核心中，因而有可能改变 LDL 的结构，使 LDL 易通过非受体途径被清除。此外，该药可能还具有使肝细胞 LDL 受体活性增加和抑制小肠吸收胆固醇的作用。有人观察到，丙丁酚还是一种强力抗氧化剂。可使血浆 TC 降低 20%～25%，LDL-C 降低 5%～15%，而 HDL-C 也明显降低（可达 25%）。主要适用于高胆固醇血症尤其是纯合子型家族性高胆固醇血症。

用药期间，患者跟腱及皮肤黄色瘤可见消退。

不良反应：包括恶心、腹泻、消化不良等；亦可引起嗜酸细胞增多，血浆尿酸浓度增高；最严重的不良反应是引起 QT 间期延长。有室性心律失常或 QT 间期延长者禁用。

2）鱼油制剂：国内临床上应用的鱼油制剂有多烯康、脉络康及鱼烯康制剂，用量为 1.8g，3 次/天。主要含二十碳戊烯酸（EPA）和二十二碳己烯酸（DHA）。其降低血脂的作用机理尚不十分清楚，可能与抑制肝脏合成 VLDL 有关。鱼油制剂仅有轻度降低 TG 和稍升高 HDL-C 的作用，对 TC 和 LDL-C 无影响。主要用于高三酰甘油血症。

不良反应：消化道症状如恶心、消化不良、腹胀、便秘，少数病例出现转氨酶或肌酸激酶轻度升高，罕有引起肌病的报道。

## （二）药物的临床应用原则

目前，尚没有确定合适降脂药物的公认标准，应根据患者血脂异常的类型及其冠心病危险性的高低而选择合适的降脂药物。

### 1. 单纯性高 TG 血症

轻至中度高 TG 血症常可通过饮食治疗使血浆 TG 水平降至正常，不必进行药物治疗。而对于中度以上的高 TG 血症，则可选用贝特类药物、鱼油类。

### 2. 混合型高脂血症

混合型高脂血症是指既有血浆 TC 水平升高又有血浆 TG 水平升高。这种情况还可分为两种亚型：若是以 TC 升高为主，则首选他汀；如果是以 TG 升高为主，则可先试用贝特类。烟酸类制剂也可以用，但用量比较大，不良反应多。

### 3. 联合用药

对于严重的高脂血症患者，单用一种调脂药，可能难以达到理想的调脂效果，这时可考虑采用联合用药。只要不是同类药，均可考虑联合给药，常用药有：对严重胆固醇升高者，可用他汀类，加胆固醇吸收抑制剂或加胆酸结合树脂或烟酸加贝特类药物；对于重度三酰甘油升高者，可采用亚油酸加贝特类。

临床上，少数患者可能不能耐受常规剂量的他汀类药物治疗，此时可考虑以下措施：①更换另一种药代动力学特征不同的他汀类药物；②减少他汀类药物剂量或改为隔日一次用药；③换用其他种类药物（如依折麦布）替代；④单独或联合使用贝特类或烟酸缓释剂；⑤进一步强化生活方式治疗；⑥若患者需要使用但不能耐受大剂量他汀类药物治疗，可用中小剂量他汀类药物联合依折麦布。

（四）血脂水平的目标管理

从冠心病防治的角度来说，合适的降脂药物应具备下列的特点：

（1）降脂效果尤其降胆固醇效果确切；应用常规剂量在 4～6 周内能使 TC 降低 20%（LDL-C 降低 25%）以上，并具有降低 TG 和升高 HDL-C 的作用。

（2）患者耐受性好，不良反应少见，不产生严重的毒、不良反应。

（3）已被证实能明显地降低心血管疾病死率和致残率，不增加非心血管疾病死亡率。

血脂异常的治疗一般需要长期坚持，方可获得明显的临床益处。服药期间应定期随诊，在开始药物治疗后 4～6 周内，应复查血浆胆固醇、三酰甘油和 HDL-C，根据血脂改变而调整用药。如果血脂未能降至达标，则应增加药物的剂量或改用其他降脂药物，也可考虑联合用药。若经治疗后血脂已降至正常或已达到目标值，则继续按同量剂量用药，除非血脂已降至很低时，一般不要减少药物的剂量。长期连续用药时，应每 3～6 月复查血脂，并同时复查肝肾功能和测肌酸激酶。

现行的中国成人血脂异常防治指南根据有无危险因素与 ASCVD 对血脂异常患者进行危险分层。对于无 ASCVD 的心血管低危、中危、高危患者，我国指南所推荐的 LDL-C 目标值分别为 <4.1mmol/L、3.4mmol/L 和 2.6mmol/L（与之相应的非 HDL-C 目标值为 LDL-C 目标值+0.78mmol/L）（胆固醇单位换算：1mmol/L = 1mg/dl × 0.0259），超过此值即应启动生活方式干预和（或）药物治疗。

若 LDL-C≥4.9mmol/L 且无其他危险因素，建议将 LDL-C 降低 ≥50% 作为其目标值。见表 24-4。

**表 24-4　他汀降胆固醇治疗的目标值**

| 临床疾患和（或）危险因素 | 目标 LDL-C 水平（mmol/L） |
| --- | --- |
| ASCVD | <1.8 |
| 糖尿病+高血压或其他危险因素* | <1.8 |
| 糖尿病 | <2.6 |
| 高血压+1 项其他危险因素* | <2.6 |
| 高血压或 3 项其他危险因素* | <3.4 |

*其他危险因素包括：年龄（男≥45 岁，女≥55 岁），吸烟，HDL-C 降低，肥胖，早发缺血性心血管病家族史。

对合并糖尿病患者：

（1）推荐的 LDL 目标值为 <2.6mmol/L。

（2）中度高危如基线或 LDL 为 2.6～3.35mmol/L 时，启用药物使 LDL 达到

<2.6mmol/L。

（3）高危或偏高危者已用药物治疗建议治疗的强度应足以使 LDL-C 水平下降至少达 30% ~ 40%。

目前我国 ASCVD 的防治处于关键时期。对于 ASCVD 患者及其高危人群，应采取非药物治疗与药物治疗并重的策略，综合防控血脂异常、高血压、高血糖、吸烟、缺乏运动、超重/肥胖等危险因素，合理应用抗血小板药物。只有这样，才能最大限度地减少 ASCVD 的发生和致死致残。任何治疗策略的确定均需结合我国人群的 ASCVD 平均风险水平、遗传学背景与疾病的流行病学特征，不能盲目照搬欧美国家的指南建议。利用有限的医疗资源，为患者提供最为经济、有效且安全的治疗措施。

（屈丰雪）

# 第二十五章  高尿酸血症的防治

随着人们的生活水平的不断提高，其生活方式不断的发生变化，膳食结构也随之发生变化，高尿酸血症的患病率呈迅速上升趋势。高尿酸血症对人们的危害逐步被人们所认识。尤其对基层社区医生来讲，认识高尿酸血症的诊断与处理，对提高人们的生活质量，保护靶器官有着重要的意义。

## 一、高尿酸血症的概述

### （一）高尿酸血症的流行病学

从欧美发达国家的流行病学数据看，高尿酸血症（HUA）的患病率随着国家经济水平的提高而增加，与高血压、糖尿病、血脂异常有着相似的流行趋势。美国的一项横断面调查显示，1990~1999年美国高尿酸血症和痛风的患病率呈上升趋势。欧美高尿酸血症的患病率高达2%~18%，新西兰毛利人为10.4%。近几十年来，亚洲地区高尿酸血症和痛风的患病率有显著增多的趋势。20世纪80年代初期，方圻等调查显示中国男性HUA的患病率为1.4%，女性为1.3%。90年代中期以后调查显示男性HUA患病率为8.2%~19.8%，女性为5.1%~7.6%。10年间我国HUA患病率约增加了10倍。据统计，2003年南京HUA患病率为13.3%；2004年广州HUA患病率高达21.8%；2009年山东HUA患病率为16.7%，比同地区2004年明显增加，而且随着年龄增长而增高。2010年江苏农村HUA患病率达12.2%；同期黑龙江、内蒙古HUA患病率达13.7%，且男性高达21%。特别是在经济发达的城市和沿海地区，HUA患病率达5%~23.5%，接近西方发达国家的水平。其高发年龄为中老年男性和绝经后女性，但近年来年轻化趋势加剧。

### （二）高尿酸血症的发病机制

从病因上看，凡是导致尿酸生成增多和（或）尿酸排泄减少的因素，包括遗传缺陷、疾病、药物以及饮食习惯等都可产生高尿酸血症。国内外研究表明，在原发性高尿酸血症和原发性痛风患者中，85%~90%患者是由于尿酸排泄减少引起的，只有10%~15%是尿酸生成增加所致。继发性高尿酸血症和继发性痛风患者，经常同时存在尿酸生成过多和排泄减少的情况，其中50%~60%患者是由于尿酸生成过多引起的。

高尿酸血症产生的机制主要有以下四个方面：

**1. 尿酸生成增多**

（1）嘌呤吸收过多：人体内的嘌呤有两个来源。一是外源性，来源于食物，从富含核蛋白的食物核苷酸中分解而来，但只占体内尿酸的20%；另一个是内源性，在体内氨基酸、磷酸核糖及其他小分子化合物合成及核酸分解而来的，约占体内尿酸来源的80%。因此，嘌呤吸收过多在高尿酸血症发生中有一定的作用，当大量摄入高嘌呤饮食后，可使血尿酸水平升高。如果同时伴有尿酸排泄减少，可能导致血尿酸水平显著升高甚至痛风发作。限制嘌呤摄入后（每日嘌呤摄入量不超过2mg），可使尿酸水平降低。但是，原发性痛风患者采用低嘌呤饮食甚至无嘌呤饮食，虽可降低血尿酸，但并不能纠正高尿酸血症，而短时间内大量摄入高嘌呤饮食则可导致血尿酸迅速升高，可能诱发痛风性关节炎发作。

（2）嘌呤产生增多：内源性嘌呤产生增多是痛风和高尿酸血症患者体内尿酸生成增多的首要因素。内源性嘌呤产生增多的原因包括嘌呤生物合成增多和（或）嘌呤核苷酸分解加速。24h尿尿酸排泄超过1000mg为尿酸产生过多。可能属多基因遗传缺陷，原发性高尿酸血症患者约有10%是由于尿酸产生过多。

1）PRPP（1-焦磷酸-5-磷酸核糖）合成酶活性增加：PRPP活性增加，引起PRPP合成过多，嘌呤合成增加，尿酸产生过多，所以有明显的高尿酸血症和高尿酸尿。

2）HGPRT（次黄嘌呤-鸟嘌呤磷酸核糖转移酶）部分缺失：HGPRT突变引起的高尿酸血症占总发病率的1%。

3）缺乏葡萄糖-6-磷酸酶：由于肝内缺乏葡萄糖-6-磷酸酶，使6-磷酸葡萄糖不能转变为葡萄糖，而参与旁路代谢，使体内5′磷酸核糖增多。5′磷酸核糖是合成PRPP的基质，故增加了嘌呤的合成。

4）HGPRT完全缺乏（Lesch-Nyhan综合征）：属于先天性遗传性疾病，遗传特征为X连锁。主要临床表现是中枢神经病变，高尿酸血症和痛风仅为其次要临床表现。

**2. 尿酸转运障碍**

体内嘌呤代谢生成尿酸后，转运到体内的尿酸代谢池储存、释放、排泄，以维持体内尿酸水平的动态平衡。研究显示，正常男性的快速可溶性尿酸池平均为1200mg，而痛风患者的快速可溶性尿酸池为2000～4000mg。每天产生750mg，排出500～1000mg。研究发现一种被称为人尿酸转运蛋白（hUAT）的载体蛋白，参与尿酸的跨膜转运。hUAT为贯穿于细胞膜脂质的高度选择性离子通道，广泛存在于多种组织细胞。放射性核素示踪技术用于测定尿酸盐转换率，结果显示，痛风患者的尿酸盐转换率接近正常人或稍微升高，提示痛风患者主要是体内尿酸生成量增加，而尿酸在体内的转运速度并无明显异常。

**3. 尿酸排泄障碍**

尿酸排泄障碍是引起高尿酸血症的重要因素，多数学者认为，其重要性超过尿酸生成增多。生理状态下体内尿酸70%经肾脏排泄，30%经胆道和肠道排泄，肠道细菌有尿酸酶，使尿酸转变成尿囊素，白细胞内分解约占2%。尿酸排泄障碍包括血尿酸滤过减少、肾小管重吸收增多、肾小管尿酸分泌减少以及尿酸盐结晶在泌尿系中沉积。

（1）肾脏对尿酸盐的排泄的影响：肾脏对尿酸盐的排泄主要包括肾小球的滤过、近曲肾小管的重吸收和主动分泌。人阴离子交换蛋白（hURAT1）的mRNA在人的肾脏特异性表达，位于肾皮质近端小管上皮细胞管腔侧。URAT1通过与多种单价的有机阴离子和少数无机阴离子交换完成对尿酸的重吸收和少量分泌，主要参与尿酸在肾近端小管的重吸收。

（2）肠道对尿酸排泄的影响：30%的尿酸经肠道排泄，进入肠道的尿酸经肠黏膜上皮细胞分泌到肠腔，再经细菌酶解后排出体外。目前关于肠道尿酸盐的具体排泄机制尚不清楚。研究表明hUAT在肾脏和肠道均高度表达，提示肾脏和肠道可能有相似的尿酸盐分泌机制。

## 二、高尿酸血症与心血管疾病的关系

（一）高尿酸血症与心血管危险因素的关系

早在20世纪50年代就已认识到了关于血尿酸升高与心血管疾病如脑卒中和缺血性心脏病之间的密切联系。HUA常与代谢综合征各项指标伴发，如HUA患者中约80%合并高血压，50%~70%合并超重，67%以上合并血脂异常。我国一项1600人的横断面调查显示，在我国代谢性危险因素人群中HUA的患病率男性和女性分别为20.58%和30.55%。HUA合并3种以上代谢性危险因素（肥胖、高血压、高胆固醇血症、高三酰甘油血症、低高密度脂蛋白血症）的比例男性和女性分别高达76.92%和67.64%。

**1. HUA 与代谢综合征**

代谢综合征的病理生理基础是高胰岛素血症和胰岛素抵抗。胰岛素抵抗使糖酵解过程以及游离脂肪酸代谢过程中血尿酸生成增加，同时通过增加肾脏对尿酸的重吸收，直接导致高尿酸血症。代谢综合征患者中 70% 同时合并 HUA，因此代谢综合征之父 Reaven 教授提出将 HUA 纳入代谢综合征。

### 2. HUA 与高血压的关系

1879 年 MOHAMED 首次提出血尿酸参与高血压的发生发展，1889 年 Haig 提出低嘌呤饮食可作为预防高血压的手段。1990 年后多个心血管流行病学研究一致证实血尿酸增高是高血压发病的独立危险因素，血尿酸水平每增加 59.5μmol/L 高血压发病相对危险增加 25%。Olivetti 心脏研究：血尿酸每增加 1mg/dl，发生高血压危险增加 23%，基础尿酸水平是高血压发病最强独立预测危险因素。高尿酸血症引起高血压的机制目前仍然不明确，可能与以下机制相关：肾素-血管紧张素-醛固酮系统（RAAS），胰岛素抵抗以及免疫炎症反应。动物研究提示，大鼠轻度的高尿酸血症可导致高血压的发生和肾脏损伤，可能与同时伴随的 RAAS 系统和神经型一氧化氮合成酶表达下调有关。

### 3. HUA 与血脂异常的关系

临床上及实验研究中常可发现高尿酸血症合并血脂异常，尤其是高三酰甘油血症，甚至在健康人群中也发现血尿酸水平与血三酰甘油（TG）水平呈正相关。

### 4. HUA 与糖尿病的关系

长期 HUA 可能破坏胰腺 B 细胞功能而诱发糖尿病。研究显示长期 HUA 与糖耐量异常和糖尿病发病有因果关系。来自韩国和日本的两项前瞻性临床研究，共入选 2951 例中年 HUA 患者，随访 6~7 年，发现基线血尿酸水平>398μmol/L 者，远期糖耐量异常和 2 型糖尿病的发病危险比<280μmol/L 者增加 78%。HUA 患者多伴有 IR。

（二）高尿酸血症与心血管疾病的关系

### 1. 高尿酸与冠状动脉粥样硬化性心脏病

Framingham 于 1985 年首先提出高尿酸血症于冠心病有关。Freedmann 等报告 5421 例参加第一次国家健康和营养检查（NHANESI）被研究者的 12~16 年随访研究中，女性尿酸水平与死亡率及缺血性心脏病有关，男性不肯定，这种联系持续 10 年之久。并与使用降压药及利尿剂、舒张压、超重和其他危险因素无关，是独立的危险因素，并有量效依赖关系，血尿酸每升高 1mg/dl，死亡率及缺血性心脏病增加 1.48%，进一步发现，血尿酸≥7mg/dl（≥416μmol/L）的女性较尿酸<4mg/dl（<238μmol/L）的女性，缺血性心脏病的死亡率增加 4.8 倍。

对于已确诊冠心病患者，Bickel 等发现血尿酸>7.5mg/dl（433μmol/L）人群的死亡率是血尿酸<5mg/dl（303μmol/L）人群的 5 倍，多因素分析证实血尿酸是冠心病患者群全因死亡和冠心病死亡的独立危险因素。

### 2. 高尿酸与肾脏

以往的观点认为高尿酸血症只是肾功能损害的标志而不是肾脏病进展的危险因素。而近年研究发现，血尿酸升高是肾脏病发生的独立危险因素，并可能是肾脏病的致病因素。日本对 6400 例肾功能正常人群调查研究发现，与血尿酸<5mg/dl 相比，血尿酸>8mg/dl 者在两年内发生肾功能不全的危险性在男性增加 2.9 倍，而在女性增加 10.0 倍，危险性增加与年龄、体质指数、收缩压、总胆固醇、血糖及蛋白尿等因素无关。对伴有高尿酸血症的慢性肾功能不全患者使用别嘌呤醇减少尿酸生成，可有效延缓肾脏病进展。

## 三、高尿酸血症的诊断与处理

### （一）高尿酸血症的诊断标准

2014 年中华医学会内分泌学分会《高尿酸血症和痛风治疗中国专家共识》进一步确定了高尿酸血症的诊断标准和分型。

### 1. HUA 的诊断定义

正常嘌呤饮食状态下，非同日两次空腹血尿酸（SUA）水平：男性>420μmol/L，女性>360μmol/L。但须注意，血清尿酸值随饮食、运动及精神状态而变动，健康者每日变化范围当在 110ng/dl 之内，所以并不是任何时期都可以采血。一般采空腹 6 h，基础状态下的静脉血。

### 2. 分型诊断

分型诊断有助于发现 HUA 病因，给予针对性治疗。HUA 患者低嘌呤饮食 5 天后，留取 24h 尿检测尿尿酸水平。根据 SUA 水平和尿尿酸排泄情况分为以下三型：

尿酸排泄不良型：尿酸排泄<0.48mg/（kg·h），尿酸清除率<6.2ml/min。
尿酸生成过多型：尿酸排泄>0.51mg/（kg·h），尿酸清除率≥6.2ml/min。
混合型：尿酸排泄>0.51mg/（kg·h），尿酸清除率<6.2ml/min。
[注：尿酸清除率（Cua）＝尿尿酸×每分钟尿量/SUA]

考虑到肾功能对尿酸排泄的影响，以肌酐清除率（Ccr）校正，根据 Cua/Ccr 比值对 HUA 分型如下：>10% 为尿酸生成过多型，<5% 为尿酸排泄不良型，5% ~ 10% 为混合型。

临床研究结果显示，90% 的原发性 HUA 属于尿酸排泄不良型。

（二）高尿酸血症的筛查和预防

**1. HUA 的高危人群**

包括高龄、男性、肥胖、一级亲属有痛风病史。对高危人群，建议定期进行筛查，及早发现 HUA。

**2. 预防**

（1）饮食因素：避免高嘌呤食物的摄入，如肉类、海鲜、动物内脏、浓的肉汤、啤酒等。

（2）疾病因素：HUA 与心血管疾病和内分泌疾病常结伴而行，相互作用、相互影响。

（3）药物因素：建议权衡利弊后祛除可能造成尿酸升高的药物，如利尿剂、烟酸、小剂量阿司匹林等。对于需服用利尿剂合并 HUA 的患者，避免使用噻嗪类利尿剂。若使用利尿剂，可碱化尿液、多饮水，保持每日尿量在 2000ml 以上。小剂量阿司匹林（<325mg/d）尽管升高 UA，但作为心血管疾病的防治手段不建议停用。建议多饮水，碱化尿液。

（三）高尿酸血症的干预目标值

**1. 控制目标**

SUA<360μmol/L；对于痛风发作的患者，SUA<300μmol/L。

**2. 干预的目标值**

SUA>420μmol/L（男性），SUA>360μmol/L（女性）。

（四）高尿酸血症的处理

目前对无症状 HUA 合并多种心血管危险因素或心血管疾病时是否给予降尿酸治疗，血尿酸水平在什么程度水平开始治疗，目前还没有统一意见。HUA 应早期发现早期干预。控制高尿酸血症是防治高尿酸血症的危害尤其是高尿酸肾病和心血管疾病的保护重要措施。

## 1. 改变生活方式

改变生活方式是治疗高尿酸血症的核心，包括健康饮食、戒烟限酒、坚持锻炼和控制体重。同时生活方式的改变有利于合并其他疾病的管理。荟萃分析显示饮食治疗大约可以降低 10% ~ 18% 的 SUA，或使 SUA 降低 70 ~ 90μmol/L。

（1）健康饮食原则：低嘌呤（表 25-1），优质低蛋白饮食。限制每天食物的嘌呤含量，总嘌呤摄入量每天 <10mg，同时控制蛋白总量，每天 <1.0g/kg。严格控制肉类、海鲜及动物内脏等丙类食物的摄入，中等量减少乙类食物摄入，可进食甲类食物为宜。且多选用蛋、奶等优质蛋白食品。低糖、低脂饮食可减轻体重，避免血脂升高，减少心脑血管意外。

表 25-1　100 克食物中嘌呤的含量

| 甲类 | 乙类 | 丙类 |
|---|---|---|
| 0 ~ 15mg | 50 ~ 150mg | 150 ~ 1000mg |
| 除乙类以外的各种谷类、蔬菜、糖类、果汁类、乳类、蛋类、乳酪、茶、咖啡、巧克力、干果、红酒 | 肉类、熏火腿、肉汁、鱼类、贝壳类、麦片、面包、粗粮、芦笋、菜花、菠菜、蘑菇、四季豆、青豆、菜豆、黄豆类、豆腐 | 动物内脏、浓汤汁、凤尾鱼、沙丁鱼、啤酒 |

（2）大量饮水，戒烟酒：每天保证 2000 ~ 2500ml 以上的液体摄入，保证尿量在 2000ml 左右。多饮水有利于尿酸的排泄，且尿液的稀释可减少尿路结石的发生。临睡前多饮水可使夜尿增加，有助于小结石的排出和控制感染。禁酒尤其啤酒和白酒，红酒适量，因过重乙醇可增加血液的乳酸含量，对肾小管排泄尿酸有竞争性抑制作用。多吃新鲜瓜果、蔬菜等富含维生素且呈碱性的食物。

（3）坚持运动，控制体重：多做有氧运动，每日中等强度运动 30min 以上。肥胖者应减体重，使体重控制在正常范围（BMI<24kg/m²）。

（4）碱化尿液：可增加尿酸溶解度，促使尿酸结石溶解、缩小。但不宜过分碱化（pH>7.0），因为过碱的尿液容易使钙盐沉淀，引起磷酸钙、碳酸钙结石。故尿 pH 维持在 6.5 ~ 6.89 最为适宜。

常用药物主要有：碳酸氢钠、碱性合剂（枸橼酸 140g、枸橼酸钠 98g，加水至 1000ml 配成，每日 3 次，每次 20 ~ 30ml）。

## 2. 积极的药物治疗

（1）增加尿酸排泄的药物：作用机制是抑制肾小管对尿酸的重吸收，从而增加尿酸的排泄，达到降低血尿酸的目的。包括苯溴马隆（立加利仙）、丙磺舒、磺吡酮等，丙磺舒、磺吡酮只能用于肾功能正常的 HUA 患者，苯溴马隆可用于 Ccr>20ml/min 的肾功能不全患者。

用法：成人起始剂量 50mg（1 片）每日一次，1~3 周后根据血尿酸水平调整剂量至 50 或 100mg/d，早餐后服用。有肾功能不全时（Ccr<60ml/min）推荐剂量为 50mg/d 每日一次。

注意事项：①应用时须碱化尿液，尤其已有肾功能不全，注意定期监测清晨第一次尿 pH，将尿 pH 维持在 6.2~6.9 之间。同时保证每日饮水量 1500ml 以上。②注意监测肝肾功能。③该类药物由于促进尿酸排泄，可能引起尿酸盐晶体在尿路沉积，有尿酸结石的患者属于相对禁忌证。

疗效：通常情况下服用苯溴马隆 6~8 天血尿酸值达到 357μmol/L（6mg/dl）左右，坚持服用可维持体内血尿酸水平正常。

苯溴马隆不干扰体内核酸代谢和蛋白质合成，长期服用对血细胞没有影响。

（2）抑制尿酸合成：作用机制为抑制黄嘌呤氧化酶，阻止次黄嘌呤转变为黄嘌呤以及黄嘌呤变为尿酸，从而减少尿酸的生成，降低血尿酸水平代表药物为别嘌呤醇。

用法：成人初始剂量一次 50mg，一日 1~2 次，每周可递增 50~100mg，至一日 200~300mg，分 2~3 次服，一日最大量不得大于 600mg。每两周测血尿酸水平，如已达正常水平，则不再增量，如仍高可再递增剂量，至血尿酸恢复到 357μmol/L（6mg/dl）以下，后逐渐减量，用最小有效量维持较长时间。肾功能下降时达到能耐受的最低有效剂量即可，如 Ccr<60ml/min，别嘌呤醇推荐剂量为 50~100mg/d，Ccr<15ml/min 禁用。儿童治疗继发性高尿酸血症常用量：6 岁以内每次 50mg，一日 1~3 次；6~10 岁，一次 100mg，一日 1~3 次。剂量可酌情调整。同样需要多饮水，碱化尿液。

注意事项：别嘌呤醇常见的不良反应为过敏，轻度过敏者（如皮疹）可以采用脱敏治疗，重度过敏者（迟发性血管炎，剥脱性皮炎）常致死，禁用。肾功能不全增加重度过敏的发生危险，应用时应注意监测。服用期间定期查肝肾功能、血常规，肝肾功能和血细胞进行性下降停用。严重肝功能不全和明显血细胞低下者禁用。

### 3. 药物治疗原则

（1）2006 年欧洲抗风湿联盟关于痛风防治建议中指出，HUA 患者如发作痛风，应积极给予抗炎镇痛药物治疗，但不需停用原用降尿酸药物。

（2）《心血管疾病合并高尿酸血症诊治建议中国专家共识》对无症状 HUA

患者提出治疗建议：①HUA 治疗目标值：血尿酸<357μmol/L（6mg/dl）。②体检时常规进行血尿酸检测，尽早发现无症状 HUA。③所有无症状 HUA 患者均需进行治疗性生活方式改变；尽可能避免应用使血尿酸升高的药物。④无症状 HUA 合并心血管危险因素或心血管疾病时（包括高血压，糖耐量异常或糖尿病，高脂血症，冠心病，脑卒中，心力衰竭或肾功能异常），血尿酸值>8mg/dl 给予药物治疗；无心血管危险因素或心血管疾病的 HUA，血尿酸值>9mg/dl 给予药物治疗。⑤积极控制无症状 HUA 患者并存的心血管危险因素。

（屈丰雪）

# 第二十六章　高同型半胱氨酸血症的防治

同型半胱氨酸（Hcy）是体内三种含硫氨基酸之一，是蛋氨酸循环和半胱氨酸代谢的重要中间产物。正常空腹状态下，Hcy 血浆浓度为 5～15μmol/L（通常指总 Hcy 浓度），遗传或获得性因素使得 Hcy 浓度持续高于正常值，即称为"高同型半胱氨酸血症（HHcy）"。近年来大量研究证实同型半胱氨酸水平升高与心血管疾病、神经系统退行性疾病、糖尿病、妊娠高血压综合征、慢性肾病等疾病高度相关。

## 一、同型半胱氨酸的概述

### （一）同型半胱氨酸的代谢

Hcy 是甲硫氨酸代谢的重要中间产物，其本身并不参与蛋白质的合成。甲硫氨酸分子含有 S 甲基；在与 ATP 作用生成具有活性甲基的 $S$-腺苷蛋氨酸（SAM）后，可通过各种转甲基作用为体内 DNA、蛋白质、磷脂等已知的 50 多种具有重要生理活性的物质提供甲基。SAM 是机体中重要的甲基提供者，并且是中枢神经系统的唯一甲基提供者。SAM 在甲基转移酶作用下失去活性甲基后形成 $S$-腺苷同型半胱氨酸（SAH）。SAH 在 $S$-腺苷同型半胱氨酸水解酶（SAHase）的作用下生成腺苷和同型半胱氨酸（Hcy）。Hcy 主要有两条代谢途径。一条途径由 5-甲基四氢叶酸或是甜菜碱提供甲基，以维生素 $B_{12}$ 做辅助因子，在甲硫氨酸合成酶作用下重新合成甲硫氨酸；另外一条途径是在胱硫醚-β-合成酶作用下，以维生素 $B_6$ 做辅助因子，与丝氨酸结合形成胱硫醚，进一步形成半胱氨酸和 a-酮丁酸。后一途径也是合成谷胱苷肽的重要途径，而谷胱苷肽可以保护细胞内的许多成分免受氧化破坏。这两条途径各占 Hcy 代谢的 50%。

### （二）高同型半胱氨酸的临床意义

影响血浆中 Hcy 水平最主要的因素为遗传与食物中营养物质缺乏。其他的影响因素包括年龄、性别、肾功能、激素以及服用影响叶酸和 B 族维生素吸收的一些药物、吸烟和饮食习惯等。正常成年人空腹 Hcy 的血浆浓度为 5～15μmol/L，超过 15μmol/L 称为高同型半胱氨酸血症，根据 Hcy 升高的程度将 HHcy 划分为轻度（16～30μmol/L）、中度（31～100μmol/L）、重度（>100μmol/L）。

20 世纪 60 年代，国外首次观察到遗传性高同型半胱氨酸尿毒症患者早期并发动脉粥样硬化及严重血栓，以后大量研究表明血浆 Hcy 升高是一般人群发生心血管疾病的独立危险因素。20 世纪 90 年代以来，国内外学者围绕这一问题开展了大量的研究。随着检测水平的提高和分子生物学技术的发展，越来越多的研究表明 Hcy 异常增高除与甲硫氨酸代谢过程中所需的多种酶的先天缺陷以及叶酸、维生素 $B_6$、维生素 $B_{12}$ 代谢障碍有关以外还与多种疾病相关。

资料显示，高血压和 HHcy 在促进心血管疾病发生中存在明显的协同作用，高血压合并 HHcy 患者的心血管疾病发生率较单纯高血压患者高出约 3 倍，较正常人高出 12 ~ 25 倍。我国人群高血压患病率与美国相近，但 HHcy 患病率却远高于美国。这类合并 Hcy 升高的原发性高血压，被称为 "H 型高血压"。现在比较公认的观点是 HHcy 是动脉粥样硬化和血栓形成等心血管疾病及血管栓塞性疾病发病的独立危险因子。异常升高的 Hcy 浓度导致小血管的损害，同时是甲基化循环遭受破坏的一个标志，而二者都有可能导致神经系统的损害。血浆 Hcy 在肾衰早期就可以升高，并随病情加重而加重。目前肾衰或是肾移植后患者 Hcy 浓度的升高还被认为是即将发生闭塞性血管病变的最常见危险因素。Hcy 的升高还常常引起妊娠并发症、早产、新生儿低体重及某些新生儿缺陷如神经管畸形等。血液中的 Hcy 浓度与一些肿瘤标志物呈正相关，因此有可能是一个新的潜在的肿瘤标记物。高同型半胱氨酸血症还是糖尿病各种并发症的危险因素。

## 二、高同型半胱氨酸血症的防治

### （一）药物治疗

#### 1. B 族维生素

Hcy 可在蛋氨酸合成酶和亚甲基四氢叶酸还原酶的催化下，转化为蛋氨酸和四氢叶酸，这个再甲基化过程需要叶酸及维生素 $B_6$、$B_{12}$ 的参与。Hcy 水平与叶酸、维生素 $B_{12}$ 和维生素 $B_6$ 水平呈负相关。B 族维生素相关治疗策略已经广泛被临床所应用。

（1）叶酸：也称维生素 $B_9$，近年来，大量研究报道叶酸能有效降低血浆 Hcy 浓度。叶酸被认为是目前 HHcy 导致的血管疾病的潜在治疗药物之一。叶酸通过降低血浆 Hcy 浓度，从而预防和治疗 HHcy 所致的心血管疾病。研究表明，5-甲基四氢叶酸通过抑制肾脏还原型烟酰胺腺嘌呤二核苷酸磷酸（NADPH）氧化酶，有效减少 Hcy 介导的超氧阴离子产生，从而保护肾脏免受氧化应激的损害。同时补充叶酸可以降低黄嘌呤氧化酶的活性、恢复超氧化物歧化酶的活性，减少了超氧阴离子产生，最终保护肾脏。徐希平等人研发出全球第一个获准治疗

Hcy 升高的降压药物——依那普利叶酸片（依叶片）。孙宁玲等（2009）给予 697 例原发性高血压患者分别应用依那普利加叶酸（自由联合方案）与依那普利叶酸片（固定复方制剂）治疗，比较二者疗效，结果显示固定复方制剂依叶片具有更好的控制 H 型高血压患者 Hcy 的疗效，是降低 H 型高血压患者血浆 Hcy 水平的最佳方案。

（2）维生素 $B_6$、$B_{12}$：单独使用维生素 $B_6$、$B_{12}$，其降低血浆 Hcy 的作用并不明显，只有同时应用叶酸时才能显著降低血浆 Hcy 水平。另有研究结果提示，补充 B 族维生素可能更适用于由于饮食及不良习惯导致的维生素缺乏所致 HHcy 的治疗，虽然对于遗传因素引起的 HHcy 也有治疗作用，但效果不如前者明显。

（3）治疗的选择：叶酸推荐的最佳膳食供给量 $400\mu g/d$ 可以使血浆 Hcy 下降 25%～30%，若同时给予维生素 $B_{12}$ 0.02～$1\mu g/d$ 可以使血浆 Hcy 再进一步下降 7%，降低 Hcy 治疗仅限于伴有高 Hcy 血症者。

轻度高 Hcy 血症（15～$30\mu mol/L$）通常是由于营养不良（如素食）、叶酸、维生素 $B_{12}$ 或维生素 $B_6$ 缺乏，甲状腺功能减退、肾功能不全及使用了影响叶酸和 B 族维生素药物所致。当引起高 Hcy 血症的病因存在，最佳治疗为去除病因。当高 Hcy 血症的病因是由于患者携带亚甲基四氢叶酸还原酶 677TT 基因型时，后者活性的下降导致 Hcy 水平升高，口服 5-MTHF 是比较好的选择，因为该药物不需要亚甲基四氢叶酸还原酶来激活发挥作用。

中度高 Hcy 血症（30～$100\mu mol/L$）通常是由于叶酸和维生素 $B_{12}$ 中、重度缺乏或肾功能不全所致，准确找出病因并针对性治疗至关重要。大多数患者对单独补充叶酸或加用维生素 $B_{12}$ 及 $B_6$ 效果良好。

重度维生素 $B_{12}$ 缺乏或高胱氨酸尿症是导致重度高 Hcy 血症（>$100\mu mol/L$）的主要原因，由于其合并有明确促血栓作用，应该给予抗凝治疗。

**2. 甜菜碱**

甜菜碱是作为甲基供体而参与 Hcy 的再甲基化途径。甜菜碱在降空腹血浆 Hcy 浓度方面效果不如叶酸，但在蛋氨酸负荷后，其效应明显优于叶酸。而空腹 HHcy 和蛋氨酸负荷 HHcy 都是诱发心血管疾病的危险因子。

**3. 其他药物**

（1）阿托伐他汀：大量研究报道阿托伐他汀可以抑制内皮祖细胞（EPCs）的功能障碍和凋亡，降低血浆总胆固醇（TC）、低密度脂蛋白-胆固醇（LDL-C）、极低密度脂蛋白-胆固醇（VLDL-C）水平，从而延缓动脉粥样硬化的发病。研究提示阿托伐他汀除具有降低血脂效应外，还能够下调血浆 Hcy 水平，抑制

Hcy 导致的内皮祖细胞的功能障碍和凋亡。

（2）异黄酮：大豆异黄酮是大豆等豆科植物生长过程中形成的次生代谢物。异黄酮对 Hcy 损伤血管内皮细胞具有显著保护作用，可以抑制 Hcy 所致的细胞毒性、凋亡、内质网应激、DNA 损伤和神经毒性作用。

（3）咖啡酸：咖啡酸又名 3，4-二羟基肉桂酸，是丹参的活性成分之一，为植物药中提取的天然化合物。咖啡酸通过降低白细胞的活化和黏附分子的表达，继而抑制 HHcy 加速的小鼠脑静脉中白细胞滚动和黏附，这些结果提示给予咖啡酸可能成为 HHcy 的治疗新策略。

（4）中药治疗：参皂苷 Rbl、通心络等可防治 HHcy 引起的心血管疾病的内皮损伤。

## （二）Hcy 生物效应拮抗剂——牛磺酸

牛磺酸（taurine）是 Hcy 代谢的终末产物之一。新近研究发现其具有如下功能：①抑制 Hcy 所致的线粒体还原型细胞色素 C 的漏出；②调节 Hcy 诱导的线粒体呼吸链的电子传递异常，抑制氧自由基的产生和释放，拮抗 Hcy 引起的组织和细胞损伤；③调节 Hcy 诱导的内质网应激导致的蛋白折叠和修饰异常；④抑制 Hcy 诱导的内皮细胞损伤、平滑肌细胞增殖和心肌细胞功能障碍。牛磺酸是 Hcy 生物学效应的内源性拮抗剂。它具有造价低廉、无明显的不良反应，口服吸收完全的优点，现在广泛用于食品和乳品安全添加剂。对 HHcy 的易感人群给予含牛磺酸食品或饮料，可能对 HHcy 引起的细胞损伤有预防作用，也可减轻 HHcy 患者的经济负担和心理负担。

## （三）基因治疗

HHcy 的一个很重要的形成机制是遗传因素，代谢关键酶的遗传缺陷或基因突变均可导致血浆 Hcy 水平升高。如前述，虽然补充叶酸对基因缺陷导致的 HHcy 有弱的改善作用，但对于代谢酶缺乏所致的 HHcy，基因治疗将是最根本和最有效的方法。关于基因治疗的实施情况是：目前对于 HHcy 基因治疗由于各方面原因而进展比较缓慢，需要开展更多的相关研究以论证其实际的临床应用可行性。

（周　绮）

# 第二十七章　代谢综合征的处理

代谢综合征（MS，又称 X-综合征或胰岛素抵抗综合征），是一组致心血管和代谢疾病的危险因素的集结状态。这些危险因素包括中心性肥胖、脂代谢紊乱、高血压，这些危险因素有共同的致病基础——胰岛素抵抗（IR）。上述危险因素也是心血管疾病、代谢性疾病的重要危险因素。

MS 主要组成成分是以肥胖尤其是内脏型肥胖、糖尿病或糖调节受损、高三酰甘油（TG）血症及低高密度脂蛋白胆固醇（HDL-C）血症为特点的血脂紊乱及高血压。MS 患者的心血管病事件的患病率、发病率及死亡率明显高于非 MS 者。有 MS 的非糖尿病患者中发生 T2DM 的危险高于无 MS 的非糖尿病患者。

## 一、代谢综合征的概述

### （一）代谢综合征的流行病学

中华医学会糖尿病学分会（CDS）关于 MS 诊断和治疗的建议，对中国人群 MS 患病率的调查结果如下：在上海、北京、武汉等大中城市，中国人群 MS 的粗患病率为 14%～16%，标化患病率为 9%～12%，总体上呈现北方高于南方、城市高于农村的趋势，尽管城市的患病率高于农村，但是我国人口大部分在农村，其绝对人数超过城市；男性 MS 患病率明显高于女性；MS 患病率随着年龄增长而增高，年龄小于 65 岁，MS 患病率男性高于女性，但年龄大于 65 岁，则 MS 患病率女性高于男性。在我国 MS 患病率呈现增高趋势。此外，MS 的发生呈现年轻化，尤其是在儿童、青少年中，MS 的流行趋势已不容忽视。

### （二）MS 诊断标准

中华医学会糖尿病学分会 2014 年 4 月提出我国的代谢综合征诊断工作定义：①BMI≥25kg/m$^2$。②收缩压≥140mmHg 和（或）舒张压≥90mmHg，或已经确认为高血压合并治疗者。③血脂异常。三酰甘油≥1.7mmol/L，高密度脂蛋白，男性<0.9mmol/L，女性<1.0mmol/L。④高血糖，空腹血糖≥6.1mmol/L，或餐后 2h 血糖≥7.8mmol/L，或已确诊为糖尿病合并治疗者。具备以上 4 项中的 3 项或全部者可诊断为代谢综合征。这更适合我国实际，为我国临床医师甄别 MS 患者，并对其可能引起的 T2DM 及心血管病高危人群进行筛选，为采取有力防控措施提供了很好的依据。

(三) MS 的病因与发病机制

目前认为 MS 是多基因和多种环境因素交互作用所致的疾病。在 MS 各组分中，肥胖是 MS 发生的源头，胰岛素抵抗（IR）是 MS 发生的核心因素，炎症反应在 MS 发生中扮演了重要角色，氧化应激是 MS 发生的重要发病环节。

**1. 肥胖**

肥胖既是 MS 的一个重要特征，又是 MS 发病的始动因子。包括全身性肥胖和中心性肥胖，而内脏脂肪堆积是导致 IR 的主要原因。在内脏脂肪形成后，肥大的脂肪细胞大量脂解，产生过多游离脂肪酸（FFAs）和 TG 沉积在肝脏，即可导致脂肪肝，增加了 MS 的患病风险。主要机制如下：

（1）FFAs 和 TG 进入肝脏，为糖异生提供了充足的原料，使肝糖原合成增加。

（2）肝脏内 FFAs 氧化增加，抑制肝胰岛素受体，减少其与胰岛素结合，形成肝胰岛素抵抗；同时，血液循环中 FFAs 浓度升高，使肌肉中 FFAs 氧化增加，使葡萄糖氧化利用减少，形成外周 IR。

（3）长期高 FFAs 对胰岛 B 细胞有脂毒性作用，是胰岛 B 细胞功能减退的原因之一。

（4）沉积在内脏的脂肪组织分泌大量活性信号分子，如瘦素、抵抗素、脂联素等，这些活性信号分子与高血压、脂质异常、IR、凝血纤溶异常的形成之间存在密切的关系。

**2. 遗传因素**

Jowett 等认为遗传异常也许是导致 MS 的分子基础，位于染色体 19p13.3 的 *BEACON* 基因与 MS 和脂代谢异常相关。Widen 等发现肾上腺素 β3 受体的突变可能会影响腹部肥胖和增加 IR。Thomas 等研究发现肾素血管紧张素基因 *M325T* 表达的多态性可影响体内 TC 的合成，同时肾素血管紧张素系统的激活可能会增加 IR 和增加脂质代谢障碍，而血管紧张素转换酶受体抑制剂的应用能减少动脉粥样硬化和 IR。核纤层蛋白基因存在多种变异，携带这些突变的人可导致 IR 并出现 MS 的临床表现。

**3. 胰岛素抵抗**

胰岛素是人体内最强有力的合成代谢激素，也是一个多效性激素，除了对糖、脂肪和蛋白质代谢具有显著的作用外，还影响着细胞生长、分化及内皮功能。IR 是指胰岛素分泌量在正常水平时，刺激靶细胞摄取和利用葡萄糖的生理效应显著减弱；或靶细胞摄取和利用葡萄糖的生理效应正常进行，需要超常量的胰岛素。IR 是 MS 的主要特征之一，也是 MS 的核心环节，被认为是导致 CVD 的主要原因。

**4. 性激素减少**

绝经后妇女雌激素水平下降，中年男性雄激素缺乏，均可引起早期胰岛素代谢紊乱，从而引发 MS。

**5. 神经-内分泌激素**

下丘脑-垂体-肾上腺轴活性增高抑制生长激素轴和性腺轴并兴奋交感神经系统，使皮质醇浓度增高，生长激素水平下降。对性激素的影响，男性表现为雄激素、睾酮水平降低，女性则雄激素、睾酮增高，从而出现血脂、血糖等代谢异常。促进胰岛素抵抗的发生。

**6. 炎症反应**

炎症是机体对感染、外来损伤的一种反应。炎性介质与炎性细胞的相互作用构成炎性反应。多项研究显示，炎性因子如 C 反应蛋白等，不仅仅与健康正常人的体质指数呈正相关，也与胰岛素抵抗、2 型糖尿病、肥胖、血脂异常、高血压等 MS 的组分相关。Festa 等研究显示，C 反应蛋白水平与体质指数、腰围和胰岛素抵抗程度均呈显著正相关。并认为慢性亚临床炎症可能是 MS 的一部分。

（四）MS 与靶器官的关系

不同族裔人群的相关研究均发现，MS 显著增加 CVD 的发病及死亡风险，甚至增加全死因死亡风险，综合 87 个研究的荟萃分析显示，MS 致 CVD 的发病和死亡风险的相对危险度（RR）及 95% 可信区间（CI）分别为 2.35（2.02～2.73）和 2.40（1.87～3.08），全死因死亡的 RR 值为 1.58（1.39～1.78），致心肌梗死和脑卒中的 RR 值分别为 1.99（1.61～2.46）和 2.27。

MS 还与老年人群认知功能减退相关。以评价总体认知功能减退的简易智能量表指标为例，法国的一项队列研究发现，调整其他危险因素后，MS 致认知功能减退的 RR 值为 1.22（1.08～1.37），在 MS 组分当中，高 TG 和 HDL-C 降低与认知功能减退显著相关。中国的一项横断面研究显示，MS 致老年人群认知功能减退的 OR 值为 2.31（1.91～2.95）。MS 与老年人群的静息性脑梗死相关，其 RR 值为 1.68（1.15～2.44），而高血压致静息性脑梗死的 RR 值为 1.89（1.23～

2. 91）。北京市万寿路地区的一项横断面研究发现：随着老年人群中患 MS 组分数目的增多，其冠心病、脑卒中和外周闭塞性血管病患病率明显升高。

MS 与其他疾病。此外，研究显示 MS 与慢性肾脏疾病相关。在 118 924 名中国台湾队列人群研究中，调整其他危险因素后，MS 致慢性肾脏疾病的 RR 值为 1. 30（1. 24～1. 36），随着 MS 组分数目增加，慢性肾脏疾病发病率和 RR 值呈线性增加趋势。

### （五）MS 发生心血管疾病的机制

MS 的各组分以胰岛素抵抗为病理基础，对血管造成动脉粥样硬化，心血管疾病的发生是 MS 的最终结局。

#### 1. IR 定义

IR 是指组织对胰岛素敏感性降低，代偿性引起胰岛 B 细胞分泌胰岛素增加，从而产生高胰岛素血症。IR 时患者内皮细胞功能发生障碍，激活凝血系统，抑制纤溶系统，造成脂质沉积、血栓形成和血管平滑肌增殖，巨噬细胞和纤维组织在血管内膜下形成脂质条纹，进一步演变为粥样硬化斑块，致使血管壁增厚，管腔狭窄，这一过程发生于冠状动脉则形成冠状动脉性心脏病。另一方面高胰岛素血症使机体抗氧化能力减弱，直接损害内皮细胞，造成动脉管壁破坏，特别是冠状动脉，这是导致心血管疾病的重要原因之一。

#### 2. 高血压对心血管疾病的机制

高血压是公认的各种心血管并发症的独立危险因素之一，其主要发病机制是患者动脉血管压力上升，造成血管内膜破损，进而诱发内膜纤维化，最终造成冠脉硬化。就高血压病而言，其对于心功能与左心室重塑具有明显的影响。

#### 3. 血脂异常对心血管疾病的机制

基础研究发现，血浆脂质水平升高促使大量脂质尤其是 LDL，通过血管内皮进入血管壁内，在内皮下滞留的 LDL 被修饰成氧化型 LDL，后者被巨噬细胞吞噬后形成泡沫细胞。泡沫细胞不断增多融合，构成动脉粥样硬化斑块的脂质核心，同时细胞合成间质增多，血管内膜增厚，导致动脉粥样硬化病变形成，随着病程的进展，斑块在某些诱发因素作用下破裂，斑块内物质释放到血管内，使慢性心脑血管疾病变为急性，这种情况也就是平常所说的心肌梗死、脑梗死、脑出血等。LDL 的致动脉粥样硬化作用与其本身分子相对较小、能很快穿过动脉内膜层有关。经过氧化或其他化学修饰后的 LDL，具有更强的致动脉粥样硬化作用并且大量随机化临床研究也证实降低 LDL-C 可显著减少 ASCVD 事件风险。

**4. 肥胖对心血管疾病的影响**

肥胖者不一定有冠心病，冠心病患者不一定肥胖，但肥胖可增加冠心病的发病趋势。肥胖者由于脂肪组织增多，可促使心排血量增加以满足机体需要，心排血量增加可促使血容量增加，而血容量增加是引起血压增高的直接原因。脂肪组织是一个内分泌器官，通过分泌多种脂肪因子如脂联素、瘦素、抵抗素、肿瘤坏死因子、白介素-6，引起内皮功能障碍、肾素血管紧张素醛固酮和交感神经系统激活。

## 二、代谢综合征的治疗和预防措施

目前防治代谢综合征的主要目标是预防高危人群心血管疾病、2 型糖尿病的发生、发展；对已有心血管疾病者则要预防心血管事件再发，提高人们的生活质量。治疗目标如下：①体重降低大于 5%。②血压小于 130/80mmHg。③LDL-C 小于 2.6mmol/L、TG 小于 1.7mmol/L、HDL-C 大于 1.04mmol/L（男）或大于 1.3mmol/L（女）。④空腹血糖小于 6.1mmol/L，餐后 2h 血糖小于 7.8mmol/L，及糖化血红蛋白小于 6.5%。

（一）生活方式的改变是 MS 治疗的核心策略

《2014 年中国胆固醇教育计划血脂异常防治建议》推荐的控制胆固醇的生活方式，亦可以对代谢综合征的治疗提供良好的指导意义，具体如下。

**1. 控制饮食中胆固醇的摄入**

合理的结构为糖类 55% ~ 65%，脂肪 20% ~ 30%，蛋白质 15%，饮食中胆固醇摄入量小于 200mg/d，饱和脂肪酸摄入量不超过总热量的 10%，反式脂肪酸摄入量不超过总热量的 1%。增加蔬菜、水果、粗纤维食物、富含 ω-3 脂肪酸的鱼类的摄入。

**2. 增加体力运动**

每日坚持 30 ~ 60min 的中等强度有氧运动，每周至少 5 天。需要减重者还应继续增加每周运动时间。运动方式以选择符合个人兴趣而能长期坚持的项目，如太极拳、骑自行车、慢跑、散步、跳舞、上下楼梯、各种球类运动等。

**3. 维持理想体重**

通过控制饮食总热量摄入以及增加运动量，将体质指数维持在小于 25kg/m² 。超重/肥胖者减重的初步目标为体重较基线降低 10%。

**4. 控制其他危险因素**

吸烟是心血管疾病的危险因素之一，吸烟者或代谢综合征患者的冠心病、脑卒中和外周血管病的发病风险均比不吸烟者和无代谢综合征者升高 5% ~82%。尽早戒烟可作为预防 MS 发生的早期干预性策略。吸烟的患者，戒烟有助于降低动脉硬化性血管疾病的危险水平。限制饮酒（酒精摄入量男性小于 25g/d，女性小于 15g/d），食盐摄入量控制在小于 6g/d，高血压患者盐的摄入量要求更低。

总之，MS 治疗的关键是降低糖类的吸收，增加胰岛素的敏感性，只有少数患者需要短期药物治疗。代谢综合征的常规治疗方法是针对其各个成分的治疗。

## （二）血脂异常的处理

血脂异常者未发生过冠心病，也未发现其他部位的动脉粥样硬化性疾病，应进行一级预防；若血脂异常者有冠心病史，或发现其他部位的动脉粥样硬化性疾病，则应进行二级预防。通过控制体重、增加运动，或服用他汀类、贝特类药物，不仅可以调脂，还具有抗炎、改善内皮功能、稳定粥样斑块、减少血栓形成等功效，有利于防治动脉粥样硬化的发生。现行的中国成人血脂异常防治指南根据有无危险因素与 ASCVD 对血脂异常患者进行危险分层。对于无 ASCVD 的心血管低危、中危、高危患者，LDL-C 治疗目标值不同（表 27-1）。

表 27-1　LDL-C 治疗的目标值

| 临床疾患和（或）危险因素 | 目标 LDL-C 水平（mmol/L） |
| --- | --- |
| ASCVD | <1.8 |
| 糖尿病+高血压或其他危险因素 | <1.8 |
| 糖尿病 | <2.6 |
| 高血压+1 项其他危险因素 | <2.6 |
| 高血压或 3 项其他危险因素 | <3.4 |

## （三）高血压的处理

心血管疾病危险与血压之间的相关呈连续性。2010 年中国高血压防治指南建议高血压患者的降压目标：在患者能耐受的情况下逐步降压达标。一般高血压患者应将血压降至 140/90mmHg 以下；65 岁及以上老年人的收缩压应控制在 150mmHg 以下，如能耐受还可进一步降低；伴有肾脏疾病、糖尿病或病情稳定的冠心病的高血压患者治疗更宜个体化，一般可将血压降至 130/80mmHg 以下，脑卒中后的高血压患者一般血压目标为<140/90mmHg。处于急性期的冠心病或脑卒中患者，应按照相关指南进行血压管理。舒张压低于 60mmHg 的冠心病患者，应在密切监测血压的前提下逐渐实现收缩压达标。

（四）高血糖的处理

在糖耐量异常阶段高血糖对于大血管的危害已经启动，随着糖尿病的形成及其病程的逐渐延长，这种危害逐渐加重并可能进入难以逆转的阶段，因此早期干预、预防心血管事件至关重要。不论口服降糖药物还是胰岛素的使用，其主要目的就是使血糖达标，心血管的风险下降，改善胰岛素抵抗。

（五）阿司匹林的使用

防治动脉粥样硬化性血栓形成的抗血小板药物包括长期服用的阿司匹林、噻氯匹定、氯吡格雷和短期静脉内应用的血小板糖蛋白Ⅱb/Ⅲa（GPⅡa/Ⅲb）受体拮抗剂（阿昔单抗、替罗非班、依替巴肽）。阿司匹林在动脉硬化性心血管疾病的临床应用已形成共识。美国心脏协会（AHA）对于阿司匹林用于一级预防作出了具体的指导建议：阿司匹林应考虑用于 10 年心血管事件危险性≥10% 的健康男性和女性。尤其存在多重危险因素，强调阿司匹林的应用。

MS 是多重危险因素的综合征，每一项都会增加心血管疾病的危险性，MS 各组分的协同作用使其心血管疾病的风险更大。MS 的防治以胰岛素抵抗为核心，控制肥胖、高血压和血脂异常为主，进行多重危险因素的管理，早发现、早干预，预防心血管事件的发生和发展。

（屈丰雪）

# 第五篇

## 心脑肾保护策略

# 第二十八章　心血管疾病的早期发现与处理

如果对高血压患者不进行及时、合理和有效的治疗，通常多数患者会在高血压发生的 5～10 年后出现心、脑、肾等靶器官的损害和发生心血管疾病。高血压所致靶器官损害和心血管疾病的发生与高血压病程、血压负荷值均呈正相关。在高血压的诊治过程中，还必须考虑患者合并的心血管疾病其他危险因素和心脑肾的情况，进行血压的达标治疗和危险因素干预，才能更好地减少靶器官损害的发生，降低心血管疾病的发病率和死亡率。因此，乡村和社区医务人员如何通过分析患者症状、体征，了解心血管疾病危险因素，采取无创性检查，尽早发现、诊断早期心血管疾病是目前乡村和社区高血压防治的重要任务之一。

## 一、高血压合并心脏病变

### （一）左心室肥厚

心脏是高血压累及的靶器官之一，主要表现为左心室肥厚。而后者本身又是一个独立的心血管疾病危险因素，可使心脏舒、缩功能降低，最终发生心力衰竭，使冠状动脉循环的储备能力降低，容易发生心肌缺血和室性节律紊乱。

**1. 高血压致左心室肥厚的发生机制**

由于血压升高，心脏后负荷增加，心腔内压力负荷上升，室壁局部张力增加，促进心肌内蛋白的合成肌纤维成分增加；心腔内压力负荷升高，心肌纤维被拉长，心肌组织相对缺氧，代谢产物堆积，通过生物反馈机制使蛋白成分增加，导致心肌肥厚；同时高血压患者 RAAS 活性增高，交感神经兴奋性增高，儿茶酚胺分泌过多致蛋白成分增加，心肌细胞肥大是导致左心室肥厚的一个重要原因。

**2. 高血压左心室肥厚的检测及诊断**

心电图及心脏 X 线片仍不失为乡村与社区医疗机构诊断左心室肥厚的常用方法，但敏感性很低。在检查方面，应送患者到县医院进行超声心动图检查，超声心动图检查对高血压左心室肥厚的敏感性较心电图及心脏 X 线片好，除能诊断左心室肥厚外还能检测左心室收缩、舒张功能和计算射血分数等。

（1）X 线表现：①心尖向下、向左延伸。②相反搏动点上移。③左心段延长、圆隆并向左扩展。④左心室与脊柱重叠。⑤左侧位、心后间隙变窄甚至消失，心后下缘的食管前间隙消失。

（2）心电图表现：①QRS波群电压增高。胸导联 $R_{v5}$ 或 $R_{v6}$ 大于2.5mV；$R_{v5}$+$S_{v1}$ 大于4.0mV（男性）或大于3.5mV（女性）。肢体导联中，$R_I$ 大于1.5mV；$R_{aVL}$ 大于1.2mV；$R_{aVF}$ 大于2.0mV；$R_I$+$S_{III}$ 大于2.5mV。近年，有学者建立Cornell电压标准：$R_{aVL}$+$S_3$ 大于2.8mV（男）或2.0V（女）。据报道该标准可以提高检测左室肥厚的敏感性，并改善心电图诊断的准确率。②可出现额面心电轴左偏。③QRS波群时间延长到0.10~0.11s，但一般小于0.12s。④在R波为主的导联，其ST段呈下斜型压低达0.05mV以上，T波低平、双向或倒置。在以S波为主的导联（如V1导联）则反而可见直立的T波。QRS波群电压增高的同时伴有ST-T改变者，称左室肥厚伴劳损。在符合一项或几项QRS电压增高标准的基础上，结合其他阳性指标之一，一般可以明确诊断左室肥大。符合条件越多，诊断可靠性越大。如仅有QRS电压增高，而无其他任何阳性指标者，诊断为左室肥大时应慎重。

（3）超声心动图左心室肥厚的诊断标准：诊断左心室肥厚现主张用左心室重量指数（LVMI）。我国成年男性LVMI（$g/m^2$）大于125g，女性大于120g，即考虑有左心室肥厚。用这一标准与实测室间隔厚度和左心室厚壁厚度（大于1.1cm）为标准比较，后者的真阳性率为86.7%，假阴性率为13.3%，假阳性率为41.0%。

### 3. 高血压左心室肥厚的治疗

高血压患者出现左室肥厚时心脏疾病危险性便会增加。所以，血压只是轻度升高，也应开始积极治疗，在临床治疗中应该根据病理生理学的基础理论、临床试验结论存在的危险因素和患者用药后的反应来确定个体化的治疗方案。除了减肥及限制盐的摄入等非药物措施可以使左心室有一定程度的缩小外，绝大多数降压药物，包括血管紧张素转换酶抑制剂（ACEI）、血管紧张素Ⅱ受体阻滞剂（ARB）、钙拮抗剂、α及β受体阻滞剂等都有逆转左心室肥厚的作用。其中以ACEI和ARB效果最好。

（1）血管紧张素转换酶抑制剂和血管紧张素Ⅱ受体阻滞剂：应用ACEI或ARB能有效阻止甚至逆转心肌的重塑。在临床上ACEI和ARB两种药物均可分别选用，不主张二者合用。

（2）钙拮抗剂：钙通道阻滞剂的抗心肌细胞凋亡作用可能与逆转细胞内钙离子超负荷、抑制细胞内钙离子依赖的DNA酶活性及抑制组织肾素-血管紧张素系统激活有关，可以改善心室重构。

（3）β受体阻滞剂：在高血压无靶器官损害者中，年轻患者多表现为心排出量增加、脉压大、血压波动大伴心动过速等交感神经兴奋状态，应首选 β 受体阻滞剂。

### （二） 动脉粥样硬化

高血压是动脉粥样硬化的主要危险因素，血压水平与动脉粥样硬化的程度存在正相关，但还应考虑可导致动脉粥样硬化的其他危险因素如吸烟、糖尿病等。近年来在临床上通过非创伤性的办法测量高血压患者临床前期动脉粥样硬化情况，并给予早期干预以延缓或减轻动脉粥样硬化的发展及心血管疾病的发生。

**1. 高血压致动脉粥样硬化的发生机制**

高血压患者血压升高，长期冲击动脉壁引起动脉内膜机械性损伤，动脉壁承受特殊高的压力，内膜层和内皮细胞层损伤，造成血脂易在动脉壁沉积，低密度脂蛋白易于进入动脉壁并刺激平滑肌细胞增生，引发颈动脉粥样硬化。

**2. 动脉粥样硬化的检测**

检测动脉粥样硬化的方法有彩色多普勒超声、四肢动脉弹性测定、多排 CT、磁共振检查等，但在乡村及社区医疗机构，上述检测方法尚不完善，医务人员可对患者进行仔细的体格检查，从而发现动脉粥样硬化的体征，如颈动脉听诊杂音、双侧动脉搏动不对称等，或在综合患者高血压程度、时间及存在的危险因素后送至县医院行以上检查，而在这些检查中最快速、方便、安全、无创、准确的是彩色多普勒超声。

（1）动脉超声：动脉血管内膜增厚是动脉损伤的最早征象，颈动脉超声是利用超声检测颈动脉内膜中层厚度（IMT），作为反映冠状动脉、脑动脉以及全身动脉粥样硬化的一个窗口，是无症状动脉粥样硬化无创有效的检测方法。根据病例对照研究显示，中年临界高血压患者的颈动脉的内膜中层厚度平均增加 6%，轻度到中度高血压患者厚度平均增加 13%～25%，老年单纯性高血压患者平均增加 7%～8%。局限性动脉粥样硬化斑块是动脉壁增厚的另一形式，按超声波检查要求，斑块向管腔内突起度至少比周围管壁高出 50% 以上方可确立。

（2）近年来随着心脏 X 线电影照相和超速计算机断层扫描等非创伤性检查方法的应用，使开展冠状动脉壁钙质沉着的测定前景有了希望。与外周动脉钙化不同，冠状动脉钙化是冠状动脉粥样硬化的一个敏感性指标。

（3）动脉壁僵硬：动脉壁的僵硬度是动脉壁的弹性成分硬化过程中所产生的一种功能性后果，可用各种非创性方法测知。动脉支某段的局限性僵硬可以通过测量脉搏波传导速率得知。

**3. 动脉粥样硬化的治疗**

（1）他汀类药物：他汀类药物独立于调脂作用以外的心血管保护作用，包括改善血管内皮功能失调、抑制炎性反应、抗血栓形成、抗氧化和抑制细胞增殖、稳定和消退动脉硬化斑块以及减缓或终止动脉硬化进程等。

（2）抗血小板聚集药物：阿司匹林为抑制血小板聚集药物最常见的药物，对冠心病的防治作用已越来越受到重视。其稳定斑块机制如下：①抑制环加氧酶，从而抑制了 TXA2 的生成，减少血小板聚集，血栓形成。②抑制 ADP，胶原依赖性血小板聚集作用。③作用于凝血酶，抑制其活性，从而影响了凝血系统。

（3）降压药物选择：钙拮抗剂具有抗动脉粥样硬化作用，能够逆转颈动脉内膜中层厚度，延缓动脉粥样硬化进展，降低冠状动脉钙化程度。研究发现粥样斑块组织中存在着 RAS 系统，与斑块破裂关系密切。ACEI 可稳定斑块，减少斑块破裂的发生：①通过抑制血管紧张素 II 形成而降低血压，减少血流剪切力。②抑制 NF-κB、MMPs 的基因表达。③增强纤溶活性，抑制血栓形成。

## 二、高血压合并肾脏损害

肾脏是高血压的一个重要靶器官。在临床中，原发性高血压所致的肾损害主要为肾小动脉硬化。高血压肾损害所致的晚期肾衰竭患者约占终末期肾脏病（ESRD）患者的五分之一以上，成为威胁患者生命的主要相关疾病之一。高血压肾损害与高血压的严重程度、病程长短密切相关。因肾脏具有强大的代偿能力，临床中有相当数量的高血压患者在已经存在肾脏损害的情况下，用常规的肾功能监测指标（如尿常规、血肌酐、血尿素氮等）检测也仅有部分患者表现为异常，这样不利于早期发现肾功能损害而掩盖病情发展，也不利于评估病情和指导治疗。如能早期对患者的病情进行监测，发现肾功能损害，并采取积极的防治措施，将对延缓高血压病情进展、降低肾衰竭发生率有十分重要的意义。目前的研究显示，可通过检测一些重要的指标来发现高血压的早期肾脏损害。

（一）高血压引起肾损害的机制

高血压引起肾损害的机制可概括为以下三点：

（1）长期持久的血压升高可引起肾小动脉硬化，管壁增厚，管腔狭窄，血流减少，肾单位功能低下，肾小管功能受损。

（2）长期高压状态导致肾内动脉功能和结构异常，如管壁增厚、管腔狭窄到一定程度造成某些肾单位缺血性病变，导致局灶性肾小球硬化。

（3）缺血激活局部 RAS，通过分子调控机制影响肾脏细胞的生长和功能，如肾小球系膜细胞增殖，系膜细胞增加胶原、纤维连接蛋白、层粘连蛋白等的合成使细胞外基质增加，最终发展为肾硬化。

（二）高血压肾损害的检测及诊断

**1. 尿微量蛋白**

原发性高血压导致肾脏有效滤过压增高，肾小球血浆流量增加，进而引起肾小球滤过膜的高压力、高灌注性损伤，使肾小球滤过膜的生理完整性遭到破坏和肾小管的重吸收功能受损，导致小分子蛋白的渗出增加，重吸收减少，尿中排出增多。早期高血压患者在常规肾功能指标尚没有出现异常时，尿 mALB、$\beta_2$-MG、$\alpha_1$-MG 及 RBP 已开始升高。因此，尿微量蛋白可以作为高血压早期肾损害的标志物。

（1）尿微量白蛋白（mALB）：正常情况下，绝大部分 mALB 不能通过滤过膜，尿液中只有极少量的白蛋白。高血压患者尿中 mALB 增多的机制为：高血压时肾小球超过率、肾小球基底膜功能受损，内皮功能异常以及肾小球硬化。mALB 尿的出现，预示着肾小球滤过功能及近曲小管重吸收功能受损。当尿中 mALB 排出量在 30～300mg/24h 或排出率 20～200μm/min 时，称为微量白蛋白尿（MAU），此时尿中白蛋白含量虽超出健康人参考范围，但常规的检测尚不能发现这种微量的变化。因此，尿 mALB 检测已成为识别高血压早期肾损害的一项敏感而可靠的指标，尤其是 24h 尿 mALB 临床意义更大，此项检查可以用来识别那些需要进行强力预防和治疗的患者。诸多研究表明，mALB 不仅是肾脏损害的标记物，还是评价心血管危险性的强有力指标。欧洲高血压学会/欧洲心脏病学会（ESH/ESC）已建议高血压患者应当常规做尿 mALB 检查。

（2）尿 $\beta_2$ 微球蛋白（$\beta_2$-MG）：正常情况下，95% 的 $\beta_2$-MG 经肾小球滤过，并且约 99.9% 在近曲肾小管被重吸收、分解代谢而降解为氨基酸，因此在正常人尿中 $\beta_2$-MG 含量甚微。轻度的肾小管重吸收功能减退，即可造成明显的尿 $\beta_2$-MG 排泄增加。尿 $\beta_2$-MG 可以敏感地反映肾小球和近端肾小管功能受损情况，而近端肾小管功能损害是肾实质损伤最早、最重要的表现，故尿 $\beta_2$-MG 的测定被认为是反映早期高血压肾损害的敏感指标之一。

**2. 肾血流动力学变化**

高血压肾损害早期主要表现为肾功能紊乱，肾功能紊乱促进了高血压及其继发的小血管损害的发展。此时的肾功能紊乱仅仅是肾脏自身调节功能的减弱，主要表现为因肾血管阻力增加所致的肾血流动力学异常，尤其是肾内小动脉的血流动力学异常，此时尚不会出现以肾小管损伤及功能改变为特点的实验室异常。

肾动脉彩色多普勒超声血流成像术（CDFI）可以测定收缩期峰速、舒张期流速递、平均速度、阻力指数和脉冲指数等。其中阻力指数（RI）近些年被认为是发现早期肾损害的较好指标。诸多研究表明，超声多普勒肾血流测定有助于发现早期肾功能改变。有研究称，原发性高血压患者肾内血管 RI 的增加，能作为肾硬化发展及因此而导致的肾功能障碍的一个信号。

肾小球滤过率（GFR）和有效肾血流量可以通过放射性核素$^{99m}$TC–DTPA 和$^{131}$I–OIH 肾动态显像计算而得。

### （三）高血压肾脏早期损害的治疗

#### 1. 危险因素控制

这类患者应限制饮食中盐的摄入，并根据情况加用利尿剂。饮食中盐的摄入应限制在 5g/d 以下（约每日 80mmol 钠）。应避免摄食加工肉食、罐头和咸菜等。即使没有水肿也应限制盐的摄入，因为：①动物实验证明，限制盐的摄入对保护肾脏功能有益处，而且，利尿剂不能替代限盐。②限盐本身可以减少利尿剂的用量，从而减少利尿剂所引起的不良反应。

#### 2. 降压药物应用

肾脏病高血压患者的治疗主要是重视高血压的控制。根据美国肾脏病学会和全国肾脏基金会对有肾脏病高血压患者处理的指南建议，其目标血压应小于 130/80mmHg。在高血压损害的治疗中，应积极将血压控制在合适范围内，针对肾损害时肾小球状态来选择相应药物对延缓肾损害的进展具有重要意义。

（1）血管紧张素转换酶抑制剂（ACEI）：ACEI 是保护肾脏最有效的药物，对延缓肾损害进展疗效尤为显著。它可以扩张肾小球动脉，尤其是出球小动脉，可有效降低肾小球内毛细血管压，从而降低肾脏高灌注，减少蛋白排泄，并能通过其非血流动力学作用（抑制细胞因子，减少尿蛋白和细胞外基质的积蓄）达到延缓肾小球硬化的发展和加强肾保护的作用。

由于 ACEI 扩张肾小球出球小动脉使肾滤过压降低，从而出现不同程度的血肌酐升高，临床用药时应严密观察血肌酐的变化。用药后血肌酐超过基础状态的 50%，或绝对值超过 2.5mg/dl 时，应考虑停用 ACEI。一般认为血肌酐>3mg/dl 时，应避免使用 ACEI。因为此时残存肾单位已甚少，高压、高灌注、高滤过已是必不可缺的代偿机制，破坏此代偿后血肌酐必将迅速升高。况且，此时肾功能损害严重，应用 ACEI 极易诱发高钾血症。ACEI 类药物大部分由肾排泄，肾功能降低时血浓度升高，应减少剂量或选择肾脏及肾外双通道排泄的药物，如福辛普利、贝那普利、雷米普利。

（2）血管紧张素Ⅱ受体阻滞剂：该类药通过对 AT1 受体的拮抗作用，阻断血管紧张素Ⅱ的大多数病理作用而发挥疗效。目前临床上认为这类药物的疗效与 ACEI 相比差别不大，推荐应用于对 ACEI 不能耐受的患者。该类药物不影响激肽酶水平，也削弱了缓激肽对血管紧张素Ⅱ不良作用的拮抗。故用药后可选择性地扩张出球小动脉，降低肾小球内压力，增加肾血流量和肾小球滤过率，减轻肾血管阻力，减少蛋白尿，改善肾功能。且该类药物无咳嗽等不良反应，多以肾外排泄，肾功能不全时体内不易积蓄是其优点。目前国内常用制剂有氯沙坦、缬沙坦等，其中氯沙坦已被证实是目前唯一具有促尿酸排泄作用的血管紧张素Ⅱ受体阻滞剂。

（3）钙拮抗剂（CCB）：该类药中二氢吡啶类降压作用强，疗效肯定，肾功能不全时仍能应用。该药物通过有效降低系统高血压，使肾小球滤过率（GFR）升高、肾血流量增加、肾血管阻力下降、肾血管扩张防止血管痉挛。并能拮抗多种生长因子和细胞因子，减少系膜细胞捕捉大分子物质，抑制血管内皮增生，以减轻肾组织缺血性损害，延缓肾脏损害。

（4）β受体阻滞剂：肾动脉粥样硬化伴高血压的患者，若无β受体阻滞剂使用的禁忌证，可应用选择性β受体阻滞剂如比索洛尔、美托洛尔等，除可通过常规降压机制控制血压外，还可通过抑制肾素的分泌，减弱肾素–血管紧张素Ⅱ–醛固酮系统的活性，减轻高血浆血管紧张素Ⅱ对靶器官的损伤。β受体阻滞剂尚可提高前列腺素合成，利用后者的扩血管、抗血小板形成及抗粥样硬化作用而减少动脉内膜纤维化及胆固醇聚集。近期资料显示，β受体阻滞剂还具有抗动脉粥样硬化的作用，可降低 LDL 胆固醇对多糖蛋白的亲和力，阻止脂质在动脉壁内沉积。

## 三、高血压合并脑血管损害

脑血管疾病的发病率、死亡率和致残率很高，是导致全球人口死亡的三大疾病之一。脑卒中所带来的社会及经济负担已日益成为全球性问题。高血压与脑卒中关系密切，约70%以上脑卒中患者都患有高血压。大量流行病学和临床观察的证据证明，高血压是多数脑血管病首要的和可以变更的危险因素，包括一过性脑缺血发作（TIA）、缺血性脑卒中和脑出血，腔隙性脑梗死等。高血压脑卒中是指高血压引起的脑部血液循环紊乱，主要包括缺血性脑卒中和出血性脑卒中，前者包括 TIA 和脑梗死，后者包括高血压性脑出血（ICH）和高血压性蛛网膜下腔出血（SAH），其共同的临床表现为发病急，迅速出现感觉、运动或意识障碍，表现为一时性或永久性的神经功能障碍。

## （一）高血压脑卒中各亚型的发病机制

目前，将脑卒中分为出血性和缺血性两大类型，而这两大类型又可各自细分为许多亚型：自发性脑出血（SIH）、蛛网膜下腔出血（SAH）、动脉粥样硬化性血栓性脑梗死、脑栓塞、腔隙性脑梗死等。

出血性脑卒中约占所有卒中类型的15%，其主要包括：SIH和SAH。SIH主要累及脑干、小脑及基底节的小血管（50~100μmol/L），其发生机制可能是由于供应这些部位的血管管壁较皮质区同等大小的血管要薄，而且这些血管都是直接由主干发出，要承受更高的血管内压力。虽然同为出血性卒中，SAH却又有着不同的发病机制。SAH通常是由于颅内动脉瘤破裂引起的。动脉瘤的形成是由于动脉血管壁先天缺陷或后天退行性改变引起的损伤，后天性改变包括高血压或同时合并动脉粥样硬化，以及血流动力学因素等。分析SIH和SAH的发病机制发现高血压在SIH发生过程中的作用更大、更直接，众多临床研究结果也支持这一推论。

相对来说，缺血性卒中的病因及机制较为明确，动脉的血栓形成及栓塞均与动脉粥样硬化有关，而高血压所导致的细小动脉性硬化是腔隙性梗死的最主要病因。腔隙性梗死与SIH好发部位相同，两种病灶可同时在患者中发现。积极的抗高血压治疗可以显著降低腔隙性梗死和SIH发生的危险性。

## （二）高血压脑卒中的检测

### 1. 颈动脉超声

近年研究发现，颈动脉内膜中层厚度（IMT）增加是脑血管病的重要危险因素，是早期动脉硬化的重要指标。颈动脉系统是脑供血的重要通路，颈动脉粥样硬化斑块形成后，尤其是低回声或者溃疡性斑块，斑块容易在短期内导致管腔狭窄程度的增高；粥样斑块脱落或表面血栓的形成与脱落是颈动脉系统缺血和脑卒中的重要原因；其次颈动脉粥样硬化程度能间接反映颅内动脉粥样硬化程度。

### 2. 经颅多普勒超声

经颅多普勒超声（TCD）是利用超声波的多普勒效应来研究颅内外血管血流动力学变化的一门技术，可更准确地提供患者脑部供血动脉的全面资料。$V_m$可在一定程度上反映远端血管床的血流情况，即脑动脉的灌注情况，$V_m$值增高说明脑血流量增多，降低则表示脑血流量减少。PI值反映动脉的顺应性和弹性，其增高说明血管的顺应性和弹性减低，还能反映远端血管的阻力情况。高血压可以加速动脉硬化，使动脉的顺应性及扩展性降低，血管阻力增大，收缩压增加比舒张压增加更明显，两者压差增大。通过超声观察颈动脉和脑动脉的形态学改变和血流动力学改变，反映出不同 EH 血压水平对血流动力学的影响有所不同。通过对颈动脉超声和 TCD 结果的综合分析，可以对高血压患者颅内外动脉病变的形态学和血流动力学的改变进行客观评价，对高血压颅内外动脉硬化病变的早期发现、早期治疗、控制血压、适时调整用药、预防心脑血管疾病的发生，具有重要的临床意义。

（三）高血压脑卒中的治疗

使血压达标是预防脑卒中发生的重要手段。过去的 30 年里，18 个随机临床试验荟萃分析已证实，应用传统降压药物 β 受体阻滞剂和利尿剂使脑卒中发生率分别下降 35% 和 44%。而目前已完成的多个大型临床实验发现，ACEI、ARB 及 CCB 可进一步使脑卒中发生率分别下降 32%、25% 和 20%。

（容春莉）

# 第二十九章　心血管疾病发作时的现场处理

高血压患者由于动脉压长期升高，造成心、脑、肾等靶器官损害甚至心血管疾病的发生，心血管疾病具有较高的患病率、致残率、死亡率以及费用昂贵等特点。心血管疾病常以一种或多种急危重症为首发临床表现，如心搏骤停、心源性休克、急性心肌梗死、急性左心衰、严重心律失常等，严重威胁着人们的身心健康及生命安全。快速识别心血管急危重症、熟练掌握急救方法、及时合理施救对提高急救成功率及降低死亡率至关重要。本规范简述乡村与社区医疗机构常见心血管疾病发作时的现场处理，对患者到县医院后接受的特殊检查与专科治疗进行简要描述。

## 一、高血压急症

高血压急症是指原发性或继发性高血压患者在某些诱因作用下，血压突然和明显升高（一般超过180/120mmHg），同时伴有进行性心、脑、肾等重要靶器官损害的一种严重危及生命的临床综合征。常见的有高血压脑病、出血性脑卒中（脑出血和蛛网膜下腔出血）、缺血性脑卒中、急性心力衰竭、肺水肿、急性冠脉综合征、主动脉内膜血肿、子痫等。

### （一）病因

高血压急症发作时的病因和诱因有以下几方面：①交感神经张力增大。各种应激因素（如精神严重创伤、剧烈情绪变化、过度疲劳、寒冷刺激、气候变化等）作用下，交感神经张力增大，血液中缩血管活性物质大量增加，诱发短期内血压急剧升高。②肾脏急性受损。如急慢性肾小球肾炎、肾盂肾炎、肾动脉狭窄、肾结石、肾肿瘤等，导致肾脏急性受损，引起继发性高血压。③血管急性病变。主动脉缩窄、多发性大动脉炎等，引起继发性高血压。④内分泌疾病。如嗜铬细胞瘤分泌儿茶酚胺急剧增加，甲状腺疾病引起甲状腺素异常释放，引起继发性高血压。⑤突然停用降压药物，引起血压急剧升高。

### （二）临床表现

血压显著增高，收缩压升高达180mmHg以上和（或）舒张压达120mmHg以上。

自主神经功能失调征象，如面色苍白、烦躁不安、多汗、手足震颤、尿频、心悸（心率增快大于 100 次/分）等。

靶器官急性损害的表现如下。

（1）眼底改变：视物模糊、视力缺失，眼底检查可见视网膜出血、渗出、视盘水肿。

（2）急性心力衰竭：胸闷、气短、心悸、咳嗽甚至咯粉红色泡沫痰。

（3）进行性肾功能不全：少尿、无尿、蛋白尿，血浆肌酐和尿素氮增高。

（4）脑卒中：感觉障碍、偏瘫、失语，严重者烦躁不安或嗜睡。

（5）高血压脑病：剧烈头痛、恶心、呕吐等。

### （三）诊断

短时间内（数小时至数日）血压急剧升高（一般超过 180/120mmHg）。并伴有一种或以上情况：①高血压脑病。②急性冠脉综合征。③急性心力衰竭。④急性主动脉内膜血肿。⑤急性肾衰竭。⑥急性脑卒中。

### （四）处理

**1. 治疗原则**

高血压急症需立即进行降压治疗以阻止进一步的靶器官损害。

（1）迅速将血压降至安全范围：选择适宜有效的降压药物，通常需静脉输液泵或静脉滴注给药，同时应监测血压。静脉滴注给药的优点是根据血压的变化特点，灵活的调整给药剂量。但如现场情况不允许静脉给药，则应口服短效降压药物降压，如卡托普利、硝苯地平等。

（2）合理选择降压药：处理高血压急症时应选择起效快，作用持续时间短，停药后作用消失较快，不良反应小，最好在降压过程中不明显影响心率、心输出量和脑血流量的降压药。

（3）控制降压幅度：为避免快速降压而导致的重要器官的血流灌注明显减少，应采取逐步控制性降压。降压过程中如发现有重要器官的缺血表现，应适当调整降压幅度。

在初始阶段高血压急症降压治疗的第一目标是在数分钟到一小时内将血压降低到一个安全水平，降压幅度一般不超过治疗前血压的 25%。其后应放慢降压速度，加用口服降压药，逐步减慢静脉给药的速度，在后续的 2～6h 内将血压降至约 160/100mmHg，如患者可耐受，可在之后的 24～48h 逐步将血压降至正常水平。

**2. 常用降压药物**

（1）硝普钠：可扩张静脉和动脉，降低前后负荷，起效快，用于各种高血压急症，0.25~10μg/（kg·min）静脉点滴，根据血压水平调节剂量。硝普钠在体内红细胞中代谢为氰化物，长期或大剂量使用可能发生硫氰酸中毒，尤其是肾功能损害者，故滴注时间不宜过长。

（2）硝酸甘油：可扩张静脉和选择性扩张冠状动脉与大动脉，该药降压起效迅速，5~100μg/min 静脉点滴，根据血压情况调整剂量，停止后数分钟降压作用消失。硝酸甘油主要用于急性左心衰或急性冠脉综合征时的高血压急症。不良反应有心动过速、面部潮红、头痛、呕吐等。

（3）尼卡地平：为二氢吡啶类钙拮抗剂，作用迅速，持续时间较短，降压同时改善脑血流量，0.25~10μg/（kg·min）静脉点滴，根据血压调整剂量，不良反应有心动过速、面部潮红等。

（4）地尔硫䓬：为非二氢吡啶类钙拮抗剂，降压同时具有改善冠状动脉血流量和控制快速性室上性心律失常的作用。5·15μg/（kg·min）静脉点滴，根据血压变化调整速率。主要用于高血压危象伴急性冠脉综合征者。不良反应有面部潮红、头痛等。

（5）拉贝洛尔：为兼有 α 受体阻滞的 β 受体阻滞剂，起效较迅速（5~10min），持续时间较长（3~6h）。20~100mg/min 静脉注射，0.5~2.0mg/min 静脉点滴，24h 总量不超过300mg。主要用于妊娠或肾衰竭时的高血压急症。不良反应有直立性低血压、心脏传导阻滞、头晕等。

## 二、心 绞 痛

心绞痛是冠状动脉供血不足、心肌急剧暂时性缺血与缺氧所引起的以发作性胸痛或胸部不适为主要表现的临床综合征。

### （一）临床表现与诊断

**1. 心绞痛特点**

（1）典型胸痛。因体力活动、情绪激动等诱发，突感心前区疼痛，疼痛从胸骨后或心前区开始，向上放射至左肩、臂，甚至小指和无名指。胸痛放射的部位也可涉及颈部、下颌、牙齿、腹部等。

（2）疼痛的性质为钝性疼痛，呈缩窄性、窒息性或伴严重的压迫感。重者出汗，脸色苍白，常迫使患者停止活动。

（3）常有一定的诱发因素。如精神紧张、情绪激动、受寒、饱餐、过度劳累等。

（4）历时短暂，常为数分钟，很少超过20min。

（5）休息或含用硝酸甘油片后能缓解。

（6）心绞痛患者未发作时无特异性体征。心绞痛发作时患者可出现心音减弱，诱发心律失常。

## 2. 检查与诊断

患者无心绞痛发作时心电图可表现为正常或 T 波平坦、倒置，心绞痛发作时心电图检查可见 ST 段压低，T 波平坦、倒置或较静态心电图时程度加重，变异型心绞痛者则相关导联 ST 段抬高，发作过后数分钟内逐渐恢复。心绞痛发作时心电图变化不典型者，可多次复查心电图、心电图负荷试验或 24h 动态心电图连续监测。必要时可到县医院行放射性核素或冠状动脉造影检查。

据典型的缺血性胸痛发作特点，含用硝酸甘油后缓解，结合年龄和存在冠心病易患因素、辅助检查提示心肌缺血等证据，排除其他原因所致的胸痛，一般即可确立诊断。

## 3. 鉴别诊断

（1）急性心肌梗死：胸痛时间>30min，心电图及心肌酶学检查可明确诊断。

（2）急性肺栓塞：主要症状为呼吸困难，也可伴有胸痛，肺动脉造影或 CT 检查可明确诊断。

（3）急性心包炎：多发生于年轻患者，可闻及心包摩擦音，胸痛常突然发生，程度较重且持续时间长，咳嗽、吞咽及吸气时胸痛加重。

（4）食管疾病：引起的胸痛特点是"烧心"，与体位改变及用餐有关。食管痉挛可引起胸骨后持续疼痛。

（5）胸壁神经痛：疼痛固定于病变局部，并有明显压痛，胸廓运动如深呼吸、咳嗽可使疼痛加重。

## （二）处理

## 1. 心绞痛发作时的家庭自救

（1）立即停止活动，就地休息，保持安静，避免一切可致心绞痛发作或加重的因素。

（2）必要时吸氧。

（3）药物治疗：①首选硝酸甘油片 0.5mg，舌下含服。一般 1～3min 起效，作用维持 10～30min。如果症状不缓解，可再次含服。②硝酸异山梨酯 5mg 舌下含服，2～5min 起效，作用维持 10～60min。另外，速效救心丸、冠心苏合丸等也可选择使用。③情绪不稳定，如激动或焦虑者，可用镇静药物，如安定 2.5～

5mg口服。④如经上述处理患者症状仍不能缓解时应与乡村和社区医疗单位联系，同时向急救中心呼救。

**2. 转运心绞痛患者的注意事项**

（1）最好等患者胸痛缓解或明显减轻时再搬动。

（2）配备吸氧设施。

（3）保持静脉通道通畅。

（4）持续心电监护。

（5）严密监控呼吸、心率、心律、血压及病情变化。

**3. 到达医院后的处理**

治疗目的：迅速缓解胸痛症状，改善心肌缺血，提高生存率，降低心肌梗死发生率。

（1）患者安静休息，心电监护，观察心率、节律及ST-T异常，及时发现恶性心律失常（如室速、室颤）及心肌缺血等情况。

（2）必要时吸氧。

（3）心绞痛诊断明确者立即舌下含化硝酸甘油0.5mg，每次间隔5min，连续用3次，若胸痛不缓解，可予β受体阻滞剂。仍不缓解，可用吗啡注射液3～5mg皮下或静脉注射。

（4）建立静脉通道，持续静滴硝酸甘油或硝酸异山梨酯注射液，严密监测血压，根据血压等情况调整剂量。

（5）抗血小板聚集药物：阿司匹林100～300mg口服，高危者合用氯吡格雷75～300mg口服。

（6）抗凝治疗：低分子肝素或低分子肝素钙皮下注射。

# 三、急性心肌梗死

急性心肌梗死是在冠状动脉病变的基础上发生冠状动脉血供急剧减少或中断，使相应的心肌严重而持久地缺血所导致的心肌坏死，可并发心律失常、休克或心力衰竭，甚至导致死亡。

（一）临床表现与诊断

**1. 临床表现**

典型症状为胸骨后或心前区剧烈的压榨性疼痛（通常超过10～20min），可向左上臂、下颌、颈部、背或肩部放射；常伴有恶心、呕吐、大汗和呼吸困难等；含硝酸甘油不能完全缓解。女性、老年或糖尿病患者心肌梗死。疼痛可不典型。

**2. 检查与诊断**

（1）心电图（ECG）：大多数乡村与社区医疗机构能够进行 ECG，且该检查快速、可重复。

立即进行常规 12 导联 ECG。若怀疑下壁和（或）后壁心肌梗死需加做 $V_{3R}$ ~ $V_{5R}$ 和 $V_7$ ~ $V_9$ 导联。当首次心电图不能确诊时，需 10 ~ 30min 后复查。

典型的 ST 段抬高型心肌梗死超急期心电图可表现为异常高大且两支不对称的 T 波，早期心电图表现为 ST 段弓背向上抬高（呈单向曲线）伴或不伴病理性 Q 波、R 波减低，T 波倒置。

（2）心肌损伤标志物：这方面检查现在只能在县医院进行。在急性心肌梗死时，可出现肌钙蛋白（cTn）、肌酸激酶（CK）、肌酸激酶同工酶（CK-MB）、谷草转氨酶（AST）、乳酸脱氢酶（ALT）等显著升高。

cTn 是诊断心肌梗死最特异和敏感的首选心肌损伤标志物，通常在急性心肌梗死症状发生后 2 ~ 4h 开始升高，10 ~ 24h 达到峰值，并可持续升高 7 ~ 14 天。CK-MB 对判断心肌梗死的临床特异性较高，急性心肌梗死时其测值超过正常上限并有动态变化。

诊断 AMI 至少具备下列三条标准中的两条（其中第三条为必备条件）：①缺血性胸痛的临床病史。②心电图的动态演变。③心肌坏死的血清心肌标志物浓度的动态改变。

**3. 鉴别诊断**

AMI 应与主动脉内膜血肿、急性心包炎、急性肺动脉栓塞、气胸和消化道疾病（如反流性食管炎）等引起的胸痛相鉴别。

（1）主动脉内膜血肿：向背部放射的严重撕裂样疼痛伴有呼吸困难或晕厥，但无典型 STEMI 心电图变化者，应警惕主动脉内膜血肿。

（2）急性心包炎：表现为发热、胸膜刺激性疼痛，向肩部放射，前倾坐位时减轻，部分患者可闻及心包摩擦音，心电图表现 PR 段压低、ST 段呈弓背向下型抬高，无镜像改变。

（3）肺栓塞：常表现为呼吸困难，血压降低，低氧血症。

（4）气胸：表现为急性呼吸困难、胸痛和患侧呼吸音减弱。

（5）消化性溃疡：可有胸部或上腹部疼痛，有时向后背放射，可伴晕厥、呕血或黑便。

（6）急性胆囊炎：可有类似 STEMI 症状，但有右上腹触痛。

以上这些疾病均不出现 STEMI 的心电图特点和演变过程。

（二）处理

### 1. 急性心肌梗死的家庭自救与转运

急性心肌梗死的家庭自救同心绞痛相似，强调尽快进行呼救，与医疗机构取得联系并尽快到院。转运急性心肌梗死患者的注意事项：①现场心电图明确为急性心肌梗死的患者应尽快转运。②ST 段抬高型心肌梗死患者应直接送入具有急诊 PCI 能力的中心，尽早开始再灌注治疗；非 ST 段抬高型心肌梗死患者应送至最近的医疗机构进行监护、评估，在症状相对平稳并充分评估风险后，送至具备 PCI 能力的中心。③转运过程中应对患者进行心率、心律、血压及症状变化的监护，发现病情变化及时处理。④转运应为患者及家属讲明转运存在的风险并取得同意后进行。

### 2. 院内处理

所有 STEMI 患者应立即给予心电、血压和血氧饱和度监测，及时发现和处理心律失常、血流动力学异常和低氧血症。

合并左心衰竭（肺水肿）和（或）机械并发症的患者常伴严重低氧血症，需面罩加压给氧或气管插管并机械通气，伴剧烈胸痛患者应迅速给予有效镇痛剂，如静脉注射吗啡 3mg，必要时间隔 5min 重复 1 次，总量不宜超过 15mg。

这些治疗一般在县医院急诊科或心内科处理，乡村与社区医疗机构医务人员可作为了解。

（1）再灌注治疗：应尽早开通血管，有条件的医院可行急诊 PCI，无急诊 PCI 条件者可溶栓治疗。

1）溶栓适应证：①发病 12h 以内，预期首次医疗接触时间（FMC）至 PCI 时间延迟大于 120min，无溶栓禁忌证。②发病 12～24h 仍有进行性缺血性胸痛和至少 2 个胸前导联或肢体导联 ST 段抬高大于 0.1mV，或血流动力学不稳定的患者，若无直接 PCI 条件，溶栓治疗是合理的。③计划进行直接 PCI 前不推荐溶栓治疗。④ST 段压低的患者（除正后壁心肌梗死或合并 aVR 导联 ST 段抬高）不应采取溶栓治疗。⑤STEMI 发病超过 12h，症状已缓解或消失的患者不应给予溶栓治疗。

2）溶栓禁忌证：分为绝对禁忌证和相对禁忌证。绝对禁忌证包括：①既往脑出血史或不明原因的卒中。②已知脑血管结构异常。③颅内恶性肿瘤。④3 个月内缺血性卒中。⑤可疑主动脉内膜血肿。⑥活动性出血或出血素质（不包括月经来潮）。⑦3 个月内严重头部闭合伤或面部创伤。⑧2 个月内颅内或脊柱内外科手术。⑨严重未控制的高血压，收缩压大于 180mmHg 和（或）舒张压大于 110mmHg。相对禁忌证包括①年龄 ≥75 岁。②3 个月前有缺血性卒中。③创伤（3 周内）或持续大于 10min 心肺复苏。④3 周内接受过大手术。⑤4 周内有内脏出血。⑥近期（2 周内）不能压迫止血部位的大血管穿刺。⑦妊娠。⑧不符合绝对禁忌证的已知其他颅内病变。⑨活动性消化性溃疡。⑩正在使用抗凝药物，国际标准化比值（INR）水平越高，出血风险越大。

3）常用溶栓剂：①阿替普酶为重组组织型纤溶酶原激活剂，可选择性激活纤溶酶原，对全身纤溶活性影响较小，无抗原性，是目前最常用的溶栓剂。用法为 50mg 溶于 50ml 专用溶剂，首先静脉推注 8mg，其余 42mg 于 90min 内滴完。②奈替普酶用法为 30～50mg 溶于 10ml 生理盐水中，静脉推注（如体重小于 60kg，剂量为 30mg；体重每增加 10kg，剂量增加 5mg，最大剂量为 50mg）。③尿激酶用法为 150 万 U 溶于 100ml 生理盐水，30min 内静脉滴入。

（2）抗血小板药：应用阿司匹林和氯吡格雷进行双联抗血小板治疗。

（3）抗凝：应用低分子肝素如克赛、速碧林或磺达肝癸钠进行抗凝治疗。

（4）β 受体阻滞剂：有利于缩小心肌梗死面积，减少梗死后心绞痛、再发心肌梗死、心室颤动及其他恶性心律失常，对降低急性期病死率有肯定的疗效。无禁忌证的 STEMI 患者应在发病后 24h 内常规口服 β 受体阻滞剂。建议口服美托洛尔，从低剂量开始，逐渐加量。若患者耐受良好，2～3 天后换用相应剂量的长效控释制剂。

禁忌证：严重泵衰竭；心源性休克高危患者（年龄大于 70 岁、收缩压小于 120mmHg、窦性心率大于 110 次/分），P–R 间期大于 0.24s、二度或三度 AVB、活动性哮喘或反应性气道疾病。

（5）血管紧张素转换酶抑制剂（ACEI）：无禁忌证的患者均应使用 ACEI。常用的有卡托普利、依那普利、贝那普利和福辛普利等。

（6）他汀类降脂药：除调脂作用外，他汀类药物还具有抗炎、改善内皮功能、抑制血小板聚集的多效性，所有无禁忌证的 STEMI 患者入院后应尽早开始他汀类药物治疗，且无需考虑胆固醇水平。

（7）硝酸酯类：静脉滴注硝酸酯类药物用于缓解缺血性胸痛、控制高血压或减轻心脏负荷。收缩压小于 90mmHg 或较基础血压降低大于 30%、严重心动过缓（小于 50 次/分）或心动过速（大于 100 次/分）、右心室梗死的 STEMI 患者禁用。

1）硝酸甘油：静脉点滴应从低剂量（5～10μg/min）开始，酌情逐渐增加剂量（每5～10min增加5～10μg），直至症状控制。

2）硝酸异山梨酯：静脉点滴剂量范围为2～7mg/h，初始剂量为30μg/min，如滴注30min以上无不良反应则可逐渐加量。静脉用药后可过渡到口服药物维持。

在缺血症状缓解后应将静脉滴注硝酸酯类改为口服硝酸酯类药物，尽可能避免长期持续应用此类药物，以防耐药。

（8）醛固酮受体拮抗剂：通常在ACEI治疗的基础上应用以防止心脏重构。STEMI伴心功能不全（LVEF≤0.40）或糖尿病，且无明显肾功能不全（血肌酐男性≤221μmol/L（2.5mg/dl），女性≤177μmol/L（2.0mg/dl）、血钾≤5.0mmol/L的患者，应给予醛固酮受体拮抗剂治疗。常用药物：螺内酯20mg/d。

## 四、急性心力衰竭

急性心力衰竭（AHF）是指急性发作或加重的左心功能异常所致的心肌收缩力降低、心脏负荷加重，造成心排血量骤降、肺循环压力升高、周围循环阻力增加，引起肺循环充血而出现急性肺淤血、肺水肿，并可伴组织、器官灌注不足和心源性休克的临床综合征，以左心衰竭最为常见。急性心力衰竭常危及生命，必须紧急抢救。

### （一）临床表现与诊断

**1. 临床表现**

早期可出现疲乏、运动耐力明显减低、心率增快，继而出现劳力性呼吸困难、夜间阵发性呼吸困难、高枕睡眠等；检查可见左心室增大、舒张早期或中期奔马律、两肺底部有湿啰音、干啰音和哮鸣音，提示已有左心功能障碍。

急性肺水肿：起病急，病情可迅速发展至危重状态，突发的严重呼吸困难，端坐呼吸、喘息不止、烦躁不安并有恐惧感，呼吸频率可达30～50次/分，频繁咳嗽并咯出大量粉红色泡沫痰，心尖部可闻及奔马律，两肺满布湿啰音和哮鸣音。

**2. 检查与诊断**

（1）心电图：窦性心动过速或各种心律失常、心肌损害、左房、左室肥大等。

（2）X线检查：可见肺门有蝴蝶形态片状阴影并向周围扩展的肺水肿征象，心脏扩大。

（3）超声心动图：可了解心脏的结构和功能、心脏瓣膜状况、是否存在心包病变、急性心肌梗死的机械并发症、室壁运动失调、左室射血分数（LVEF）等。

（4）动脉血气分析：监测动脉氧分压（$PaO_2$）、二氧化碳分压（$PaCO_2$）。

（5）实验室检查：诊断心衰的公认的客观指标为 B 型利钠肽（BNP）和 N 末端 B 型利钠肽原（NT-proBNP）的浓度增高。心肌受损者可有心肌酶、肌钙蛋白增高。其中肌钙蛋白 T 或 I（CTnT 或 CTnI）是特异性和敏感性较高的心肌坏死标志物。

根据基础心血管疾病、诱因、临床表现以及相关检查（心电图、胸部 X 线检查、超声心动图和 BNP/NT-proBNP），可作出急性心衰的诊断，并进行临床评估，包括病情的分级、严重程度和预后。

急性右心衰竭常见病因为右心室梗死和急性大块肺栓塞。根据病史、临床表现如突发的呼吸困难、低血压、颈静脉怒张等症状，结合心电图和超声心动图检查，可以作出诊断。

### 3. 鉴别诊断

（1）支气管哮喘：心源性哮喘与支气管哮喘均有突然发病、咳嗽、呼吸困难、哮喘等症状，两者处理原则有很大的区别。支气管哮喘为气道阻力反应性增高的可逆性阻塞性肺部疾病，患者一般有长期反复哮喘史或过敏史，多见于青年人。支气管哮喘咳嗽常无痰或为黏稠白痰，合并感染时咳黄痰，双肺听诊可闻及哮鸣音，除非合并肺炎或肺不张，一般无湿性啰音，心脏检查常正常。

（2）成人呼吸窘迫综合征（ARDS）：ARDS 发病时有呼吸困难、发绀、肺部湿性啰音、哮鸣音等，易与急性左心衰混淆。ARDS 一般无肺病史，多因急性肺损伤引起。常见的疾病为肺部外伤、溺水、休克、心肺体外循环、细菌或病毒性肺炎、中毒性胰腺炎等。常在原发病基础上，或损伤后 24~48h 发病，呼吸困难严重但较少迫使端坐呼吸，低氧血症呈进行性加重，普通吸氧治疗无效或效果差。虽有哮喘伴肺部湿啰音，但心脏检查无奔马律及心脏扩大和心脏器质性杂音等。ARDS 常合并多器官衰竭，呼气末正压通气辅助治疗有效。

（3）慢性支气管炎或慢性阻塞性肺疾病：患者合并感染时，气喘加重，哮鸣音增多。但一般病程较长，气急呈进行性加重，痰量多且呈黏液状，无夜间阵发性发作的特点。患者多有典型的肺气肿体征。X 线检查有肺气肿征象及肺纹理粗乱，右心室增大等。

（4）右心衰竭与心包积液、缩窄性心包炎的鉴别：三者可出现肝脏肿大、腹水，但右心衰多伴有心脏杂音或肺气肿，心包积液时扩大的心浊音可随体位而变动，心音遥远、无杂音，有奇脉；缩窄性心包炎时，心界不大或稍大，无杂音，有奇脉。

（二）处理

**1. 急性心力衰竭的家庭自救与转运**

家庭自救措施如下：①应为患者取舒适体位，如半卧位、端坐位等，以减轻气喘、呼吸困难等症状。②如果患者有冠心病史，特别是心绞痛发作引起急性心力衰竭时，应舌下含服硝酸甘油 0.5mg；如果患者有高血压且测血压升高，舌下含服卡托普利 6.25～12.5mg。③安抚患者情绪，避免患者精神紧张、烦躁不安，从而加重心脏氧耗。④立即与医疗机构或医护人员取得联系，尽快到医院抢救。

转运急性心力衰竭患者的注意事项：①评估患者病情，若病情尚不稳定应在现场做紧急处理后再行转运。②转运途中应保持患者体位为半卧位或坐位，并给予氧气吸入。③转运途中持续监护患者心率、心律、呼吸、氧饱和度等。④保持静脉通路通畅。⑤转运应在讲明转运风险并得到患者本人及家属同意后进行。

**2. 院内处理**

（1）一般处理：①患者取坐位或半坐位，两腿下垂或放低，也可用止血带结扎四肢，每隔 15min 轮流放松一个肢体，以减少静脉回流，减轻肺水肿。②吸氧。对于低氧血症和呼吸困难明显，尤其是血氧饱和度<90% 的患者应尽早吸氧，使患者血氧饱和度≥95%（伴 COPD 者应>90%）。③出入量管理。急性心力衰竭患者应限制入量，无明显低血容量因素者每日摄入液体量在 1500ml 以内，不超过 2000ml。保持每天出入量负平衡约为 500ml，严重肺水肿者负平衡为 1000～2000ml/d，甚至可达 3000～5000ml/d，同时每天限制钠摄入<2g/d。④心电图、血压、血氧饱和度等监测。以随时处理可能存在的各种严重的心律失常等。

（2）药物治疗：①镇静类药物。立即皮下、肌内或静脉注射吗啡 3～10mg。吗啡不仅具有镇静、解除患者焦虑状态和减慢呼吸的作用，且能扩张静脉和动脉，从而减轻心脏前、后负荷，减轻肺水肿。对高龄、哮喘、昏迷、严重肺部病变、呼吸抑制和心动过缓、房室传导阻滞者则应慎用或禁用。②利尿药。应立即选用快作用强利尿药，常用髓袢利尿药，如静注呋塞米（速尿）20～40mg 或布美他尼 1～2mg，以减少血容量和降低心脏前负荷。③洋地黄制剂。常首选毛花苷 C（西地兰），近期无用药史者，0.4～0.6mg 稀释后缓慢静脉注射。适用于心衰伴快速心室率房颤的患者。④血管扩张药。可先舌下含服硝酸甘油片 0.5mg，5～10 分/次，若疗效不明显可改为静脉滴注血管扩张药，常用制剂有硝酸甘油、硝普钠等。若应用血管扩张药过程中血压<90/40mmHg，可加多巴胺以维持血

压，并酌减血管扩张药用量或滴速。⑤正性肌力药。适用于急性左心衰伴低血压者，一般应从中、小剂量开始，根据需要逐渐加大用量。应用多巴胺小剂量可有选择性地扩张肾动脉，促进利尿作用；大剂量应用有正性肌力和血管收缩作用。多巴酚丁胺短期应用可增加心输出量，改善外周灌注缓解症状，但对重症心衰患者连续静脉应用会增加死亡风险。

## 五、主动脉内膜血肿

主动脉内膜血肿是指主动脉腔内的血液通过内膜的破口进入主动脉壁囊样变性的中层而形成夹层血肿，并沿着主动脉壁向周围延伸剥离的严重心血管急危重症。主动脉内膜血肿发病急骤，病情进展迅速，死亡率高。

（一）临床表现与诊断

### 1. 临床表现

（1）疼痛：夹层分离突然发生时多数患者突感胸部疼痛，向胸前及背部放射，随夹层涉及范围而可以延至腹部、下肢、壁及颈部。疼痛剧烈难以忍受，起病后即达高峰，呈刀割或撕裂样。少数起病缓慢者疼痛可以不显著。

（2）血压增高：患者因剧痛而有休克外貌，焦虑不安、大汗淋漓、面色苍白、心率加速，但血压常不低反而增高。原有高血压患者，起病后剧痛使血压进一步增高。如外膜破裂出血则血压降低。

（3）心血管症状：主动脉瓣关闭不全，主动脉瓣区出现舒张期吹风样杂音，脉压增宽，急性主动脉瓣反流可以引起心力衰竭；一侧颈、肱或股动脉搏动减弱或消失；锁关节处出现搏动或在胸骨上窝可触到搏动性肿块；夹层破裂入心包腔可引起心包填塞；破入胸腔可导致胸腔积液。

（4）神经症状：主动脉内膜血肿延伸至主动脉分支颈动脉或肋间动脉，可造成脑或脊髓缺血，引起偏瘫、昏迷、神志模糊、截瘫、肢体麻木、反射异常、视力与大小便障碍。

（5）压迫症状：主动脉内膜血肿压迫腹腔动脉、肠系膜动脉时可引起恶心、呕吐、腹胀、腹泻、黑粪等症状；压迫颈交感神经节引起霍纳综合征；压迫喉返神经致声嘶；压迫上腔静脉致上腔静脉综合征；累及肾动脉可有血尿、尿闭及肾缺血后血压增高。

### 2. 检查与诊断

（1）胸片：纵隔影增宽，主动脉影增宽。

（2）超声检查：可定位内膜裂口，显示真、假腔的状态及血流情况，还可显示并发的主动脉瓣关闭不全、心包积液及主动脉弓分支动脉的阻塞等情况。

（3）主动脉CT：是目前最常用的术前影像学评估方法，其敏感性达90%以上，特异性接近100%。可观察到夹层隔膜将主动脉分割为真假两腔，重建图像可提供主动脉全程的二维和三维图像。

（4）主动脉MRA：敏感性和特异性与CTA接近，核磁所使用的增强剂无肾毒性；其缺点是扫描时间较长，不适用于循环状态不稳定的急诊患者，而且也不适用于体内有磁性金属植入物的患者。

### 3. 鉴别诊断

（1）急性心肌梗死：可有典型的胸痛症状，疼痛多为压榨性，持续时间及程度均较心绞痛重，查心电图、心肌酶及心肌损伤标志物可确诊。

（2）急性肺栓塞：主要症状为呼吸困难，伴有胸痛，吸气时胸痛加重，查肺动脉CT或MRI可明确诊断。

（3）自发性气胸：表现为突发的胸痛、胸闷、咳嗽、烦躁不安等，查胸部X线或CT科明确诊断。

（二）处理

### 1. 主动脉内膜血肿的家庭自救与转运

迅速控制血压，镇静止痛为主要原则，发现剧烈胸痛患者后测血压升高，应为患者取舒适体位，安抚患者情绪，使其保持平静，立即给予短效降压药物如卡托普利片舌下含化，同时尽快与医疗机构取得联系。转运主动脉内膜血肿患者的注意事项：在患者病情许可的前提下，向患者及家属讲明转运途中的风险并取得同意后，应迅速转将患者转送到医院，途中电话向医院汇报病情，做好接诊准备工作。同时医护人员严密观察疼痛部位、性质、程度等，监护心率、血压，注意意识状态。

### 2. 院内处理

治疗方法包括内科保守治疗、外科手术治疗、血管腔内覆膜支架腔内隔绝术。内科治疗主要用于那些易于治疗的降主动脉内膜血肿患者。急诊手术用于治疗升主动脉或主动脉弓夹层，通常使用涤纶移植片封闭假腔。手术死亡率一般在10%左右。血管内疗法是一种治疗降主动脉内膜血肿的新兴方法。

（1）紧急治疗：①止痛。用吗啡与镇静剂。②补充血容量。有出血入胸腔或主动脉破裂者输血。③降压。对合并高血压的患者，可用硝普钠静滴 25 ~ 50μg/min，根据血压调节滴速，使血压降低至靶指标。血压下降后疼痛明显减轻或消失是夹层分离停止扩展的临床指征。拉贝洛尔具有 α 及 β 双重阻滞作用，可静脉滴注或口服。其他药物如维拉帕米、硝苯地平、卡托普利及哌唑嗪等可选择应用。

（2）巩固治疗：对近端主动脉内膜血肿、已破裂或濒临破裂的主动脉内膜血肿，伴主动脉瓣关闭不全的患者应进行手术治疗。对缓慢发展的远端主动脉内膜血肿，可以继续内科治疗，保持收缩压于 100 ~ 120mmHg。

# 六、心 搏 骤 停

心搏骤停是临床上最为危急的情况，指心脏射血功能突然终止，大动脉搏动与心音消失，重要器官（如脑）严重缺血、缺氧，导致死亡，故抢救必须当机立断，分秒必争。

## （一）临床表现

患者突然意识丧失，叹息样呼吸或呼吸停止，瞳孔散大，对光反射减弱以至消失、颈动脉、股动脉搏动消失、心音消失。

心电图表现：心室颤动或扑动；心电 – 机械分离，有宽而畸形、低振幅的QRS，频率 20 ~ 30 次/分，不产生心肌机械性收缩；心室静止，心电示波呈直线，或仅见心房波。

## （二）处理

### 1. 心搏骤停患者的院外处理

心搏骤停可发生在任何时间、任何地点，一旦身边发现有人突然意识丧失、呼之不应、无呼吸或呼吸不正常，均应立即呼救并即刻开始心肺复苏（CPR）。对于未经培训的施救者可单纯进行持续胸外按压，若为经过培训或有经验者则应按照 30∶2 的按压呼吸比进行 CPR。若所处环境有体外自动除颤仪（AED）则应尽快取得，争取尽快除颤。CPR 应持续至医护人员或专业救护人员到场。

### 2. 心搏骤停患者的转运

心搏骤停患者应就地进行 CPR，CPR 成功前不能转运，CPR 成功后应立即转运至最近的医疗机构进一步治疗。转运前应为患者或家属讲明转运途中的风险并获取统一，转运途中应严密监测患者神志、呼吸、心率、心律、血压等，若有变化，立即开始再次复苏。

### 3. 心搏骤停患者院内处理

（1）心肺复苏：心搏骤停发生在院内则应立即呼叫复苏团队，尽快开始高质量复苏，按压及呼吸比为30∶2，应创造条件进行早期电除颤，同时开放静脉通路应用抢救药品，尽早建立高级气道，进行机械通气。抢救过程中还应注意对CPR质量的评价，如按压的频率、深度，通气的次数、容量，心电监护示波形态等。（具体实施方法及流程见附文）

（2）常用药物

1）血管加压药物：肾上腺素主要因为具有 α-肾上腺素能受体激动剂的特性。其肾上腺素能样作用在心肺复苏时可以增加心肌和脑的供血，发现电击无效的室颤及室速、心脏停搏及无脉性电活动时，应立即给了肾上腺素1mg（1∶10 000溶液）弹丸式注射。可以在3~5min后再重复给药，不建议剂量递增用药。

2）抗心律失常药：胺碘酮为作用于多离子通道的抗心律失常药物，主要应用于快速室性心律失常，如室速、室颤的治疗。对于室颤病例，如除颤无效，可静脉推注胺碘酮，随后再除颤，可有效除颤。在心肺复苏中，适用于对除颤、CPR和血管活性药物治疗无效的心室颤动或无脉的室性心动过速。用法为首剂300mg（或5mg/kg）经静脉或经骨髓腔内注射，用20ml的5%葡萄糖溶液稀释后静脉推注，随后电除颤1次，如仍未转复，可于10~15min后再次应用胺碘酮150mg，在首个24h内使用维持剂量，开始6h内1mg/min，后18h为0.5mg/min，总量不超过2.0~2.2g。药物应用不应干扰CPR和电除颤的进行。

利多卡因：主要治疗室性异位节律、室性心动过速及心室颤动。心排出量下降（如急性心肌梗死、充血性心力衰竭、任何原因所致休克）、70岁以上老人、肝功能障碍者，用药剂量应减少。初始剂量为1~1.5mg/kg静脉注射，如果室颤/无脉性室速持续，每隔5~10min后可再用0.5~0.75mg/kg静脉注射，直至达到最大剂量3mg/kg。

硫酸镁：如患者为明确的尖端扭转型室速可选用镁剂治疗，推荐剂量为1~2g，用5%葡萄糖稀释至10ml，后缓慢静推5~20min。但需要注意的是镁剂对正常的Q-T间期的不规则或多形性室性心动过速无效。

附：心肺复苏的操作流程

（详细内容请参阅《2010AHA心肺复苏指南》及《2015AHA心肺复苏指南更新》）

### 1. 心肺复苏操作步骤

（1）判断意识。用双手轻拍患者双肩，问："喂！你怎么了？"告知无反应。

（2）检查呼吸。观察患者胸部起伏 5～10s，判断无呼吸。

（3）呼救。来人啊！喊医生！推抢救车！除颤仪！

（4）判断是否有颈动脉搏动。用右手的中指和食指从气管正中环状软骨划向近侧颈动脉搏动处，判断 5～10s 确定无搏动。

（5）松解衣领及裤带。

（6）胸外心脏按压。两乳头连线中点（胸骨中下 1/3 处），用左手掌跟紧贴患者的胸部，两手重叠，左手五指翘起，双臂伸直，用上身力量用力按压 30 次（按压频率 100～120 次/分，按压深度至少 5～6cm）。

（7）打开气道。仰头抬颌法。口腔无分泌物，无义齿。

（8）人工呼吸。口对口人工呼吸或应用简易呼吸器，每次送气 400～600ml，频率 10～12 次/分。

（9）持续 2min 的高效率 CPR。以心脏按压：人工呼吸＝30∶2 的比例进行，操作 5 个周期后评估复苏是否有效或是否可除颤。

（10）评估复苏是否有效。观察胸廓是否起伏，同时触摸是否有颈动脉搏动，评估时间应<10s。

（11）评估是否可除颤。无脉性室速或室颤应立即除颤，单向波除颤仪 360J、双向波除颤仪 200J，除颤后立即进行 5 个周期的 CPR，重新评估是否可再次除颤。若为 AED 则自动进行。

**2. 心肺复苏注意事项**

（1）按压频率至少 100～120 次/分。

（2）胸骨下陷深度 5～6cm。

（3）按压后保证胸骨完全回弹。

（4）胸外按压时最大限度地减少中断。

（5）避免过度通气。

**3. 心肺复苏有效的指征**

（1）观察颈动脉搏动，有效时每次按压后就可触到一次搏动。若停止按压后搏动停止，表明应继续进行按压。如停止按压后搏动继续存在，说明患者自主心搏已恢复，可以停止胸外心脏按压。

（2）若无自主呼吸，人工呼吸应继续进行，或自主呼吸很微弱时仍应坚持人工呼吸。

（3）复苏有效时，可见患者有眼球活动，口唇、甲床转红，甚至脚可动；观察瞳孔时，可由大变小，并有对光反射。

**4. 心肺复苏后的高级生命支持**

高级生命支持是在基础生命支持的基础上，应用辅助设备和特殊技术（如心电监护、除颤器、人工呼吸器和药物）建立与维持更有效的通气和血液循环。

**5. 终止复苏指征**

（1）心肺复苏持续30min以上，仍无自主心跳及呼吸，现场又无进一步救治和送治条件，可考虑终止复苏。

（2）脑死亡，如深度昏迷，瞳孔固定、角膜反射消失，将患者头向两侧转动，眼球原来位置不变等，如无进一步救治和送治条件，现场可考虑停止复苏。

（3）当现场危险威胁到抢救人员安全（如雪崩、山洪暴发）以及医学专业人员认为患者死亡，无救治指征时。

（曹东平）

# 第三十章　心血管疾病恢复期的处理

心血管疾病是造成人类致残、致死的最重要疾病之一，要减少心血管疾病的致残、致死率除应在早期识别、干预，在急性期快速、高效处置外，更应重视恢复期治疗的预防、管理。本规范着重介绍几种常见心血管疾病恢复期的治疗、预防与管理。

## 一、稳定型心绞痛

稳定型心绞痛是冠心病的一个经典类型，患者因劳累和（或）情绪激动时出现的心前区疼痛，休息或舌下含服硝酸甘油后很快（3~5min）缓解，在几个月到几年内反复发作，发作的程度、频度、性质及诱发因素在数周内无显著变化的为稳定型心绞痛。

（一）检查

**1. 心电图**

（1）静息时心电图：多数患者表现为正常或有非特异性 ST-T 改变或束支传导阻滞、室性或房性期前收缩、房室传导阻滞，也可有陈旧性心肌梗死的改变。

（2）发作时心电图：多数患者出现 ST 段水平或下斜形，发作缓解后恢复；或原有 T 波倒置，发作时变直立（伪改善）；少数心绞痛发作时心电图可完全正常。

（3）心电图负荷试验：常用运动负荷试验，增加心脏负担以诱发心肌缺血。一般用次极量运动，以 ST 水平型或下斜型压低≥0.1mV（J 点后 60~80ms）持续 2min 为阳性标准。

（4）动态心电图监测：从中发现 ST-T 改变是伴胸痛发作时出现，则具有重要诊断价值，也有助于发现无症状性心肌缺血及心律失常。

**2. 超声心动图**

超声心动图可以观察心室腔的大小、心室壁的厚度以及心肌收缩状态，另外，还可以观察到陈旧性心肌梗死时梗死区域的室壁运动消失及室壁瘤形成。稳定型心绞痛患者的静息超声心动图大部分无异常表现，与负荷心电图一样，负荷超声心动图可以帮助识别心肌缺血的范围和程度。负荷超声心动图按负荷的性质可分为药物负荷试验（多巴酚丁胺常用）、运动负荷试验、心房调搏负荷试验以及冷加压负荷试验。根据各室壁的运动情况，可将室壁运动异常分为运动减弱、运动消失、矛盾运动及室壁瘤。

### 3. 实验室检查

实验室检查包括血常规、肝肾功能、血脂、血糖、血液黏度等相关检验项目。血糖、血脂及血液黏度异常为心脑血管病危险因素，应重点管理。如果血液分析提示血小板严重减低，则需停用抗血小板药物，如果患者肝功能异常，则需考虑他汀类药物的应用问题。

### （二）治疗、预防与管理

稳定型心绞痛的治疗有两个主要目的，一是预防心肌梗死和猝死，改善预后（预后是指预测疾病的可能病程和结局）；二是减轻症状和缺血发作，提高生活质量。

### 1. 药物治疗

（1）改善预后的药物：①抗血小板治疗。小剂量阿司匹林可降低慢性稳定性心绞痛患者心肌梗死、脑卒中和心血管性死亡的危险，无禁忌证的患者均应终身服用 75～150mg/d。对阿司匹林过敏或不能应用者，改用氯吡格雷作为替代治疗（75mg/d）。②β受体阻滞剂。对无禁忌证的心肌梗死后稳定性心绞痛或心力衰竭患者使用β受体阻滞剂。③他汀类药物。他汀类药物治疗可明显降低心血管事件和死亡风险。所有冠心病患者均应服用，使 LDL-C 水平降至 2.60mmol/L（100mg/dl）以下；对极高危患者（如合并糖尿病或急性冠状动脉综合征患者）应强化他汀类药物调脂治疗，使 LDL-C 降至 2.07mmol/L（80mg/dl）以下。在应用他汀类药物时，应严密监测转氨酶及肌酸激酶等生化指标，及时发现药物可能引起的肝脏损害和肌病并及时处理。④血管紧张素转换酶抑制剂。是用于改善预后的一类重要药物。所有合并糖尿病、心力衰竭、左室功能不全、高血压及心肌梗死后左室功能不全的患者均应使用血管紧张素转换酶抑制剂，长期应用可降低死亡、心肌梗死等主要终点事件。

（2）减轻症状、改善缺血的药物：①β受体阻滞剂。只要无禁忌证，β受体阻滞剂应作为稳定性心绞痛患者降低心肌耗氧、改善缺血、减轻症状的初始治疗药物。推荐使用无内在拟交感活性的β受体阻滞剂，使用剂量应个体化，从较少剂量开始，要求静息心律降至 55～60 次/分。②硝酸酯类药物。短效硝酸酯制剂（舌下含服或喷雾）用于缓解和预防心绞痛急性发作；长效硝酸酯制剂不宜用于心绞痛急性发作的治疗，而适用于慢性长期治疗，可在使用 β 受体阻滞剂作为初始治疗药物效果不满意或不能耐受 β 受体阻滞剂时使用。注意每日用药应给予足够的无药间期，以减少耐药的发生。硝酸酯类药物不良反应较多见，如面色潮红、头痛、心跳加快和低血压等，应用硝酸酯类药物应注意24h 内不能用西地那非等治疗勃起功能障碍的药物，以避免导致低血压甚至危及生命。③长效钙拮抗剂。二氢吡啶类和非二氢吡啶类钙拮抗剂同样有效。非二氢吡啶类钙拮抗剂负性肌力效应较强。当使用 β 受体阻滞剂作为初始治疗药物效果不满意或不能耐受 β 受体阻滞剂时，使用长效钙拮抗剂或 β 受体阻滞剂加二氢吡啶类钙拮抗剂。长效钙拮抗剂可作为合并高血压的冠心病患者的初始治疗药物。④尼可地尔。是一种钾通道开放剂，对稳定性心绞痛有效。当使用 β 受体阻滞剂作为初始治疗药物效果不满意或与长效钙拮抗剂联合治疗效果不理想时，可加用或换用尼可地尔治疗。⑤改善心肌代谢类药物。如曲美他嗪，可通过优化心肌能量代谢改善心肌缺血，缓解心绞痛，可与减轻缺血药物合用。

**2. 预防与管理**

（1）预防：应尽量避免各种确知的诱发因素，如过度的体力活动、情绪激动、饱餐等，冬天注意保暖。调节饮食，低盐低脂，饮食清淡，避免暴饮暴食，戒烟限酒。调整日常生活与工作量；减轻精神负担，保证睡眠；保持适当的体力活动，以不致发生疼痛症状为度。治疗高血压、糖尿病、贫血、甲状腺功能亢进等相关疾病。

（2）患者管理：①指导患者合理安排工作和生活，急性发作期间应就地休息，缓解期注意劳逸结合。②消除患者紧张、焦虑、恐惧情绪，避免各种诱发因素。③指导患者正确使用心绞痛发作期及缓解期的药物。④宣传膳食平衡的重要性。⑤坚持服药，定期随访，根据具体情况及时调整治疗。

# 二、心 肌 梗 死

急性心肌梗死，如发病后抢救及时、治疗合理，一般经 1~2 周的住院治疗，病情可趋于平稳。但由于缺血坏死的心肌组织修复后缺乏弹性，收缩功能差，加之冠状动脉本身的病变仍然存在，有可能再次出现心绞痛、心肌梗死或出现心力衰竭。合理健康的生活方式和有效的药物治疗可以显著降低患者再发心血管事件的风险，同时可明显改善患者的生活质量。

（一）检查

**1. 静息心电图**

对心肌梗死可做定位诊断，发现心律失常及心肌缺血等情况。

**2. 超声心动图**

可检测心肌梗死范围、附壁血栓、左心室功能和机械并发症。

**3. 动态心电图监测**

可观察心律失常发生的时间、数量、性质及心肌缺血的动态演变、无症状心肌缺血等情况。

**4. 心电图运动负荷试验**

患者病情稳定后情况允许可做心电图运动负荷试验，客观评估患者运动能力，为指导日常生活或制定运动康复计划提供依据。

**5. 实验室检查**

血常规、心肌酶、心肌损伤标志物、肝功能、肾功能、血脂、血糖、电解质、凝血功能等。

（二）治疗、预防与管理

心肌梗死恢复期的治疗目的是尽可能减轻心肌梗死之后的心肌损伤和左心室功能障碍；最大限度地减少心肌梗死后发生心肌再梗死、心力衰竭、室性心动过速或心室颤动等恶性心律失常及猝死的风险。

**1. 药物治疗**

（1）所有心肌梗死患者均应长期服用阿司匹林 75～150mg/d，有禁忌证者可改用氯吡格雷（75mg/d）代替。接受冠脉介入治疗的心肌梗死患者术后应给予至少 1 年的双联抗血小板治疗。

（2）β受体阻滞剂：宜用于血压高、心率快、胸痛者，禁用于急性心衰、低血压及缓慢心律失常者。

（3）所有患者必须控制血糖、血脂；只要没有禁忌证的患者或不能耐受的均应用他汀类调脂药物。

（4）有心力衰竭、左心室收缩功能障碍、糖尿病或前壁心肌梗死的患者，应用血管紧张素转换酶抑制剂。

（5）血管紧张素受体阻断剂可以作为血管紧张素转换酶抑制剂的选择药物。

（6）左心室射血分数≤40%的心力衰竭患者，无严重肾功能损害或高钾血症，应服用醛固酮拮抗剂。

### 2. 心脏康复治疗

以体力活动为基础的心脏康复可降低心肌梗死患者的全因死亡率和再梗死发生率，有助于控制危险因素、提高运动耐量和生活质量。心肌梗死后早期行心肺运动试验具有良好的安全性与临床价值，如病情允许，建议患者出院前进行运动负荷试验，客观评估患者运动能力，为指导日常生活或制定运动康复计划提供依据。建议病情稳定的患者出院后每日进行 30~60min 的中等强度有氧运动（如快步行走等），每周至少 5 天。阻力训练应在心肌梗死后至少 5 周，并在连续 4 周有医学监护的有氧训练后进行。体力运动应循序渐进，避免诱发心绞痛和心力衰竭。

### 3. 预防与管理

定期对心肌梗死后患者进行随访：通过定期随访，指导患者改变生活方式，根据病情适当调整药物治疗方案，定期进行健康教育，提高患者依从性。

（1）生活方式管理：健康生活管理包括：①积极治疗高血压、糖尿病、高血脂等基础疾病，减轻心脏负担，预防心脏事件。②戒烟，避免吸烟对心血管系统的不良影响。③适当限盐，肥胖者应减轻体重，以免增加心脏负担。④心肌梗死恢复期的体力活动，要严格稳妥地按循序渐进的原则进行活动。活动量达到中等强度即可，并尽可能避免剧烈运动。⑤心态平和，避免焦虑抑郁。

（2）血压、血脂、血糖管理：血压控制在 140/90mmHg 以下（收缩压≥110mmHg）。坚持使用他汀类药物，使低密度脂蛋白胆固醇（LDL-C）＜2.07mmol/L（80mg/dl），且达标后不应停药或盲目减小剂量。进行空腹血糖检测，必要时做口服葡萄糖耐量试验。合并糖尿病的心肌梗死患者应在积极控制饮食和改善生活方式的同时给予降糖药物治疗。若患者一般健康状况较好、糖尿病病史较短、年龄较轻，可将糖化血红蛋白（HbA1c）控制在 7% 以下。过于严格的血糖控制可能增加低血糖发生率并影响患者预后，相对宽松的糖化血红蛋白目标值（＜8.0%）更适合于有严重低血糖史、预期寿命较短、有显著微血管或大血管并发症，或有严重合并症、糖尿病病程长、口服降糖药或胰岛素治疗后血糖难以控制的患者。

（3）随访：心肌梗死后患者应于梗死后 1 个月、3 个月、6 个月、12 个月时进行复诊。稳定性冠心病患者应每年至少随访 1 次，包括评估症状和临床心功能状态。检测某些并发症（例如心力衰竭、心律失常）、危险因素控制情况以及改变生活方式和药物治疗的依从性。

所有患者进行常规心电图检查。对新发或心力衰竭加重患者，应用超声心动图或核素显像测定 LVEF 和节段性室壁运动。注意检测冠心病患者常见的重要合并症（包括糖尿病、忧郁、慢性肾病）。

如能适当运动且心电图可以分析心肌缺血时，则可考虑每年 1 次心电图运动试验。

新近发生或症状加重但又不支持不稳定性心绞痛诊断的稳定性冠心病患者，推荐运动试验。如不能运动或心电图不能分析（例如完全性左束支阻滞），则推荐药物负荷核素心肌显像、超声心动图和心脏磁共振显像。

## 三、慢性心力衰竭

在原有慢性心脏疾病基础上逐渐出现心衰症状、体征的为慢性心衰。慢性心衰症状、体征稳定 1 个月以上称为稳定性心衰。心衰的主要发病机制之一为心肌病理性重构，导致心衰进展的两个关键过程，一是心肌死亡（坏死、凋亡、自噬等）的发生，如急性心肌梗死、重症心肌炎等；二是神经内分泌系统过度激活所致的系统反应。其中肾素-血管紧张素-醛固酮系统和交感神经系统过度兴奋起着主要作用，切断这两个关键过程是心衰有效预防和治疗的关键。

（一）评价心功能与检查

### 1. NYHA 心功能分级

Ⅰ级：患者有心脏病，但日常活动量不受限制，一般体力活动不引起过度疲劳、心悸、气喘或心绞痛。

Ⅱ级：心脏病患者的体力活动轻度受限制。休息时无自觉症状，一般体力活动引起过度疲劳、心悸、气喘或心绞痛。

Ⅲ级：患者有心脏病，以致体力活动明显受限制。休息时无症状，但小于一般体力活动即可引起过度疲劳、心悸、气喘或心绞痛。

Ⅳ级：心脏病患者不能从事任何体力活动，休息状态下也出现心衰症状，体力活动后加重。

分钟步行试验：用于评定患者的运动耐力。6min 步行距离小于 150m 为重度心衰，150～450m 为中度心衰，大于 450m 为轻度心衰。

判断液体潴留及其严重程度：对应用和调整利尿剂治疗十分重要。短时间内体重增加是液体潴留的可靠指标。其他征象包括颈静脉充盈、肝颈静脉回流征阳性、肺和肝脏充血（肺部啰音、肝脏肿大）及水肿，如下肢和骶部水肿、胸腔积液和腹水。

**2. 检查**

（1）超声心动图可用于：①诊断心包、心肌或心瓣膜疾病。②定量分析心脏结构及功能各项指标。③区别舒张功能不全和收缩功能不全。④估测肺动脉压。⑤为评价治疗效果提供客观指标。

（2）静息心电图：可提供既往心肌梗死、左心室肥厚、广泛心肌损害及心律失常等信息。可判断是否存在心脏不同步，包括房室、室间和（或）室内运动不同步。

（3）动态心电图：有心律失常或怀疑存在无症状性心肌缺血时应作24h动态心电图。

（4）实验室检查：血常规、尿液分析、BNP、肝功、肾功、空腹血糖、血脂、电解质和糖化血红蛋白、血脂及甲状腺功能等。

（5）X线胸片：可提供心脏增大、肺淤血、肺水肿及原有肺部疾病的信息。

（二）治疗

心衰的治疗目标不仅是改善症状、提高生活质量，更重要的是针对心肌重构的机制，防止和延缓心肌重构的发展，从而降低心衰的病死率和住院率。

**1. 一般治疗**

（1）去除诱发因素：各种感染、心律失常、电解质紊乱和酸碱失衡、贫血、肾功能损害、过量摄盐、过度静脉补液以及应用损害心肌或心功能的药物等均可引起心衰恶化，应积极预防及时处理。

（2）监测体重：每日测定体质量以早期发现液体潴留非常重要。如在3天内体重突然增加2kg以上，应考虑患者已有钠、水潴留（隐性水肿），需要利尿或加大利尿剂的剂量。

（3）改善生活方式：①限钠。对控制心功能Ⅲ～Ⅳ级心衰患者的充血症状和体征有帮助。心衰急性发作伴有容量负荷过重的患者，要限制钠摄入小于2g/d。一般不主张严格限制钠摄入和将限钠扩大到轻度或稳定期心衰患者。②限水。严重低钠血症（血钠小于130mmol/L）患者液体摄入量应小于2L/d。严重心衰患者液量限制在1.5～2.0L/d有助于减轻症状和充血。轻中度症状患者常规限制液体并无益处。③营养和饮食。宜低脂饮食，戒烟，肥胖患者应减轻体重。严重心衰伴明显消瘦（心脏恶病质）者，应给予营养支持。④休息和适度运动。失代偿期需卧床休息，多做被动运动以预防深部静脉血栓形成。临床情况改善后在不引起症状的情况下，鼓励体力活动。心功能Ⅱ～Ⅲ级患者可在康复专业人员指导下进行运动训练，能改善症状、提高生活质量。

（4）心理和精神治疗：抑郁、焦虑和孤独在心衰恶化中发挥重要作用，也是心衰患者死亡的重要预后因素。综合性情感干预包括心理疏导可改善心功能，必要时酌情应用抗焦虑或抗抑郁药物。

（5）氧气治疗：可用于急性心衰，对慢性心衰并无指征。无肺水肿的心衰患者，给氧可导致血流动力学恶化，但对心衰伴睡眠呼吸障碍者，无创通气加低流量给氧可改善睡眠时低氧血症。

## 2. 药物治疗

（1）利尿剂：通过抑制肾小管特定部位钠或氯的重吸收，消除心衰时的水钠潴留。在利尿剂开始治疗后数天内就可降低颈静脉压，减轻肺淤血、腹水、外周水肿和体重，并改善心功能和运动耐量。心衰干预试验均同时应用利尿剂作为基础治疗。试图用血管紧张素转换酶抑制剂（血管紧张素转化酶抑制剂）替代利尿剂的试验均导致肺和外周淤血。这些观察表明，对于有液体潴留的心衰患者，利尿剂是唯一能充分控制和有效消除液体潴留的药物，是心衰标准治疗中必不可少的组成部分，但单用利尿剂治疗并不能维持长期的临床稳定。

合理使用利尿剂是其他治疗心衰药物取得成功的关键因素之一。如利尿剂用量不足造成液体潴留，会降低对血管紧张素转化酶抑制剂的反应，增加使用β受体阻滞剂的风险；另一方面，不恰当的大剂量使用利尿剂则会导致血容量不足，增加发生低血压、肾功能不全和电解质紊乱的风险。

适应证：有液体潴留证据的所有心衰患者均应给予利尿剂。

应用方法：从小剂量开始，逐渐增加剂量直至尿量增加，体重每天减轻0.5～1.0kg为宜。一旦症状缓解、病情控制，即以最小有效剂量长期维持，并根据液体潴留的情况随时调整剂量。每天体重的变化是最可靠的监测利尿剂效果和调整利尿剂剂量的指标。

制剂的选择：常用的利尿剂有袢利尿剂和噻嗪类利尿剂。首选袢利尿剂如呋塞米或托拉塞米，特别适用于有明显液体潴留或伴有肾功能受损的患者。呋塞米的剂量与效应呈线性关系，适用于有轻度液体潴留、伴有高血压而肾功能正常的心衰患者。氢氯噻嗪100mg/d已达最大效应（剂量-效应曲线已达平台期），再增量无效。新型利尿剂托伐普坦是血管加压素V2受体拮抗剂，具有仅排水不利钠的作用，伴顽固性水肿或低钠血症者疗效更显著。

不良反应：电解质丢失较常见，如低钾血症、低镁血症、低钠血症。低钠血症时应注意区别缺钠性低钠血症和稀释性低钠血症，后者按利尿剂抵抗处理。利尿剂的使用可激活内源性神经内分泌系统，特别是 RAAS 系统和交感神经系统，故应与血管紧张素转化酶抑制剂或血管紧张素受体拮抗剂（血管紧张素受体拮抗剂）及 β 受体阻滞剂联用。

（2）血管紧张素转换酶抑制剂：血管紧张素转换酶抑制剂是被证实能降低心衰患者病死率的第一类药物，也是循证医学证据积累最多的药物，是公认的治疗心衰的基石和首选药物。

1）适应证：所有 LVEF 下降的心衰患者必须终生使用，除非有禁忌证或不能耐受。

2）禁忌证：曾发生致命性不良反应如喉头水肿、严重肾衰竭和妊娠妇女。以下情况慎用：双侧肾动脉狭窄，血肌酐大于 265.2μmol/L，血钾大于 5.5mmol/L，有症状性低血压（收缩压小于 90mmHg），左心室流出道梗阻（如主动脉瓣狭窄，肥厚型梗阻性心肌病）等。

3）应用方法：从小剂量开始，逐渐递增，直至达到目标剂量，一般每隔 1~2 周剂量倍增 1 次。滴定剂量及过程需个体化。调整到合适剂量应终生维持使用，避免突然撤药。监测血压、血钾和肾功能，如果肌酐增高大于 30%，应减量，如仍继续升高，应停用。

4）不良反应：常见有两类。①与血管紧张素Ⅱ（Ang Ⅱ）抑制有关的，如低血压、肾功能恶化、高血钾。②与缓激肽积聚有关的，如咳嗽和血管性水肿。

（3）β 受体阻滞剂：由于长期持续性交感神经系统的过度激活和刺激，慢性心衰患者的心肌 $β_1$ 受体下调和功能受损，β 受体阻滞剂治疗可恢复 $β_1$ 受体的正常功能，使之上调。长期应用（大于 3 个月）可改善心功能，提高 LVEF；治疗 4~12 个月，还能降低心室肌重量和容量、改善心室形状，提示心肌重构延缓或逆转。

1）适应证：结构性心脏病，伴 LVEF 下降的无症状心衰患者，无论有无心肌梗死，均可应用。有症状或曾经有症状的 NYHA 心功能分级Ⅱ~Ⅲ级、LVEF 下降、病情稳定的慢性心衰患者必须终生应用，除非有禁忌证或不能耐受。

2）禁忌证：二度及以上房室传导阻滞、活动性哮喘和反应性呼吸道疾病患者禁用。

3）应用方法：推荐用琥珀酸美托洛尔、比索洛尔或卡维地洛，均能改善患者预后。LVEF 下降的心衰患者一经诊断，症状较轻或得到改善后应尽快使用 β 受体阻滞剂，除非症状反复或进展。初始用药主要产生的药理作用是抑制心肌收缩力，可能诱发和加重心衰，为避免这种不良影响，起始剂量须小，递加剂量须慢。静息心率是评估心脏 β 受体有效阻滞的指标之一，通常心率降至 55～60 次/分的剂量为 β 受体阻滞剂应用的目标剂量或最大可耐受剂量。

4）不良反应：应用早期如出现某些不严重的不良反应一般不需停药，可延迟加量直至不良反应消失。起始治疗时如引起液体潴留，应加大利尿剂用量，直至恢复治疗前体重，再继续加量。

（4）醛固酮受体拮抗剂：醛固酮对心脏重构，特别是对心肌细胞外基质促进纤维增生有明显抑制作用。心衰时心室醛固酮生成及活化增加，与心衰严重程度成正比。醛固酮受体拮抗剂可抑制醛固酮的有害作用，对心衰患者有益。

1）适应证：LVEF≤35%、NYHA 心功能分级 Ⅱ～Ⅳ级的患者；已使用血管紧张素转换酶抑制剂（或血管紧张素受体拮抗剂）和 β 受体阻滞剂治疗，仍持续有症状的患者；急性心肌梗死后，LVEF≤40%，有心衰症状或既往有糖尿病史者。

2）应用方法：从小剂量起始，逐渐加量，尤其螺内酯不推荐用大剂量。依普利酮，初始剂量 12.5mg/d，目标剂量 25～50mg/d；螺内酯，初始剂量 10～20mg/d，目标剂量 20mg/d。

（5）血管紧张素受体拮抗剂：可阻断 Ang Ⅱ 与 Ang Ⅱ 的 1 型受体（AT₁R）结合，从而阻断或改善因 AT₁R 过度兴奋导致的不良作用，如血管收缩、水钠潴留、组织增生、胶原沉积、促进细胞坏死和凋亡等，这些都在心衰发生发展中起作用。血管紧张素受体拮抗剂还可能通过加强 Ang Ⅱ 与 Ang Ⅱ 的 2 型受体结合发挥有益效应。

1）适应证：基本与血管紧张素转化酶抑制剂相同，推荐用于不能耐受血管紧张素转化酶抑制剂的患者。也可用于经利尿剂、血管紧张素转化酶抑制剂和 β 受体阻滞剂治疗后临床状况改善仍不满意，又不能耐受醛固酮受体拮抗剂的有心衰症状的患者。

2）应用方法：小剂量起用，逐步将剂量增至目标推荐剂量或可耐受的最大剂量。

3）注意事项：与血管紧张素转化酶抑制剂相似，如可能引起低血压、肾功能不全和高血钾等；开始应用及改变剂量的 1～2 周内，应监测血压（包括不同体位血压）、肾功能和血钾。此类药物与血管紧张素转化酶抑制剂相比，不良反应（如干咳）少，极少数患者也会发生血管性水肿。

（6）洋地黄制剂：洋地黄类药物通过抑制衰竭心肌细胞膜 Na⁺/K⁺-ATP 酶，使细胞内 Na⁺ 水平升高，促进 Na⁺-Ca²⁺ 交换，提高细胞内 Ca²⁺ 水平，发挥正性肌力作用。还可通过降低神经内分泌系统活性，发挥治疗心衰的作用。

1）适应证：适用于慢性心衰及应用利尿剂、血管紧张素转化酶抑制剂（或血管紧张素受体拮抗剂）、β受体阻滞剂和醛固酮受体拮抗剂，LVEF≤45%且仍持续有症状的患者，伴有快速心室率的房颤患者尤为适合。已应用地高辛者不宜轻易停用。NYHA心功能分级I级患者不宜应用地高辛。

2）应用方法：用维持量0.125～0.25mg/d，老年人或肾功能受损者剂量减半。应严格监测地高辛中毒等不良反应及药物浓度。

（7）神经内分泌抑制剂的联合应用：血管紧张素转化酶抑制剂和β受体阻滞剂的联用，两药合用称之为"黄金搭档"，可产生相加或协同的有益效应，使死亡危险性进一步下降。

血管紧张素转换酶抑制剂与醛固酮受体拮抗剂联用：临床研究证实，两者联合可进一步降低慢性心衰患者的病死率，又较为安全，但要严密监测血钾水平，通常与排钾利尿剂合用以避免发生高钾血症。

在上述血管紧张素转化酶抑制剂和β受体阻滞剂"黄金搭档"基础上加用醛固酮受体拮抗剂，三药合用可称之为"金三角"，应成为慢性心力衰竭的基本治疗方案。

血管紧张素受体拮抗剂与β受体阻滞剂或醛固酮受体拮抗剂联用：不能耐受血管紧张素转化酶抑制剂的患者，血管紧张素受体拮抗剂可代替应用。此时，血管紧张素受体拮抗剂和β受体阻滞剂的合用，以及在此基础上再加用醛固酮受体拮抗剂，类似于"黄金搭档"和"金三角"。

（三）预防管理

随访监测便于对患者及其护理人员进行继续教育，加强患者与医生之间的沟通，早期发现并发症，包括焦虑和抑郁，早期干预以减少再住院率，便于根据患者临床情况变化及时调整药物治疗，提高患者的生活质量。每1～2个月随访1次，内容包括：了解患者的基本状况，如日常生活和运动能力，容量负荷及体重变化，饮酒、膳食和钠摄入状况，以及药物应用的剂量、依从性和不良反应。体检：评估肺部啰音、水肿程度、心率和节律等。

每3～6个月应查心电图、生化检查，必要时做胸部X线和超声心动图检查。对于临床状况发生变化、经历了临床事件、接受可能显著影响心功能的其他治疗者，宜重复检查LVEF，评估心脏重构的严重程度。

# 四、脑　卒　中

在我国高血压所致的心血管疾病中以脑卒中比例最高，脑卒中可分为缺血性脑卒中及出血性卒中，卒中是心血管疾病致残的主要原因。

## （一）分类

### 1. 缺血性脑卒中

缺血性脑卒中按病因可分为血栓形成性和栓塞性两大类。

（1）脑栓塞：可有多种疾病所产生的栓子进入血液，阻塞脑部血管而诱发。临床上以心脏疾病为最常见的原因；其次是骨折或外伤后脂肪入血；虫卵或细菌感染；气胸等空气入血，静脉炎形成的栓子等因素栓塞脑血管所致。

（2）短暂性脑缺血发作：是脑组织短暂性、缺血性、局灶性损害所致的功能障碍。

（3）脑梗死：多出动脉粥样硬化、各种动脉炎、外伤及其他物理因素、血液病引起脑血管局部病变形成的血凝块堵塞而发病。

### 2. 出血性脑卒中

（1）脑出血：系指脑实质血管破裂出血，不包括外伤性脑出血。多由高血压、脑动脉硬化、肿瘤等引起。

（2）蛛网膜下腔出血：由于脑表面和脑底部的血管破裂出血，血液直接流入蛛网膜下腔所致。常见原因有动脉瘤破裂、血管畸形、高血压、动脉硬化、血液病等。

## （二）检查

### 1. 血液检查

包括血常规、血流变、肝功、肾功、血脂、血糖、电解质、同型半胱氨酸、糖化血红蛋白、凝血功能等。

### 2. 神经影像学检查

（1）脑 CT：可显示病灶的密度、缺血、出血、水肿等。脑水肿表现为脑沟消失，脑池、脑室受压变形，中线结构向对侧移位。

（2）脑 MRI：能较早期发现脑梗死，特别是脑干和小脑的病灶。$T_1$ 和 $T_2$ 驰像时间延长，加权图像上 $T_1$ 在病灶区呈低信号，$T_2$ 呈高信号，脑 MRI 检查能发现较小的梗死病灶，脑 MRI 弥散成像能反应新的梗死病变。MRI 在缺血性脑梗死早期诊断和鉴别诊断的评价中占优势，磁共振弥散加权成像（DWI）及血流灌注加权成像（PWI）的应用，有助于脑梗死的早期诊断。

（3）脑 MRA。

## （三）治疗、预防和管理

缺血性脑卒中与出血性脑卒中在恢复期的治疗与动脉粥样硬化性疾病的基础治疗类似。

### 1. 抗血小板凝聚

在恢复期，患者若无禁忌证应长期口服阿司匹林肠溶片 75～150mg/d。

### 2. 调脂治疗

胆固醇水平升高的缺血性脑卒中和 TIA 患者，口服他汀类药物使 LDL-C 水平降至 2.59mmol/L 以下或使 LDL-C 下降幅度达到 30%～40%。伴有多种危险因素（冠心病、糖尿病、未戒掉的吸烟、代谢综合征、脑动脉粥样硬化病变但无确切的易损斑块或动脉源性栓塞证据，或存在一种及以上外周动脉疾病）的缺血性脑卒中和 TIA 患者，如果 LDL-C 大于 2.07mmol/L，应将 LDL-C 降至 2.07mmol/L 以下或使 LDL-C 下降幅度大于 40%。对于有颅内外大动脉粥样硬化性易损斑块或动脉源性栓塞证据的缺血性脑卒中和 TIA 患者，推荐尽早启动强化他汀类药物治疗，建议目标 LDL-C 小于 2.07mmol/L 或使 LDL-C 下降幅度大于 40%。

### 3. 控制血压

在参考高龄、基础血压、平时用药、可耐受性的情况下，脑血管病恢复期降压目标一般应该达到≤140/90mmHg，理想应达到≤130/80mmHg。糖尿病合并高血压患者严格控制血压在 130/80mmHg 以下，降血压药物以钙离子拮抗剂在降低脑血管事件方面获益明显。

### 4. 控制血糖

空腹血糖应小于 7mmol/L（126mg/dl），糖尿病血糖控制的靶目标为糖化血红蛋白小于 6.5%，必要时可通过控制饮食、口服降糖药物或使用胰岛素控制高血糖。

### 5. 鼓励患者树立并恢复生活自理的信心

配合医疗和康复工作，争取早日恢复，同时辅以针灸、按摩、理疗等，以减轻病残率提高生存质量。患者可以在医师的指导下尽早进行适度瘫痪肢体等神经功能缺损的康复锻炼，即对患肢近端和远端进行按摩，帮助患肢关节做被动关节活动训练，并逐渐进行翻身训练、坐位训练、站立训练、行走训练。

改善生活习惯，适度的体育活动有益健康。避免不良嗜好如吸烟、酗酒、暴饮、暴食。要以低脂肪、低热量及低盐饮食为主，摄入足够的优质蛋白质、维生素、纤维素及微量元素。

定期复诊，恢复期患者至少每年复诊 1 次，复诊时应进行血常规、肝功、肾功、血脂、血糖、电解质、同型半胱氨酸、糖化血红蛋白、凝血功能等实验室检查及颈动脉彩超、经颅多普勒等影像学检查。必要时也应根据患者的合并疾病进行相应检查。

（曹东平）

# 第三十一章　伴心血管疾病高血压的处理

有效防治乡村与社区高血压首先要解决认识上的问题，要认识到高血压导致心、脑、肾等靶器官损害后会给患者本人带来的不良后果，给家庭带来沉重的经济与照顾负担，甚至其对生产力和经济造成的破坏；只有正确认识高血压，并迫切希望摆脱高血压危害，才有可能成功防治高血压。现有证据表明，有效改善生活方式，如限制食盐摄入、限酒、戒烟、有氧运动等可以达到1~2种降压药物的治疗效果。也希望每一位高血压患者都能改善自身的生活方式并长期坚持。但对于绝大部分高血压患者来说，要同时进行降压药物的治疗。

目前临床医生常用的五大类降压药物，包括利尿药、钙拮抗剂（CCB）、β受体阻断药、血管紧张素转换酶抑制剂（ACEI）、血管紧张素Ⅱ受体拮抗剂（ARB），已经积累了很多五类药物防治高血压的证据，尤其是长效药物可使患者长效平稳降压达标，为高血压患者带来了很多益处。但是，很多乡村与社区是以价格便宜的短效药物为主，且每天只服两次甚至一次，服用这些药物根本无法使血压平稳和正常。乡村与社区高血压患者的发病原因多和高盐、饮酒有关，而且目前情况下农村高血压患者更关注高血压药物价格，为遏制高血压和心血管疾病的发生及发展，使患者坚持长期降压治疗，采用较低成本的中效降压药且按血压波动规律服药是控制农村人群高血压的重要策略。噻嗪类利尿药可作为农村高血压患者降压治疗的常用药物，小药量的噻嗪类利尿药降压效果确切、价格低廉、容易获得、不良反应相对较小，在控制老年高血压和单纯收缩期高血压方面具有优势，是农村高血压降压的基础用药，但用药同时应注意血钾的变化与处理。尼群地平、硝苯地平缓释片、国产氨氯地平作为二氢吡啶类钙拮抗剂，是高血压降压治疗的最常用药物，具有起效快、疗效确切、无绝对禁忌证、不良反应少、价廉效优的特点，可作为农村地区降压治疗的另一种选择。血管紧张素转换酶抑制剂对肥胖、糖尿病和心脏、肾脏靶器官受损的高血压患者具有相对较好的疗效，特别适用于伴有心力衰竭、心肌梗死后、糖耐量减低或糖尿病、肾病的高血压患者，推荐国产廉价的卡托普利、依那普利作为农村高血压治疗的有效药物。对于服用ACEI咳嗽的患者可选用ARB类药物。以美托洛尔为代表的β受体阻断药在改善青年高血压患者心率快、紧张高血压方面具有优势。有研究显示应用氢氯噻嗪、尼群地平、卡托普利的组合，1个月后血压随访结果显示治疗后血压平均下降15.8/6.1mmHg，大部分患者血压可以得到控制。因此，从成本-效益看，噻嗪类利尿药、CCB、ACEI间的联合用药应该是农村地区高血压治疗的有效药物组合。当然降压是硬道理，在小剂量联合降压基础上首先要保障降压达标，使患者血压维持在 130~140/80~90mmHg 之间，对于有条件的患者，采用长效平稳的降压药物是更好的选择。

# 一、心 脏 疾 病

## （一）冠心病

高血压是冠心病发病的独立危险因素之一。相关研究显示，高血压合并冠心病患者的数量是血压正常冠心病患者的 2~4 倍，而且冠心病的发病率与血压的升高水平呈线性相关。冠心病的主要临床表现为心绞痛、心律失常、心力衰竭，严重时发生急性心肌梗死或猝死。在降低血压的同时也要对其共存的危险因素进行综合管理，包括戒烟、调血脂、控制体重以及降低血糖等。对于高血压合并冠心病的患者，在降血压的治疗过程中，要注意合理控制血压，不能过急过快地把血压降到太低水平，否则会导致冠状动脉灌注压下降。要优先选择既可降低血压又可防治冠心病的药物，如 β 受体阻滞剂、ACEI 和醛固酮拮抗剂，在急性心肌梗死后和心力衰竭患者中均证实能明确预防心血管事件的发生，延长寿命；而 β 受体阻滞剂、硝酸酯类制剂及 CCB 可明显改善患者临床症状。β 受体阻滞剂虽然单纯作为降压药其降压效果较弱，但因为其兼有改善冠心病预后和缓解症状两方面的作用，故只要无禁忌证，β 受体阻滞剂应作为冠心病合并高血压患者的首选治疗。ACEI（或 ARB）具有多种作用包括：改善及恢复血管内皮功能，抑制神经激素的激活，扩张血管，降低血压；调节内源性纤溶，防止血栓形成；防止心脏重塑，改善心脏功能等。CCB 降压疗效及降压幅度较其他降压药强，长期治疗血压达标率高，除有扩张冠状动脉作用外，还作用于微小动脉，通过增加微循环血流和开放储备的侧支循环来改善心肌供血及发挥抗心绞痛作用，并且还具有延缓动脉粥样硬化斑块发展的作用。

## （二）心力衰竭

长期的血压升高常会导致心脏的结构与功能发生改变。早期时可使心室舒张功能减退，继而使心肌所需血供增加，从而引起心肌相对缺血。后期则可使心脏收缩功能减退，心脏扩大，发展为左心衰竭。这时，患者常在劳累或饱食后发生心悸、气短、咳嗽，夜间睡眠时出现阵发性呼吸困难而被迫坐起，又称为端坐呼吸。之后又进一步发展成不能平卧、咳喘、痰中带血或咯粉红色泡沫样痰，心率加快。左心衰竭若得不到及时治疗可导致右心衰竭，表现为下肢水肿、肝大、肝颈反流阳性、尿量减少、恶心呕吐，严重者会出现胸水、腹水等。经研究发现，高血压是心力衰竭的常见危险因素。在心力衰竭患者中，心力衰竭前有高血压者占75%~91%。男性高血压患者发生心力衰竭的危险约为血压正常者的2倍，女性约为3倍。

在降压药中，有些药物在降压的同时又能起到保护心脏的作用，甚至可用于治疗心力衰竭，而有些降压药对心脏有抑制作用。因此，伴有心力衰竭的高血压患者应选择合适的降压药。对于收缩性心力衰竭患者而言，降压治疗的目标为同时降低前后负荷。ACEI、ARB、β受体阻滞剂和醛固酮受体拮抗剂的抗心衰作用独立于其降压效应，并可改善心衰患者的生存率。因此，即使上述药物对心衰患者无降压作用，也应被继续使用。

### 1. ACEI

ACEI治疗收缩性心衰的作用机制为抑制心脏局部的肾素-血管紧张素系统，从而减轻血管紧张素Ⅱ对心功能和心室重构的有害作用。ACEI用于轻度至进展期的心衰患者，可增加其心输出量、减轻充血症状、减少心肌重构并降低心血管疾病死亡率。此外，ACEI也对无症状的左室功能障碍患者有益，可降低其显性心衰发生率和晚期死亡率。ACEI的给药应从小剂量开始，有助于减少患者出现低血压和氮质血症的可能性。如果患者可以耐受初始治疗，则可以逐渐增加ACEI剂量，直至达到维持剂量或出现不良反应。根据既往临床研究的结论，相对于较大剂量的ACEI被推荐用于临床，而小剂量ACEI是否具有相同程度的心脏保护作用尚不可知。

### 2. ARB

此类药物可用于不能耐受ACEI咳嗽的患者，或既往已经服用过ARB的高血压患者。ARB可能不具有类效应，在治疗中宜选择具有循证医学证据的药物，如缬沙坦和坎地沙坦等。

### 3. β受体阻滞剂

此类药物也是治疗收缩性心衰的主要药物之一，尤其是卡维地洛、美托洛尔缓释片和比索洛尔，这些药物可以改善心衰患者的生存率，并且其作用可以与ACEI的作用相叠加。

### 4. 袢利尿剂

利尿剂用于治疗收缩性心衰的主要目的为减少容量负荷过重，而非降低血压。过度利尿会引起血尿素氮水平升高，反映了机体存在潜在的组织灌注下降。

## 5. CCB

早期研究表明，CCB 会加重心衰患者的病情。之后有关氨氯地平和非洛地平的研究结果显示，上述药物并不升高患者死亡率，可安全用于心衰患者的高血压治疗，且耐受性良好。

### (三) 心律失常

临床中不少抗心律失常药同时又是降压药，如 β 受体阻滞剂美托洛尔、比索洛尔和钙拮抗剂维拉帕米等，对心脏传导有抑制作用都可减慢心率，使血压下降，如再合用降压药，不仅有可能降低药效，严重者甚至可能出现严重并发症。

对于合并高血压的心律失常患者，在用药方面因不同的情况有不同的原则。缓慢心律失常患者可选择钙拮抗剂、血管扩张剂、非保钾利尿剂或 α 受体阻滞剂，若症状较轻，常不必作特殊处理，可加用一些活血化瘀、有利于提高心率的药物。快速心律失常患者则应选择 β 受体阻滞剂、钙拮抗剂、血管紧张素转换酶抑制剂或作用于中枢的药物。阵发性心动过速或心房纤颤发生时，可加用抗心律失常药物控制，如普罗帕酮、胺碘酮等。

心律失常患者出现心力衰竭倾向时如需使用洋地黄类地高辛，应避免同时服用钙拮抗剂硝苯地平、尼群地平，以免增加地高辛的血药浓度。

## 二、脑 卒 中

高血压与脑卒中之间有着非常重要的关系，高血压是脑卒中最重要的独立危险因素，70% ~80% 的脑卒中患者都有高血压病史，大量的研究结果已经证明脑卒中的发生率与收缩压（SBP）和舒张压（DBP）呈连续的正相关，高血压使脑卒中的危险增加 2 ~4 倍，而 SBP 每降低 9mmHg 或 DBP 降低 5mmHg 可以使脑卒中的发生率降低 35%。目前我国自 1997 年始脑卒中已跃居死亡原因的首位，70% 以上的患者留有不同程度的残疾，脑卒中的年复发率约 4%，同时脑卒中的再次发生率与血压的控制程度和控制水平也明显相关。因此，管理好血压对于预防脑卒中和防止脑卒中再发均有着重要的意义。为预防脑卒中的发生和防止脑血管病的再发，临床医生应积极控制高血压患者血压，管理好脑卒中急性期和恢复期的血压水平。血压控制的具体方法和维持水平依不同类型的脑血管病而有所不同。

### (一) 短暂性脑缺血发作 (TIA)

此类患者的血压一般不会过高，多不需降血压。但要积极去除包括高血压、血流动力学异常、吸烟、过量饮酒、血脂异常以及动脉狭窄在内的多项危险因素。在 TIA 完全控制后，应积极治疗原有的高血压病，使血压缓慢降至正常水平或可耐受的最低水平。

TIA 二级预防的建议：

（1）大多数 TIA 患者首选阿司匹林治疗，推荐剂量为 50～300mg/d。

（2）也可使用小剂量阿司匹林（25mg）加双嘧达莫缓释剂（200mg）的复合制剂（片剂或胶囊），2 次/天。

（3）有条件的患者、高危人群或对阿司匹林不能耐受者可选用氯吡格雷，75mg/d。

（4）如果使用噻氯匹定，在治疗过程中应注意监测血常规。

（5）频繁发作 TIA 时，可选用静脉滴注的抗血小板聚集药物。

（6）降压药物的使用基本同脑卒中。

（7）一般不应用抗凝药物，临床上对房颤、频繁发作 TIA 或椎-基底动脉 TIA 患者可考虑选用抗凝治疗。

## （二）缺血性脑卒中

不同情况的缺血性脑卒中，其高血压的处理不同，在降压的过程中，一定要避免血压下降过低，以防引起脑进一步缺血、梗死面积扩大和病情加重。

### 1. 缺血性脑卒中早期

许多缺血性脑卒中患者在发病早期，血压均有不同程度地升高，是否进行降压治疗和降多少应依据患者血压升高的程度、患者原来的基础血压水平和患者的总体情况来定。如收缩压在 180～220mmHg 或舒张压在 110～120mmHg 之间，可暂不用药，严密观察；如大于 220/120mmHg，则应缓降血压，并严密观察血压，尤其防止下降过低。

### 2. 混合性脑卒中

维持在收缩压≤180mmHg 或舒张压≤105mmHg。

### 3. 溶栓治疗前后

当收缩压大于 180mmHg 或舒张压大于 105mmHg 时，应降压治疗防出血。

### 4. 缺血性脑卒中恢复期

按高血压病常规治疗，使血压控制在正常范围以内或可耐受的水平。

（三）出血性脑卒中

出血性脑卒中急性期由于颅压增高，血压反射性的增高。

（1）收缩压≥200mmHg 或舒张压≥110mmHg 以上者，在脱水治疗的同时应慎重平稳降血压，使血压略高于发病前水平或在 180/105mmHg 左右为宜。

（2）收缩压 170～200mmHg 或舒张压 100～110mmHg，不应急于降压，仅脱水降低颅内压，并严观血压。如血压继续升高，则应同时慎重平稳降血压。

（3）收缩压小于 165mmHg 或舒张压小于 95mmHg，进行仅降低颅内压，不降血压治疗。

（4）进入恢复期后，积极治疗高血压病，使血压降至正常范围。

（四）蛛网膜下腔出血

（1）血压高时，应及时降至正常水平。

（2）常规静脉点滴尼莫地平，既降血压又防止脑动脉痉挛。

（3）脱水降颅压治疗可达到抑制反射性血压升高的效果。

（五）脑卒中后的血压管理

（1）改变不良生活方式，经常测量血压。

（2）控制血压，降压药物可选用长效 CCB、ACEI、ARB 或利尿剂中的 2 种或 2 种以上药物，应注意降压不要过急过快，应使患者血压尽可能缓慢降至<140/90mmHg。

（3）降压治疗应于卒中急性期过后病情稳定时（一般为卒中后 2～4 周开始）。降压目标：一般成人<140/90mmHg；伴有糖尿病<130/85mmHg；伴有肾脏疾病<125/75mmHg。

（4）抗血小板治疗。对于缺血性脑卒中后的患者，建议使用抗血小板药物治疗。①单独应用阿司匹林的剂量为 50～150mg/d，一次服用。②也可使用小剂量阿司匹林（25mg）加双嘧达莫缓释剂（200mg）的复合制剂（片剂或胶囊），2 次/天。③有条件的患者、高危人群或对阿司匹林不能耐受者可选用氯吡格雷，75mg/d。

（5）抗凝治疗。对已明确诊断为非瓣膜病性房颤诱发的心源性栓塞患者可以使用华法林抗凝治疗，剂量为 2～4mg/d，INR 值应控制在 2.0～3.0。如果没有监测 INR 的条件，则不能使用华法林，只能选用阿司匹林等治疗。

总之，高血压是脑卒中最重要、但可控制的危险因素。在高血压患者中，特别是已有其他心血管危险因素或疾病，如糖尿病或靶器官损害者，即使是小幅度的血压降低便可实现脑血管事件发病率的大幅度降低。现在所用各种降压药均有确切的降压作用，临床中可根据高血压患者的具体情况而采用不同类型或复方制剂的降压药物。在脑卒中的防治中，不同种类降压药可有不同的临床效果。多项大型临床研究证实了 ARB 具有独立于降血压作用之外的脑血管保护作用，长效 CCB 具有确切的抗动脉粥样硬化作用，ARB 可作为临床脑卒中预防的首选抗高血压治疗用药，如需联合用药，此两者合用可能是最理想的方式。

## 三、肾脏疾病

慢性肾病（CKD）患者多伴有高血压，由于原发病、肾功能受损及药物（皮质激素、免疫抑制剂的长期使用）等因素，其心血管疾病的发病率高于一般高血压患者。很多 CKD 在进展到终末期肾病之前已经死亡，其中绝大多数死于心血管事件。因此，真正实现改善 CKD 患者的预后不仅仅要延缓 CKD 的进展，更重要的是减少 CKD 患者心血管病的死亡率。

肾功能不全和肾衰竭是心血管事件的极高危因素，要控制肾功能不全进展需要达到 2 个主要目标，一是严格控制血压小于 130/80mmHg，如果 24h 尿蛋白定量>1g，目标血压须更低，建议为<125/75mmHg；二是尽可能地降低蛋白尿至尽量接近正常水平。同时，美国 CKD 指南明确推荐，在防止和延缓成年患者 CKD 进展的治疗中，应使用 RAS 抑制剂和严格控制血压，并且血压靶目标为 125/75mmHg；如果为非糖尿病肾病不伴蛋白尿的患者，降压目标可放宽到 130/85mmHg。临床上应注意血压降得过低（收缩压<110mmHg）、过快会导致肾功能下降并增加其他心脑血管事件的发生率。对于动脉粥样硬化导致的肾动脉狭窄，虽然近年来血管重建技术有了很大的发展，但许多研究提示对这类患者实施血管重建的获益并不优于保守药物治疗，目前尚无统一的靶目标值，强调需兼顾血压及肾功能情况进行个体化治疗。

大多数 CKD 患者在 GFR 小于 30mL/（min·m²）时需要 3 或 4 种降压药以达到目标血压。在联合用药时，加用其他降压药应根据药物的作用原理以及药物不良反应进行合理搭配。新加一种药物应从小剂量开始，逐渐加量。首选 ACEI/ARB，常与 CCB、小剂量利尿剂、β 受体阻滞剂联合应用。当血肌酐大于 2mg/dl 时，推荐使用袢利尿剂。应逐渐增加用药品种和剂量，避免使血压过快过急地下降，同时注意观察在血压下降时肾功能的变化。

大多数高血压患者的肾脏小动脉处于收缩状态，肾血管阻力增高，而肾脏小动脉的持续收缩正是导致良性小动脉性肾硬化症发生的重要原因。因此，为了最有效地预防良性小动脉性肾硬化症的发生，应选用能明显降低肾血管阻力的降压药进行治疗。一些研究显示，在同等降低血压的前提下使用 ACEI 或 ARB 对蛋白尿的减少以及延缓肾脏病变的进展更为有利。为避免降压过度发生高钾血症，应小剂量开始服用。使用利尿剂时不应利尿过度，以免引起血容量不足及电解质紊乱。对单侧肾动脉狭窄无手术指征者，可酌情用 ACEI。对轻中度肾功能不全者亦可酌情选用 ACEI 同时加用 CCB，若内生肌酐清除率小于 30ml/min，一般不用 ACEI。CCB 以扩张肾入球小动脉为主，增加肾血流，降低肾血管阻力，使血尿素氮和肌酐下降，减少尿蛋白，并具有利尿钠作用，长期应用能改善高血压患者的肾功能。但 CCB 同时又降低系统血压，减少进入肾脏的血流，可能部分抵消扩张入球小动脉增加肾小球囊内压的作用。也可在联合 ACEI 或 ARB 的基础上小剂量应用利尿剂，小剂量利尿剂具有排钠作用，对高容量患者适量利水有助于 ACEI 或 ARB 更好地发挥降压作用，但不能过量，过量可致血清肌酐升高。β 受体阻滞剂可与其他降压药联合应用于心率快的中青年患者或合并有左心室肥厚、冠心病、心力衰竭的高血压、肾损害者。如果经以上药物联合，血压下降仍不满意，可加用 α 受体阻滞剂，首剂应用应防止出现直立性低血压，服药后应平卧半小时。

## 四、糖　尿　病

糖尿病患者患高血压的风险是无糖尿病者的 1.5～3.0 倍。因心脏病和脑卒中死亡者占糖尿病患者死亡人数的 65%，高血压是糖尿病大血管并发症的主要危险因素，糖尿病和高血压关系密切。曾有学者推测其发生或许具有某些共通的遗传基础，但迄今为止尚无确实的依据。可以肯定的是，糖尿病和高血压将引起相似的靶器官损伤，最主要累及心、脑、肾，它们被称为是引起心血管疾病的双重危险因素。同时合并有糖尿病和高血压的患者其发生心血管疾病的概率约是单一疾病患者的 2 倍，是正常人的 4 倍。在糖尿病患者中，高血压往往被认为是大血管和微血管并发症发生的重要危险因素。

糖尿病合并高血压推荐血压的控制目标小于 130/80mmHg。如其尿蛋白排泄量达到 1g/24h 时，血压控制则应小于 125/75mmHg。收缩压处于 130～139mmHg 或者舒张压处于 80～89mmHg 的糖尿病患者，可以进行不超过 3 个月的非药物治疗包括适当运动、低盐饮食、戒烟、戒酒。应特别强调的是，暂时不予药物治疗的患者应定期随诊和监测血压，并按随诊结果考虑是否给予抗高血压药物，以免延误病情。

ACEI 和 ARB 这两类降压药在糖尿病伴高血压及糖尿病肾病的治疗中有明显的优势，主要表现在降压的同时对糖、脂代谢产生有利的影响，可作为最好的降压药使用。如果患者不能耐受，二者可以互换。ACEI 和 ARB 对肾脏有独特的保护作用。对 1 型糖尿病患者，ACEI 被证明能延缓肾脏并发症的进展；ARB 和

ACEI 均能延缓 2 型糖尿病发生大量蛋白尿；合并大量白蛋白尿或肾功能不全的 2 型糖尿病患者，推荐 ARB 作为降压首选。使用 ACEI 或 ARB 治疗后应早期监测血清肌酐和血钾的变化，如使用后 1～2 周内血肌酐上升小于 30% 可继续调整剂量使用。血肌酐上升 30%～50% 应检查是否有肾脏缺血，纠正肾缺血，血肌酐下降，继续使用。如果血肌酐上升大于 50% 暂停药，不可逆肾缺血不能继续使用。血钾可能会有轻度升高，一般不严重，但不宜与保钾利尿剂合用。由于应用 β 受体阻滞剂治疗糖尿病性高血压预防心肌梗死的疗效至少不低于非糖尿病患者，故主张糖尿病患者伴高血压和冠心病时，优先考虑使用 β 受体阻滞剂。有证据表明利尿剂和 β 受体阻滞剂能够延缓 1 型糖尿病患者的肾病进展，故也可作为这类患者的治疗药物，但一般不作为单药治疗首选。某试验虽然发现利尿剂和 ACEI 预防心血管事件效果相仿，但终点时利尿剂组的糖尿病发病率略高。因此利尿剂、β 受体阻滞剂、CCB 可作为常用药物，或联合用药。利尿剂和 β 受体阻滞剂宜小剂量使用，比如氢氯噻嗪每日剂量不超过 12.5～25mg，以避免对血脂和血糖的不利影响。对糖尿病合并高尿酸血症或痛风的患者，慎用利尿剂；对于反复低血糖发作的 1 型糖尿病患者，慎用 β 受体阻滞剂，以免其掩盖低血糖症状。糖尿病高血压患者其血压控制达标后，可在严密观察下，在患者可耐受的范围内尽可能地持续平稳降低血压，以期获得最佳的预防大血管和微血管并发症的效果。

　　糖尿病伴高血压患者治疗后血压达标值应控制到小于 130/80mmHg，降压药物首选 ACEI 或 ARB，但实践证明，若要长期把血压控制到小于 130/80mmHg 往往需要两种以上的药物联合治疗。联合用药不但降压效果进一步加强，患者的心脑肾等脏器的保护作用也能得到更大的提高。当然，一切联合用药均应服从于降压需要以及个体化原则。

（容春莉）